精神療法

増刊第11号

児童期・青年期のメンタルヘルスと心理社会的治療・支援

本田秀夫 ＋「精神療法」編集部〔編〕

2024
Japanese
Journal of
Psychotherapy

金剛出版

児童期・青年期のメンタルヘルスと心理社会的治療・支援

I 総論

児童期・青年期特有のメンタルヘルスの課題 ············· 青木省三 ● 6
児童期・青年期の特性に配慮した心理社会的治療・支援 ········· 吉川 徹 ● 12
児童期・青年期の家族支援 ··············· 中田洋二郎・生島 浩 ● 17
神経発達症の子どもに対する地域支援体制 ············ 本田秀夫 ● 24
被虐待児童への地域支援体制 ··············· 小林真理子 ● 32
学校における精神保健 ···················· 桝屋二郎 ● 40

II 神経発達症

自閉スペクトラム症の治療と支援（知的障害を伴う場合）······· 宇野洋太 ● 48
自閉スペクトラム症の治療と支援（知的障害を伴わない場合）····· 岩佐光章 ● 54
注意欠如多動症の治療と支援 ················· 今村 明 ● 61
限定性学習症の合理的配慮と心理的支援 ············ 高橋知音 ● 68
発達性協調運動症のメンタルヘルス支援 ············ 中井昭夫 ● 75
生物－心理－社会的観点と発達的観点からみるチック症 ····· 金生由紀子 ● 80
知的発達症・境界知能──症状の連続性と診断・支援の課題 ···· 古荘純一 ● 87

III アタッチメントとトラウマ

アタッチメント障害への心理社会的治療 ············· 山下 洋 ● 96
子どものPTSDへの心理的社会的治療と支援 ··········· 八木淳子 ● 104
複雑性PTSDの概念と治療 ·················· 亀岡智美 ● 112

IV 不安, うつ, 強迫, 解離

場面緘黙の臨床像と治療・その注意点 ·············· 金原洋治 ● 120
児童期・青年期の不安と「勇者の旅」プログラムの概要 ··· 清水栄司・浦尾悠子 ● 126

抑うつ的な青年のアセスメントと治療 ……………………………… 鈴木　太 ● 133

適応反応症の病態と治療 ……………………………………………… 藤田純一 ● 140

強迫症の診断と治療 …………………………………………………… 宇佐美政英 ● 148

児童思春期の解離の理解と治療 ……………………………………… 野間俊一 ● 156

身体症状症・変換症へのアプローチ ………………………………… 菊地祐子 ● 162

V　行動の問題

反抗挑発症への心理社会的治療・支援 ……………………………… 原田　謙 ● 168

「非行」という表象 ……………………………… 安藤久美子・清水梨々花 ● 175

子どもたちとSNSやゲームへの執着 ………………………………… 関　正樹 ● 182

若者の「見えない傷」を見る …………………………………………… 松本俊彦 ● 188

子どもの自殺企図への対応と自殺再企図防止 …………… 尾﨑　仁・三上克央 ● 195

強度行動障害の概念と社会的課題 …………………………………… 會田千重 ● 201

不登校 …………………………………………………………………… 牛島洋景 ● 211

近年の引きこもり問題と支援について ……………………………… 近藤直司 ● 217

VI　摂食症

神経性やせ症の治療・支援 …………………………………………… 公家里依 ● 226

神経性過食症・過食性障害の診断と治療課題 …………… 大迫鑑顕・中里道子 ● 231

回避・制限制食物摂取症の概念・アセスメントと治療 …………… 宮脇　大 ● 241

VII　座談会

座談会 ……………………… 本田秀夫・青木省三・吉川　徹・八木淳子 ● 252

2024
Japanese
Journal of
Psychotherapy

精神療法 増刊第11号

精神療法

増刊第10号 Japanese Journal of Psychotherapy 2023

北西憲二＋西村馨＋「精神療法」編集部（編） B5判 280頁 定価3,080円

グループで日常臨床を変える

さまざまな場面での活用術

はじめに：北西憲二

Ⅰ 入門編

個人・家族・集団という視点から：北西憲二／グループは役に立つのか：鈴木純一／グループの始め方，進め方：西村馨・岡島美朗・鎌田明日香・関百合

Ⅱ グループの理論と技法

グループ・アナリシス：パラダイム・チェンジの技法：関百合／対象関係論：手塚千惠子／精神分析的集団精神療法の理論と技法：能幸夫／サイコドラマの理論と技法：高橋美紀

Ⅲ グループと精神療法（心理療法など）の組み合わせ

グループとしてのSSTへ：佐藤幸江／グループと認知行動療法：松永美希／MBTの手法を取り入れたグループを病棟で始めること：森一也・串田未央・西村馨／マインドフルネス認知療法：佐渡充洋／集団の中で活きる森田療法：山田秀世・高澤祐介・尾形茜

Ⅳ 領域別

臨床グループと病棟・病院という大グループ：相田信男／集団精神療法を日常臨床で活かす：髙林健示／集団精神療法としてのデイケア：川合裕子／うつ病リワークにおける集団精神療法：荒木章太郎／「治療共同体」と精神医療，そして地域：堀川公平／オンライングループ：大橋良枝・梶本浩史／学校の中のグループ活動：菊地寿奈美

Ⅴ 疾患別

児童・思春期の集団精神療法：吉沢伸一・木村能成／神経発達症児を支援するグループ：渡部京太／成人発達障害への集団精神療法：横井英樹／ひきこもりの集団精神療法：加藤隆弘／神経症の集団精神療法：能幸夫／境界性パーソナリティ障害に対する集団精神療法：寺島瞳・藤里紘子・大久保智紗・山田圭介／孤立していく病，摂食障害の集団精神療法：永田利彦／うつ病の集団精神療法と企業対応までの応用：徳永雄一郎・松下満彦／慢性統合失調症者を主対象としたフリー・グループの実践：塚瀬将之／依存症・嗜癖の集団精神療法のすすめ方：田辺等／重度認知症デイケアにおける集団精神療法：勢島奏子／被害者支援と加害者アプローチ：信田さよ子／刑務所での治療共同体：毛利真弓／組織コンサルテーションとグループ：武井麻子

Ⅵ 座談会

北西憲二・西村馨・鈴木純一・中里容子

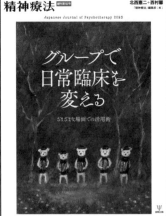

Ψ金剛出版

東京都文京区水道1-5-16 電話 03-3815-6661 FAX 03-3818-6848
https://www.kongoshuppan.co.jp/

価格は10％税込です。

I

総論

児童期・青年期特有のメンタルヘルスの課題

Shozo Aoki

青木　省三*

I　はじめに

　40年ほど前に，同僚たちと思春期外来をはじめ，以来，子どもたちに出会うようになった。やってくる子どもたちは少しずつその姿を変え，発達やトラウマの問題を抱える子どもが増えてきた。診察室にやって来なかっただけかもしれないが，経済的な困窮などの社会的な不利を抱える子どもが増えてきた印象がある。それとともに，診察室の中での一対一の診療や精神療法だけでは十分に対応できない子どもと家族が増え，看護師，心理士，精神保健福祉士，作業療法士などの多職種が，また多施設の連携した治療や支援が必要なケースが増えてきたように思う。一対一の診療や精神療法は今でも大切なのだが，連携なしに治療や支援は考えられなくなったのである。

　本稿では，筆者の日々の臨床の中から考えた，児童期・青年期臨床の課題について記したい。なお，事例については，報告について本人の同意を得た上で，匿名性に配慮し大幅に改変している。

II　発達とは多様なものである

　発達障害のあるなしに関わらず，子どもはそ

＊公益財団法人慈圭会精神医学研究所
　〒702-8508　岡山県岡山市南区浦安本町100-2

の子どもなりに発達していく。それは個々によって異なり，定型発達とは異なったものであることが少なくない。発達の道筋や人のあり方は，多様であることを出発点としたい。

　髙橋は，「障害児への発達支援は，定型発達児を唯一の正常とし，それに近づけることを目標とすることではない。それぞれの特性と発達経過をよく理解し，それに即して無理なく発達的マイノリティとしての子どもの育ちを支えることである」（2022）と言う。多数派の定型発達に対して，発達障害を得意・不得意のバラツキのある少数派（本田，2017）と捉える。発達障害と定型発達とを，優劣の価値判断で捉えず，発達の一つのあり方として捉えることが大切である。だが，発達特性を持つ少数派であることは，定型発達が多数派である社会では，生きづらさを抱えやすく，不適合・不適応になりやすいところがある（青木，2021，2023）。

　子どもは生まれてすぐに，親などの養育者・家族に，次いで，保育所や幼稚園に，そして，小学校，中学校，高等学校・大学などの集団を経て大人社会に参入する。その後も，就職，結婚，配置転換，昇進，退職など，人生のさまざまな出来事に伴って，新たな環境や集団に参入していくこととなる。

　その際，参入する集団によって，対人関係においても，勉強や仕事においても求められるも

のは変わるが，それは子どもにとってそれぞれのハードルを超えていくようなものである。特に，持って生まれた特性のため，集団参加が苦手な発達障害やトラウマを抱えた子どもや大人には，そのひとつひとつのハードルが高く，つまずきやすいものとなりやすい。

定型発達が多数派を占める社会の中で，少数派の子どもたちが生きていくためは，大きく2つのことが求められる。1つは，その集団の中で生きていく（折り合う）スキルを身につけることである。これは大切なものであるが，「何を」「いつ」「どの程度」「どのように」身につけるかの判断が難しい。

もう1つは，その集団に所属しやすくなるように環境を整えるという，ハードルを低くすることである。環境調整，時には合理的配慮が必要なこともある。発達の経過は，ひとつひとつのハードルをどのように乗り越えていくか，時にはつまずくか，によるが，それはその時のサポートの質と量によっても異なってくる。

発達の多様性を踏まえた上で，個々に対する適切な支援について考えていくことは，今後も求められている課題だと思う。

Ⅲ 思春期・青年期臨床でよくみられる
生活歴・現病歴

筆者らが行っている青年期外来にやってくる子どもや若者を診ていると，よく似た生活歴・現病歴に出会うことがある。簡単にまとめると，次のようなものである。

●小学校中学年頃までは，保育園・幼稚園からの友達もいて，元気に過ごしていた（ように見えた）。
●小学校高学年の頃に，友達の中でイジメ（それは本当にイジメである場合もあるし，本人が敏感にイジメと感じとっている場合もある）を受け，友達の中に入れず孤立した時期があった。この頃から，人目を意識し，人がコソコソと自分のことを言っているようなという関

係被害念慮のようなものが出現する人もいる。
●中学校では，初めて出会う同級生が増え，うまく友達を作れず，中学1年は何とか登校したが，中学2年の途中から不登校となり，中学3年は行けなかった。この頃から，自傷や暴言などが始まる人もいる。
●高校に進学したがほとんどが初対面の人で，連休明け頃より登校できなくなった。そのため欠席日数が増え，出席日数の規定の緩い通信制高校に転校したが，スクーリングには行けなかった。
●勧められてアルバイトを始めたが，職場にうまく馴染めず，短期間でやめた。それ以後，自信を失い人目が気になるようになり，家にひきこもった生活を送っている。

これはまったく架空の生活歴・現病歴だが，このような経過をたどる子どもたちに出会うことは少なくない。小学校高学年，中学校，高等学校と，新しい集団にうまく馴染めず，同年代のグループや集団から次第に外れ，孤立を深めていくのである。

このような経過をたどる子ども・若者たちは，対人関係を作るのが少し苦手な子どもたちであることが多い。自分から声をかけるのが苦手で，声をかけてくれる同級生がいると友達になれるが，そうでないと友達が作れない。そのため，毎年のクラス替えの時に，友達ができたりできなかったりする。実際，友達を作りたいのだが，うまく作れないので，本人自身も悩んでいることも多い。その時の孤立は本当につらい。それだけでなく，対人関係で傷を負った子どもたちも，人に対する不信が根深くあり，新たな関係を築きにくい。

このような経過をたどる子どもたちを，孤立する少し手前でサポートできないか。これも今後の課題だと思う。実際に，このような経過は，ふとした出会いで変わることを経験する。

例えば，声をかけてくれる友人や所属する仲

間ができたり，気にかけてくれる教師と出会ったりした時に，このような経過は変わるのである。

IV　「体験の理解」と「行動の観察」は相補的なもの

「子どもはどう感じ考えているのだろうか」と，周囲の大人が考えること，想像することは大切である。それを改めて感じるようになったのは，2000 年に入り発達障害についての勉強会・講演会が頻繁に行われるようになった頃からであった。「専門家に診てもらったらどうか」と教師に言われたという子どもの受診が増え，その時に学校の教師の視点が変わったことに気づいたのである。

子どもの行動が荒れたりすると，親や教師はまず，「この子は何か悩んでいるんじゃないか」とか「友人関係や家族関係で何か苦しんでいるんじゃないか」などと考える。心の内に目を向け，主観的な体験を理解しようとする。だが，発達障害という診断がついた時に，「この子には『こだわり』がある」とか「コミュニケーションの障害がある」などと，行動を観察し発達特性を探し出す視点に切り替わってしまうことがある。この視点の変化に子どもたちは敏感である。「自分の話を聞いてくれない」「自分の方を向いてくれない」などと感じやすい。病気や障害と捉えることは，このような視点の変化を生じさせることがあるので注意が要る。

実際には，行動を観察し発達特性に気づくことは，「何に，どのように，困ったのだろうか」と主観的な体験を理解・了解することにも役立つものである。そういう意味では，「外から目線」と「内への眼差し」は相補的なものであり，両者が共に求められているのだと思う。

V　生活を知ると，理解が深まる

学校に行って，子どもや親，そして担任教師や養護教諭と話し合うと，診察室とは異なった情報が入り，異なった理解にいたることがある。

筆者は，特別支援学校に行き，校医として相談を受けている。そこでまれならず出会う現象がある。教室の何かの変化に反応して，A 君がパニックを起こし大声で叫ぶ。その声に反応して，B 君がパニックを起こす。教室がざわざわしてきて，それを担任教師が「静かにしなさい」と鎮めようとし，今度は C 君がパニックを起こす，というような「玉突き現象」である。

それぞれの親に教室でのパニックは伝えられるが，教室の状況はあまりうまく伝わらない。その結果，「パニックが増えて調子が悪い」と精神科を受診し，薬が増量となる，というような経過である。

A 君 B 君 C 君のそれぞれの主治医には，教室の中で起こっている「玉突き現象」はうまく伝わらず，「原因不明のパニック」と捉えられ，「とりあえず薬を増やして様子をみましょう」ということになる。教室の状況が伝わらず，パニックの頻発に増薬という対応になってしまうのである（自戒を込めて記している）。

だが，これでは問題は改善しないし，それぞれが増薬によってボーッとするために，パニックや大声がさらに増えてしまいかねない。求められているのは，教室で何が起こっているのかを理解し，教師が自身の対応に気をつけながら，A 君 B 君 C 君がお互いを刺激し合わないように工夫することなのである。

だが，実際はなかなか容易なことではない。第一に，子ども自身が，自分の困っていることをうまく言葉で表現できない。第二に，親も教室の状況に気づいていないことがある（「何かある」と察している親は少なくないのだが）。第三に，担任教師も「玉突き現象」に気づいていないことがある（特に落ち着いている時の A 君 B 君 C 君を知らない教師にはわかりにくい）。第四に，教室や家庭の情報がうまく伝わらないと，精神科医には「原因不明の脳の興奮」のように見えてしまう。だが，教室での「玉突き現象」がわかると，ポイントは，落ち着いた教室になるにはどうしたらいいかを，教師とともに考えることなのがわかる。

これからの精神科医には，時には診察室から出て，子どもの生活の様子を見たり，地域の支援者と情報を共有することが求められているように思う。

Ⅵ　言葉が生まれる関わり

帽子を深くかぶり，前髪を長くたらし，マスクで顔を覆い，言葉を発しない。筆者の外来に，そんな若者は少なくない。精神科臨床や精神療法において，言葉は大切なものだが，言葉がコミュニケーションの手段として，少なくとも当初は，あまり役に立たない青年が増えてきているように感じている。

少し事例を紹介し，考えてみたい。

事例：繰り返し回避・解離が起こった男性
（経過）

男性は高校の途中より不登校となり，通信制の高校を卒業した。大学に進学したが，数日登校して行けなくなった。その後，恐喝事件にあい，外に出るのがますます怖くなり受診。しばらくして落ち着いたが，どうしても大学に行けない，教室に入れないと言う。何かきっかけがあればと考え，筆者の付き添いを提案。大学の教室の近くまで行ったが，教室の前で表情がなくなり，固まってしまった。

しばらくして退学。一時期，不安焦燥が強まり，強い希死念慮が出現したことがあった。その後，通信制大学に入学。大学の課題やレポートはこなし，スクーリングも出席した。実家の近くに一人暮らしをしていたが，人気の少ないところには短時間，自転車で外出し，少し遠くの本屋には母親の車ででかけるようになった。だが，人に会うことや会話することはできなかった。大学を卒業後，筆者が診察室で，「これから何かしてみたいと思うことは？」と言うと，無表情になり固まってしまった。

自閉スペクトラムの男性が，恐喝事件にあい，強いトラウマ反応が起こっている。彼に言葉や行動を求めると，それを回避するだけでなく，

頭が真っ白になり，固まるという解離が起こる。診察はしだいにパターン化し，形の決まった質問と返答になっていった。不安焦燥，希死念慮が現れるのを，本人も家族も筆者も回避していた。どうしたらいいのかと思いながら，7，8年が経った。

（男性への提案）

固定してしまった男性の生活を何とか変えられないかと，改めて「外に出る」という提案をしようと考えた。筆者は男性に，思いきって提案した。

「今，あなたが働けないのは，あなたの努力不足でもやる気のなさでもない。あなたの頭の中には，恐喝事件による恐怖が強く刻まれている。それがあなたを苦しめ，外に出て何かすることに強くブレーキをかけている。それはあなたが悪いからではない。しかし，あなたには生きていくお金が必要だし，外に出て働くことも将来の目標だと思う。そのために，1つは，精神障害者年金を申請しませんか。稼げるようになったら，返上すればよい。いくらかのお金は日々の生活をよいものとするのに必要。もう1つは，診察前に，『外来作業療法』（個別性の高い，一対一に近い作業療法）に来て，将来，仕事や作業をする練習をしてみませんか」と。男性は，少し間をおいて，「はい」と答えた。とても緊張はしていたが，固まらなかった。

（外来作業療法から，Ｂ型事業所へ）

それから，診察前に外来作業療法に参加するようになった。男性は，自分で活動を選ぶことはなかったが，作業療法士の提案した単純な作業（スタンプを繰り返し押す，など）を，非常に緊張しながらではあったが，行うようになった。やっているうちに，「これでいいのですか？」「これは？」などと質問の言葉が出てくるようになり，半年くらい経つと，手を動かしながら，作業とは関係のない話をするようになった。作業療法士によると，「趣味の話とか……，よくしゃべられます。将来の話も出てきます」と言う（！）。これには，筆者も驚いた。

　2年ほど経った時，筆者は作業療法士と精神保健福祉士と相談した上で，改めて男性に「次は，近くの作業所を見学し，よかったら利用するというのはどうだろうか？」と提案した。男性は，短く「やってみます」と答えた。精神保健福祉士が利用できそうなB型事業所を探し，遠方ではあったが，作業療法士と精神保健福祉士が付き添って，見学に出かけた。筆者は，面接で緊張し頭が真っ白になりそうだったら，ゴムボールを使うようにと手渡した。外来作業療法から，ゴムボールを握ったり緩めたりするのが少し緊張を和らげるのではないかと考えたのである。

　それから，男性は事業所に行き始めた。最初は他の利用者が少し気になるようであったが，黙々と箱折などの作業を続けた。しだいに，他の利用者とも慣れ，あの人とはこの話題，この人とはこの話題と，次第に作業所に馴染んでいった。その後，自動車学校に行き，免許を取得し，一人で運転して事業所に通っている。気がついてみると，診察室でも，自分の思いや希望を言葉で伝えるようになり，回避・解離はほとんど認められなくなった。

　回避・解離は，正面から変えようとするとなかなか難しい。特に，助言や説得によって変えるというのは難しい。だが，作業などを介して交流していると，回避・解離がしだいに和らいでくることがある。

　作業場面をもう少し詳しく記してみよう。まずは作業療法士が「物を手渡す」，男性が「物を受け取る」という，「物」のキャッチボールからはじまった。それは男性が「作り方を尋ねる」，作業療法士が「教える」というような，作業を巡っての言葉のキャッチボールとなり，やがて，男性の「難しいなあ」，作業療法士の「上手だよ」というような，気持ちのキャッチボールになっていった。

　固まったようになって言葉が出ない時でも，言葉以前の「何か」を共有することで，関係や信頼が育まれ，その上に言葉が生まれてくることがある。診察室は，言葉が中心の関係となりやすいが，発達やトラウマの問題を抱えている人たちに出会うと，言葉以前の「何か」を共有することから始まる，と感じる人が少なくない。物作りや散歩，就労支援など，一緒に「何か」をすることが大切と思うのである。

Ⅶ　おわりに

　ある義務教育年齢の不登校の子どもをもつ親から，子どもの行く場所・居場所はないかと尋ねられた。子どもが不登校で家にいるのだが，いつも『何かをしたい』と言っているらしい。適応指導教室でも放課後デイサービスでもなく，もっと「仕事」のようなものをしたいと言っているようなのだ。だが，少なくとも筆者の住む地方で，子どもが利用できる，「仕事」のような居場所はない。

　家庭と学校（幼児教育の現場も含めて）が，子どもの生きる場として大切なのは言うまでもない。家庭（養護施設を含めて）は，子どもが生まれて育つための土台，器である。その場が，平和で安全な場であるか，そして愛情をもって育てられるかが，成長発達に大切である。だがその一方で，家庭はさまざまな感情が渦巻き，子どもたちはそれらの感情にさらされる場でもある。時には「虐待」を受けることさえある。幼い子どもにとって家庭は，かけがえのない，だが同時に逃げ場のない居場所なのである。

　保育園・幼稚園・小学校などの，広い意味での教育の場は大切である。家庭が苦しい子どもにとって，学校は家庭から避難できる安全な場となる。それだけでなく，学校での教師や友達との出会いの中で，子どもは社会的存在としての自分について学ぶ。だがその一方で，教室の中での孤立やいじめが子どもにもたらす影響は測りしれないものがある。

　家庭や学校が安心できる居場所にならない場合，義務教育年齢の子どもたちの居場所は驚くほど少ない。その時，学校以外の居場所が見つ

からず，やむをえず家にひきこもることは稀ならずある。安全な居場所や避難場所がないのである。フリースクールやフリースペースなども増えてはきているものの，まだまだ十分ではない。

　義務教育年齢を過ぎれば，居場所の選択肢は増えるように思うが，安心できる居場所がなく，苦しんでいる子どもたちは少なくない。先日ある進学高校の教師に，「私の学校には少なくとも何人かの生徒が，学校にきてもずっとトイレにこもっている。どうしたらいいのでしょうか」という質問を受けた。一瞬，私は絶句した。だが，家にも教室にも社会にも居場所がなく，トイレでほとんどの時間を過ごす，その子どもはどのような気持ちでいるのだろうか。どのよ

うに支援をはじめたらいいのだろうか……。まだまだ課題はたくさん残されている。一緒に「何か」をするような，第三の居場所とでもいうものが，求められているように思うのである。

文　献

青木省三（2020）思春期の心の臨床　第三版―日常診療における精神療法．金剛出版．

青木省三（2023）精神科医という仕事―日常臨床の精神療法．金剛出版．

本田秀夫（2017）自閉スペクトラム症の理解と支援．星和書店．

髙橋脩（2022）発達障害児と家族への支援，日本評論社．

精神療法　増刊第 11 号 2024

児童期・青年期の特性に配慮した
心理社会的治療・支援

Toru Yoshikawa

吉川　徹*

I　児童期・青年期の心理社会的特性

1．経時的変化の大きさ

　児童青年期のメンタルヘルスの問題について支援していくには，その時期に特有の特性に配慮しながら行っていく必要がある。

　ヒトの発達は生涯にわたって続くものであり，エリクソンは乳児期から老年期に至る発達の過程を発達漸成理論としてまとめている（Erikson, 1977）。中でも変化の速度が大きいのは乳児期ではあるが，それに続く児童期，青年期の発達的な変化も非常に大きなものとなる。

　またこの時期はさまざまな精神疾患初発の好発年齢である。神経発達症は乳児期に気づかれることもあるが，その多くは児童期から青年期に顕在化し，支援が開始されることとなる。また双極症や統合失調症をはじめとした多くの精神疾患も青年期までの初発が多いことが明らかになってきている。こうした精神疾患の顕在化や発症にともなう子ども本人の行動の変化や周囲から本人へのまなざしや対応の変化もまた大きなものとなる。

　特に青年期は子どもが思春期（puberty）を迎え，第二次性徴の出現など大きな生物学的な変化が生じる時期でもある。思春期の面接には

＊愛知県尾張福祉相談センター
　〒460-0001 愛知県名古屋市中区三の丸 2 丁目 6-1

とまどうことが多く，評価も対応も困難な時期である（吉川，2011）。

2．発達による課題解決

　一方でこうした経時的な変化の大きさは，子どもが抱えるさまざまな課題が，子ども自身の発達によって解決していく可能性の大きさであるとも考えられる。大きくこじれることがないように気を配りながら周囲がぐっと持ちこたえている間に，事態の落ち着きどころが見つかってくることはしばしば経験される。それをあてにしすぎて手をこまねいて待っているだけの支援になってしまうことはもちろん戒めておかねばならないが，発達への期待を抜きにして児童・青年期の支援を考えることはできない。

　このときに留意しておかないといけないのは，発達の経路やその変化の速度については，個人間の差がかなり大きいことである。支援者は，一般的な発達のマイルストーンなどにとらわれることなく，それぞれの子どもの発達状況の評価に基づいて，見通しを立てておくことが求められる。

II　環境との相互作用の大きさ

1．環境との相互作用

　ヒトにみられるさまざまな表現型の遺伝率は成人期により大きくなる傾向がある。よく知ら

れているのは知能に関してであるが，児童期・青年期には共有環境の影響が大きいが発達とともにそれは減じ，かわって遺伝要因の寄与が増してくる（安藤，2023）。これはつまり児童期，青年期において環境の影響がより大きいことを示している。また重要であるのは加齢と共に遺伝要因の寄与が大きくなったとしても，子ども時代の表現型は経験の蓄積や学習などを通じて，子ども時代の生活やひいては成人期の生活にも影響しうるということである。また知能の場合と異なり，パーソナリティなどの多くの心理学的形質の表現型については，共有環境の影響は見られず，非共有環境の影響が大きいこと（安藤，2023）も知っておくべきである。児童期・青年期の支援においては家庭内の要因に注目が集まりがちであるが，非共有環境の役割の大きさは強調されるべきであろう。

　家庭内の環境や家族がおかれた社会経済的状況が子どもの発達やウェルビーイングに大きな影響を与えることは論を待たない（Bradley & Corwyn, 2002）。しかし近年では，子どもが暮らす近隣環境が子どもの発達や精神病理などに与える影響が大きいことにも注目が集まっている（McDonell & Sianko, 2021；Minh et al., 2017）。子どもの暮らす環境について，大きな視野で情報収集していくことが支援者には求められている。

2．環境に働きかける力の弱さ

　このように，成人と比べても児童期・青年期の子どもが環境からの影響を受けやすいことは直感的にも理解しやすく，多くの大人が自然に「知っている」ことでもある。にもかかわらず，子どもが過ごす環境の決定に際して，子どもの意見がきかれることは少なく，また子どもが主体的に環境に働きかけてこれを変えていく力も，成人に比べると弱いのである。

　日本も批准している児童の権利に関する条約（国際連合，1989）においては，子どもの意見表明権が保障され，国内でもこれに添った形で児童福祉法の改正などの取り組みにより意見表明の支援が始まっている。しかし現状で，子どもの意見表明の保障は弱く，また表明した意見が，仮に合理的なものであったとしても，子どもの環境に実際に影響することも少ないように筆者には見える。環境からの影響を大きく受けるのに，環境を変えていく力が弱いという矛盾を抱えた年代であることを，支援者は強く意識しておく必要があるだろう。

3．社会の変化の加速

　現代の子どもの支援者が意識しておくべき，もう一つのポイントとして，社会の変化，とりわけ育児環境の変化の加速が挙げられる。大家族から核家族への家族形態の変化や養育者の就労形態の変化，特に子どもの生活や子育ての急速な情報化は，おそらくこれまでの歴史であまり経験されてこなかった急速な変化である。それは10年～20年というスパンでの大きな変化をもたらしており，つまりは多くの養育者は自分の子ども時代とは大きく異なった環境の中で育児を行っているということになる。

　このために，自分が経験してきたように子どもを育てるという手法が通用しづらくなり，手探りの状態の中で養育にあたらなければならない家庭が増えているのではないだろうか。さらには今，児童期，青年期にいる子どもたちがやがて自分の子どもを育てるであろう時代の環境は，大きく変化していることが予想される。

　支援者は社会の変化に対する感度を保っておくとともに，時代に即した知識の獲得と，それを活用した養育者や子どもへの支援を行うことが，より強く求められている。

Ⅲ　児童青年期事例の支援の原則

1．環境への介入の優先

　すでに述べたように，子どものメンタルヘルスの問題に対しては，成人の場合よりもさらに環境の要因の影響が大きい。このため介入に際しても，環境への働きかけの重要性がより大き

くなる。

　また児童期，青年期は潜在的に利用できる社会資源が多い時期でもある。小中学校での義務教育の提供やそれにともなう教育系の相談，支援資源は，多くは無料で利用することができ，支援の大きなパートを担うことも多い。また福祉領域においても，児童相談所は成人の場合には得られにくい総合的なソーシャルワークの提供が可能であり，また大きな法的な権限も有している。基礎自治体においてもさまざまな育児支援，子どもの支援のためのサービスが提供できる可能性がある。司法領域でも，少年法やそれに基づく保護処分の利用可能性，また虞犯での支援可能性など，成人の場合に比しても量的に大きな資源を利用し得る。さらにはインフォーマルな領域においても，周囲の大人がより大きなリソースを割いて支援に関わってくれることも多い。このように児童期，青年期は支援資源の動員や調整の有効性が高く，かけた手間暇に見合う結果が得られることが多い時期であると言えよう。

　このため，この時期は子ども自身への直接の支援よりも間接的な支援の比重が高くなる。発達促進的環境をいかに速やかに確保して，それを維持することができるかというのが，心理社会的治療・支援の勘所となる。端的には概ね大人のマンパワーの確保を目標として，動くことになる。子どもに関わる大人の数を増やせるか，潜在的に利用できる資源にどのようなものがあるかを予め知っておくとともに，そこにアクセスするための方法などについても情報提供できるような準備をしておくことが望ましい。さらに時には養育者の育児観，教育観などへの働きかけも含め，子どもとのより良質なストロークを積み重ねていくことに繋げていけるかどうかが課題となる。

　また子ども自身への心理的支援を行う場合でも，養育者に対する効果も常に考えながら，時にはより強くそれを意識しながら行うことになる。従来よりこの年代の事例に対しては，親子

並行面接が積極的に行われているが，そのように心理的支援の方向を養育者と共有していくことが求められる。

　近年開発されている心理療法の中には，子どもの心的外傷に対して適用される TF-CBT（Cohen et al., 2006）のように養育者への介入をパッケージに含むものがある。またペアレント・トレーニング（Marquet-Doléac et al., 2024）や PCIT（Hembree-Kigin & McNeil, 1995）のように直接養育者の行動に働きかけていくことを主なコンテンツとしている技法もある。

　養育者や時には学校教員などとの子どものアセスメントの共有や心理教育，行動変容のための介入など，子どもが長く生活する場所の環境を発達促進的なものに，これに語弊を感じるようであれば，子どもの発達を阻害しない環境に近づけていくための働きかけが重要となる。

Ⅳ　成人期の暮らしを指向した心理社会的支援

1．アウトカムの評価ポイントをとりあえず成人期に

　急速な発達の途上にあるという児童期・青年期の特性を踏まえると，支援の際にアウトカムの評価ポイントを時間的に近くに置かないということが必要になる。例えば，不登校という状態の支援について，来月の登校状況などを主要なアウトカムの評価ポイントとすることが，中長期的にはさらに問題を大きくしてしまうことに繋がることがある。仮に再登校するとしても，その動機や登校による疲労，学校で過ごしている間の体験の質などによって，中長期的な予後によい影響を与えうるのか，むしろ悪い影響が生じてくるのかということを評価しておく必要がある。

　児童期・青年期の支援の際には，筆者はとりあえず「大人になった時」を評価のポイントにしましょうという提案を，本人や養育者にすることが多い。本当は老年期，あるいは人生の終わる直前を評価の時期としたいところではある

が，それはあまりにも遠く，本人や養育者，時には支援者にもイメージしにくいことから，成人期，おおむね「学校」に通うのを終えた時を想定して，その時に質の高い生活ができていることを目標とするように心掛けている。

2．将来のために苦痛に耐える，のではなく

ただし，少し気をつけておかないといけないのは，成人期を評価のポイントにするというと，「働く大人になるために今はこのスキルを身につけておかないといけない」とか，「大人になったら助けてくれる人はいなくなるから，自分でできるようになっておかなければいけない」とか，現在の暮らしを犠牲にして将来への投資を強要するような，支援や介入が提案されることがある。子ども本人にいくらかの余力があり，主体的な取り組みの決断が出来る場合には，こうした方向の支援がうまくいくこともないわけではないのだが，概してリスクの高い方針ではあるように思われる。

こうした観点からは，大人になるまでに傷を貯めていかないことが手堅い目標設定となる。大人になって暮らしに必要なものごと，あるいはあった方がよいように思われるものごとに関して，嫌悪的な記憶をまとわりつかせすぎないための方策が必要となる。嫌いなものを増やしすぎないという一定の歯止めの中で，無理のないスキル獲得を目指していくことが望まれる。

行動療法の領域では行動的QOLという概念が提唱されている（望月，2001）。これは「正の強化で維持される行動の選択肢の数」として定義されているが成人期の暮らしの質を高めるための手堅い目標として，この行動的QOLの向上を挙げてよいだろう。つまりは充分な動機のもとにやりたいからやっている活動が増えること，できれば複数の選択肢からそれを選ぶことができていることを目標とするのである。「働いても働かなくてもよいけれど，働きたい理由があるから働く」「自立してもしなくてもよいけれど，自由に暮らしたいから自立してみ

てもいいかも」といった，健全な動機のもとで日々の暮らしを送っていること，さらには義務や強制の結果としてではなく，自ら望んだ結果として社会的活動に参加している状況であることを，ライフステージを通した目標とするのは，手堅い支援の方針となると考えられる。

特にある程度，大きなメンタルヘルスの課題をもっている児童，青年の場合には，大人の暮らしのセーフティネットを用意することを意識して支援を進めていくのがよい。大人になった時の生活の下支えになりうる「推し」を見つけ，育てて行くこと，そしてそれを応援してくれる大人を周囲に確保していくのは手堅い支援の戦略となりうる。成人期の過ごし方を考える時，働かない暮らしはありうるけれど，余暇のない暮らしはありえない。余暇の充実はQOLの向上に直結するし，時には就労や社会参加の動機ともなりうるのだ。

3．人に頼る技術と姿勢

成人期の暮らしを考える際に，セーフティネットとして機能しうるものとして，人を頼る技術と姿勢がある。人に頼みごとをすること，提案された支援を受け入れること，そして人を頼ることを肯定できる姿勢を保つことは，危機的な状況に追い込まれたときにしばしば役に立つ。子どもの特性として環境に働きかける力の弱さを挙げたが，援助希求は環境に働きかける力を獲得していく第一歩ともなりうるのだ。

V　支援の全体像を見渡すこと

これまで述べてきたように，児童期・青年期の心理社会的支援について考える際には，本人の発達や精神病理も重要であるが，本人が置かれている環境や環境との相互作用に関する評価がより重要となってくる。

養育者を含め，現在の子どもの暮らしに関わっている人や支援機関が，それぞれどのような方向を向いて具体的にどのような支援を行っているのかについて，充分に情報を集めてくる必

要がある。学期中や長期休暇なども含めて，1日 24 時間，月曜日から日曜日までの生活の全体像を大まかに思い描ける程度の情報が得られるとよい。

　そして関わっている人や機関がそれぞれ子どもの暮らしのどの部分を支えているのかを見立て，発達促進的な環境を維持するための支えが不足している部分がどこにあるかを考えていくのがよいだろう。そして，足りない部分を埋めていくための資源がどこにあるのか，もしくはどのような介入をしていけばそこに支えが得られるのかをまず考えていく姿勢が望ましい。また援助希求が苦手な子どもにとっては，初期に関わった支援者は細い一本の蜘蛛の糸であることもある。職種や支援機関にかかわらず，人手を掻き集める作業に一定の目処が立つまでは，応急的に足りないところを埋めるという役割を積極的に担っていく必要があるだろう。態勢が整ってはじめて分業が機能するのだということを忘れないようにしたい。

文　献

安藤寿康（2023）双生児による縦断研究が明らかにする遺伝のダイナミズム．発達心理学研究，33(4)；244-255. https://doi.org/10.11201/jjdp.33.244

Bradley RH & Corwyn RF（2002）Socioeconomic status and child development. Annual Review of Psychology, 53(1)；371-399. https://doi.org/10.1146/annurev.psych.53.100901.135233

Cohen J, Mannarino A & Deblinger E（2006）Treating trauma and traumatic grief in children and adolescents. Guildford Press.

Erikson E 著，仁科弥生訳（1977）幼児期と社会 1．みすず書房．

Hembree-Kigin TL & McNeil CB（2013）Parent—Child interaction therapy. Springer. https://doi.org/10.1007/978-1-4899-1439-2

国際連合（1989, November 20）児童の権利に関する条約．Retrieved April 7, 2024, from https://www.mofa.go.jp/mofaj/gaiko/jido/zenbun.html

Marquet-Doléac J, Biotteau M & Chaix Y（2024）Behavioral parent training for school-aged children with ADHD：A systematic review of randomized control trials. Journal of Attention Disorders, 28(3)；377-393. https://doi.org/10.1177/10870547231211595

McDonell JR & Sianko N（2021）Neighborhood, neighborliness, and family and child well-being. American Journal of Orthopsychiatry, 91(3)；310-321. https://doi.org/10.1037/ort0000496

Minh A, Muhajarine N & Janus M et al.（2017）A review of neighborhood effects and early child development：How, where, and for whom, do neighborhoods matter? Health & Place, 46；155-174. https://doi.org/10.1016/j.healthplace.2017.04.012

望月昭（2001）行動的 QOL：「行動的健康」へのプロアクティブな援助．行動医学研究，7(1)；8-17. https://doi.org/10.11331/jjbm.7.8)

吉川徹（2011）ここに注目！思春期症例の面接．こころのりんしょう a・la・carte, 30(2)；178-185.

児童期・青年期の家族支援

Yojiro Nakata
Hiroshi Shojima

中田　洋二郎*1・生島　浩*2

I　児童期・青年期の家族支援の課題

　人は，昆虫のように明確な変態を繰り返す生き物ではないが，それでも子ども時代には心身ともに大きな変化と成長を繰り返す。家族は，その変化に影響を与え，その成長を促し支える環境である。さらに子どもの成長とともに自らも成長する，いわば有機的なシステムといえる。家族の成長という側面から児童期・青年期の家族支援のあり方を見ると，次のような特徴がある。

　児童期は過去に潜在期と呼ばれたが，問題が潜在しているというよりも青年期に向けて密かに問題が熟成している時期といえる。その点で，児童期の問題への介入においては，問題の解決だけではなく，青年期へ向けた予防的介入が大切である。家族支援としては，家族システムが問題解決の資源として成長することが必要であり，そのために親を中心とした家族のまとまり（凝集性）の形成が課題となる。

　青年期もまた人格形成の面で家族の支えを必要とするが，ライフサイクル的観点からすると，子どもは親世代とは異なる情緒性・価値観・行動様式を身に着け，親からの完全分離を近々の課題とした時期でもある。青年期の子どもがもたらす新たな価値観や行動様式は家族の凝集性を脅かす。しかし親が無理に子どもの行動を統制しようとすれば，家庭内の世代間葛藤が顕在化し，親子関係に亀裂が生じる。そのため家族は互いの役割や家庭の決まりや生活様態の変化に対する柔軟さ（適応性）が求められる。家族の適応性を高めるには，前提として家族が互いのあり方に疑問を抱き，互いの対応に迷い，家族同士が揺れ動きぶつかり合う過程が必要である。このような家族が動揺する過程を経ると家族の適応性は向上し，家族は自ずと新しい凝集性を獲得していく。しかし，過激な動揺は家族の離散に発展しかねず，家族関係が破綻しない程度に家族の動揺を促すには治療的な枠組み（治療構造）が必要である。すなわち家族の揺れとまとまりを促す治療的介入を提供することが家族支援の課題となる。

　本稿では，以上の児童期・青年期の家族支援について，代表的な子どもの問題を例として取り上げて具体的に論述する。

II　発達支援と家族支援

1．児童期のメンタルヘルスの問題と支援の特徴

　児童期には，ここで取り上げる発達障害以外にも，不登校，いじめ，場面緘黙，強迫症，チック症などさまざまな問題と症状が生じる。こ

＊1立正大学
　〒141-8602　東京都品川区大崎4-2-16
＊2福島大学
　〒960-1296　福島県福島市金谷川1

れらの児童期の問題に対処する際には次のようなことに留意する必要がある。

1）信号としての問題と症状

子どもの問題はそれ自体が解決の対象であるだけでなく，家庭，教室，学校，地域など子どもを取り巻く環境とそこで繰り広げられる関係性にシステムエラーが生じていることを知らせる信号でもある。児童期の問題への支援は環境や関係性の問題を切り離して考えることができず，子どもの問題への介入とともに子どもの環境の調整や周囲の人々との関係性への介入を検討する必要がある。

2）自己評価の低下の防止

児童期には他者意識や他者理解の高まりにより，幼児期の自己中心性から脱却するとともに，自己と他者の個人間差を認識するようになり，自己否定的な感覚を抱くようになる。それは人格形成において傲慢でない身の丈にあった自己像を形成するには必要なことであるが，児童期のメンタルヘルスの問題と結びつくと劣等感や自己卑下など極端な自己評価の低下の要因となり，適正な人格形成を脅かす。適正な人格形成を促すために，この時期の支援としては，自己評価の低下の防止が必要であり，他の子どもとの比較ではない子ども自身の成長に対する絶対的評価が大切である。

この二つの特徴を踏まえて，以下に発達障害のペアレント・トレーニングを例とした保護者支援のポイントについて概説したい。

2．保護者支援のポイント

ペアレント・トレーニングは，子どもの問題を解決する共同治療者（Co-Therapist）として保護者を育成する心理教育プログラムの総称である（Schaefer et al., 1989）。それらのプログラムの対象は発達障害に限らず子どもの問題全般に及ぶ。ペアレント・トレーニングに共通する目的は子どもの問題の除去と発達の支援であるが，それは保護者支援としての性質を合わせもっている。しかも，それはパラドキシカルな性質といえる。

いわゆる支援はその対象を受動的な立場に置きやすい。しかし，ペアレント・トレーニングでは，保護者を子どもの問題解決に能動的に関わる立場を求める。保護者は支援を受けるというよりも，プログラムの内容を学習し，自分の子どもへの対応の仕方を修正していくことを強いられる。しかし，その過程で自己効力感を獲得し，親としての自信を回復していく。その過程を支援者が促し支えるのが保護者支援の本質である。

保護者と連携して子どもの問題への対処方法を考える際に，支援者は次のようなことを保護者に促すとよい。

1）環境および関係性の修正から始める

近年，「発達障害」とともに「発達特性」という表現が用いられるようなっている。その背景には，障害とは診断しきれないが何らかの発達的な問題がある子どもへの関心と支援の広がりがある。支援の広がりは喜ばしいが，発達特性という用語を使用する際には次のことに留意しておかなければならない。

それは，診断が下りるほど症状が明確でないという意味で用いられる「発達障害のグレーゾーン」などとは異なり，発達特性は必ずしも障害の近似の状態を意味するものではない点である。発達特性とは，脳機能の発達に何らかの特異性のある状態を示す言葉であり，必ずしも障害を示唆するものではない。特異性が子どもの環境や関係性と相容れない状況においては障害となるが，特異性と親和性のある環境や関係性においては個性や才能となりうることを意味している（本田，2020）。

発達障害のペアレント・トレーニングはASD や ADHD などを対象として開発されたプログラムであるが，現在は広く発達特性のある子どもの保護者が利用する支援となっている。それにともなってプログラム内容も，子どもの障害への対応よりも，発達特性に合わせた環境の整備，例えば TEACCH 理論に基づく環境調

整や構造化，また保護者の子どもへの関り方の工夫，例えば子どもへの肯定的な注目の与え方や子どもが理解しやすい指示の与え方など，環境や関係性の修正を重視している（中田，2023）。

不登校や引きこもりなどの社交不安症や強迫観念や強迫行為など強迫症また非行など素行症には，発達特性と環境や関係性の不調和から発展する例も多い。このように問題が児童期後期や青年期に深刻化しないためにも，保護者支援においては解決の方向を障害そのものに向けるのではなく，環境及び関係性の関連から考え，保護者の手の届く範囲の環境の整備や関係の修正から始めることを促すのがよい。

2）行動を客観的に観察し問題から距離をとる

ペアレント・トレーニングは，保護者が子どもの行動を観察し，その行動の機能を考え，問題となる行動の起きる前の状況や行動が起きた後の反応を分析することを保護者に促す。

「行動の機能を考える」とは，その行動が子どもの生活上でどのような意味を持つかを考えることである。例えば子どもの癇癪をなだめるために子どもの要求に親が屈すると，その子どもにとって癇癪は自分の要求を実現させる手段として学習される。この例のようにすべての行動には意味があると考える。また，行動の前の状況や行動の後の反応を分析すると，問題となる行動を起こさせない工夫やよりよい対応方法を考える糸口が見えてくる。

保護者は行動の観察と行動の分析を繰り返すことで，問題を客観的にとらえる態度が形成され，子どもの問題から適度な距離をとって子どもの問題を考えるようになる。

どのような性質のものであれ，子どもの問題には親を情緒的に取り込んでいく性質がある。保護者が子どもの問題へ情緒的に反応すれば問題は一層複雑となり解決が難しくなる。子どもの問題を行動の問題として捉え，問題から距離をとって客観的に観察するペアレント・トレーニングの手法は，保護者が子どもの問題へ情緒的に反応する傾向を抑える具体的な方法といえる。

3）スモールステップで問題に対処する

ペアレント・トレーニングの子どもを「ほめる」とは，どんな些細なことでも子どものよい行動やよい変化に肯定的注目を与え，子どもにそのことを伝えることである。

それは一般的な「ほめる」こととかなり異なる。一般的にほめるとは，良い行為に対して，感心したり，感謝したり，励ましたりすることであるが，発達特性と環境や関係性に摩擦が生じている状態の子どもに，そのような賞賛に値する行動を見つけることは難しい。ペアレント・トレーニングでは，通常では戒めるべきことであっても，それが起きる状況によっては肯定的注目を与え，その行動を容認する。例えば，殴る蹴るふりで親を脅して要求を通そうとしていた子どもが，親がそれに応じないため，脅すのを止め，高圧的な言葉で要求した場合，それは子どもの行動の「小さな良い変化」としてとらえる。すなわち，子どもの行動のなかで少しでもまLな行動があれば，その行動に肯定的な注目を与えるのがペアレント・トレーニングの「ほめる」ことである。

そのような小さなよい変化に注目して適応的な行動を増やしていくのは遠回りのようだが，行動の改善としての確実性は高い。このように行動を漸次的に変化させていくことはスモールステップと呼ばれ，ペアレント・トレーニングの基本的な考え方である。保護者は最初のうちはその微小な変化をさほど重要なこととは考えないが，子どもの行動が確実によい方向に変化するため，次第に考えを変え忍耐強く子どもの行動の問題へ取り組み始める。スモールステップで問題を解決することを促すのも保護者支援のポイントの一つである。

Ⅲ　児童期・青年期の家族療法：システムズ・アプローチ

1．システムズ・アプローチによる家族支援

システムズ・アプローチとしての家族療法とは，薬物療法が薬物を用いて，あるいは箱庭療

法が箱庭を道具立てとして治療を行うのと同様に，家族を〈手立て〉として本人の立ち直りを図るものである。すなわち，家族に介入すること自体はツール・方法であって，本人の問題行動を，個人の特性や社会のファクターではなく，仮に家族関係や家族状況の側面，つまり《家族の脈絡》で考えてみる方策をあくまで戦略的に採ろうとするところに特質がある（日本家族研究・家族療法学会，2013）。

　そして，実際に子どもの社会的成長・心理的発達に最も影響力の大きい家族と協働して立ち直りを支えるストーリーを構築し，その展開を図るサポートに努めるのがシステムズ・アプローチである。繰り返しになるが，家族を〈手立て〉とするとは，家族の変化が治療の標的なのではなく，家族のパワーこそが治療の武器＝手立てとなることを意味しており，筆者が重視している家族支援のエッセンスである。リンカーン大統領の有名な言葉にならえば，"therapy of the family, by the family, for the family" ということになろうか。

　以下に，児童期・青年期の問題行動である少年非行を取り上げ，具体的な「家族を手立てとする」家族療法の実際を概説したい（生島，2016）。なお，非行そのものについては安藤久美子先生による本誌の論考を参照されたい。

2．家族療法の実際

　心理臨床の基本としてアセスメントが重視されるのは当然だが，例えばわが国の臨床現場でも導入されているケースフォーミュレーションにおいても，それに基づく家族理解と家族への介入が分離されずに同時並行的に行われるのが，システムズ・アプローチとしての家族療法の特色であり，関われる期間が法的に制約された非行臨床の治療構造に合致する。家族療法でしばしば用いられるメタファーにより，筆者自身の家族理解を含めた非行臨床における家族支援の展開過程について説明すると，その全体構造は次のようになる。

①家族に焦点を当てるのは，そこに問題や症状の要因を見いだすからではなく，家族への働きかけが立ち直りや改善のカギになるという意図的な見立てにより，戦略的なアプローチを採用するということを意味している。

②この観点に基づく手法が，家族にも「腑に落ちる」ものであることが肝要であり，問題・症状を家族の力で緩和・改善しようとするものである。そして，〈家族ドラマ〉が面接室や家庭訪問の場で再現されることになるが，その舞台の設営が治療構造の構築であり，治療的介入そのものである。

③非行少年に多く見られる《遊離した：バラバラの家族》に対しては，面接の設営自体が治療の基幹部分となり，治療者の権力・権威性が活かされることになる。「うるせえ・カネ・死ね」以外会話の機会も乏しく，面接場面においても安心・安全感が持てない場所となるおそれがある。そのために，治療者は安寧な〈仲介・通訳者〉として，面接場面が「きちんとガタガタする」場となるよう下ごしらえに努めることとなる。

④家族自身もこれまで自らのシナリオで関わりを模索してきたが，問題は悪化する一方，かえってこじれるばかりということもあって，IP（Identified Patient：患者とされた者）と呼ばれるクライエントには腫れ物に触るような，あるいは極端に厳格な対応になってきていることが多い。家族は関わりに疲れ果て，その関係は硬直して行き詰まっている。まずは，家族間の殺人は論外としても，「親子が互いを見捨てる・見限る」最悪の事態を危機介入的手技により回避しなくてはいけない。

⑤そこで，新しい家族ドラマを家族の《語り＝ナラティブ》によって再構成することになる。しかしながら，両親，子ども，祖父母，それぞれ諸事情があるなかで，家族関係が直截的に反映されたせりふ部分（コンテント：内容）を早急に修正することは困難である。そのときに，ト書き部分（コンテクスト：脈

絡）を変えることによって，異なるドラマ展開を図る手法が有用である。同じ内容の文章を打っていても，文字数・行数といったページのレイアウト，表示画面の背景を変えると違うものに見えるであろう。少なくとも，家庭崩壊，家出といった危機的場面での回避策につながる介入を目指すことになる。

⑥家庭とは異なる面接の場，すなわち，脈絡が異なる新たな舞台での家族コミュニケーションの変化は，少年を含めた家族の立ち直りの可能性を家族員それぞれに体感させるものになることは間違いない。具体的には，いわば，家庭内での言動である内面を面接室での社会化された言動である外面に変換する，その舞台作りをサポートするのが家族臨床の基本的機能である。

　以上は，公的専門機関，民間臨床機関といった治療構造の相違に関わりなく，非行臨床全般に通底する家族療法のアプローチであると考えている。

　非行に限らず不登校などからの立ち直り支援のための家族システムへの着目が本稿の眼目であるが，現実には凶悪・重大な非行が起こるたびに，保護者の責任が追及される事態が繰り返されている。家族療法がクライエントの家族状況に関心を払うことの根本は，〈支援のための家族の脈絡による理解〉であり，決して〈原因探しのための家族関係への着目〉ではないことを再確認しておきたい。従来の家族病理や家族機能不全といった観点からの家族への働きかけと本稿におけるシステムズ・アプローチとしての家族療法との明確な違いである。

3．心理教育的助言の重視：常識的家族療法

　非行臨床のエッセンスは，「悪いことはしない」というごく単純，すなわち常識的なものである。下坂（1998，2007）の《常識的家族療法》に倣って，家族面接の中で筆者（生島，2017）が行っている〈常識的非行臨床〉とも

いえるシステムズ・アプローチに由来する家族に対する心理教育的助言の要点をまとめておきたい。非行という社会的常識に欠ける振る舞いに関して，少年本人はもとより家族に対して専門的アプローチを行う非行臨床の基本は，常識をわきまえた心理教育的助言にほかならない。

1）問題の状態に陥る経過と立ち直りの道筋は異なる

　システムズ・アプローチの根幹である直線的因果論に基づかない立ち直り論，すなわち原因追及はしないことの意味合いを教示したものである。特に，ひとり親など自らを責めがちの保護者に対して，「原因探しよりも立ち直りに尽力してほしい」と治療への協力を要請するメッセージである。

2）親の解決努力が，ボタンの掛け違いになっているときの助言

　まず，具体例を挙げよう。

　●子どもが非行化すると，親が過干渉となり，それに子どもが反発する。非行が深刻化するのを恐れるあまり，親が子どもの言いなりになってしまって，放任になってしまう。

　●不良交友が激しくなると，親は「外で悪さするよりうちの方がまし」とたとえ悪友であっても自宅に連れてくるように子どもへ促すが，結果的に〈家の敷居〉ともいうべき境界が曖昧となってたまり場と化す。

　このような事例に即して，親が間違ったと認識する対応でさえも「解決努力がボタンの掛け違いになったにすぎない」と肯定的なメッセージを伝えるものである。

3）言わなくて済むことは言う必要はないが，言っておくべきことは言って構わない

　これまでの対応が，ことごとくうまくいかなかったために，無力感に陥っている保護者に対して，その働きかけが不可欠というエンパワーメントを強調した常識的対応を教示したものである。「どのような対応が良いのか，悪いのか」

はっきりさせたい強迫的な親に対しては，あえて曖昧な物言いが有用であり，不思議に困窮しているときこそ腑に落ちる助言と実感している。増悪を心配して腫れ物に触れるような対応やあまりに厳格なしつけは逆効果であることは明言したい。

4）家の〈心理的敷居〉は大切である

家庭内外の境界の重要性を述べたもので，「うちはうち，よそはよそ」という常識的対応の重要性を強調したものである。特に不良交友に関して，前述のように「外で悪さをするよりうちをたまり場に」という敷居を低くする対応になりがちである。親として自信を喪失し，パワーレスに陥っている親に対して，うちのルール・やり方，あるいは，親子間の境界の明確化の重要性を教示したい。

5）親の子どもへの否定的な感情も認めてやる

子どもの親への否定的感情は理解されやすいが，親の子どもへの否定的感情は，専門職でさえも否定的・拒絶的受け止めになりがちであることに留意したい。発達障害があれば乳幼児から育てにくいし，思春期になって「まったくいうことをきかない」子どもに対して，親が否定的感情を抱くのは致し方ない。親の子どもへの冷たさに共感することはできないが，とりあえず〈聞き置く姿勢〉は虐待も含めて家族支援，それは心理臨床の基幹である。

6）我を忘れるような動揺は論外，しかし，一緒に揺れてやることも大事

子どもの問題行動は，SOSであって，周囲の注目を集め，特別扱いをしてほしいというメッセージであることを教示したものである。家族が専門家に相談するなど右往左往するのは決して間違いではなく，子どもの問題行動を専門書などで知的に理解して，冷静に対処することのマイナス面にあえて言及したものである。

7）両親が一致する必要はない，立場・役割で対応が異なるのは当然

「両親が一致していないことが問題」との専門家からのラベリング，思い込みは，親のパワーレスにつながる大きなリスクとなる。子どもの問題を両親の折り合いに帰属させると夫婦問題となることから，あくまで元々無理な注文である“一致”ではなく，両親としての“役割分担”を前提とする協働の重要性を述べている。ただし，「子どもの前で一方の親を価値下げしてはいけない」というのは，家族臨床の鉄則である。

8）〈分相応・身の程を知る〉ことが親子双方にとって肝要

非行少年やその家族にしばしば認められる，自己顕示欲の強さ，現実検討能力の低さは，自分に無理を，あるいは，子どもに無理強いをしがちであるという形で顕在化する。例えば，子どもの進路として，親が進学できなかった学校や就くことができなかった職業を選択する場合である。これに対する心理教育的助言として〈分相応・身の程を知る〉ことを教示している。「親は子どもを思いどおりにしたい」「子どもは親に思うようにしてもらいたい」という強迫性にも由来する他者へのコントロールに焦点を当てた物言いである。無用なストレスを回避する分相応・身の程を教えるアプローチは，決して「諦めろ」ではなく，現実検討能力を高め，あるいは，〈致し方ない＝耐容〉の重要性を説く常識的非行臨床のポイントである。

9）思いどおりにはならないが，どうにもならないわけではない

危機介入段階の初回面接で，発達過程を確保する〈時間稼ぎ〉の観点に基づく，親子ともに腑に落ちる今後の見通しを教示する助言である。転げ落ちるような非行化に対して，自暴自棄となっている子ども，「どうにもならない」と沈み込む家族を前にして，「時間はかかるが必ず良くなる」と言明することは支援の継続において必要不可欠である。「ところで，良くなる状態は人によって異なる。あなたは，どうなりたいのかな？」と本人・家族員それぞれに尋ねる〈主訴の個別化〉という治療契約のプロセスから家族面接は始まることになる。

以上，非行臨床を例にとったが，不登校やひきこもりなど問題行動の家族臨床にも適用可能な基本技法であることを強調しておきたい。

文　献

本田秀夫（2020）学校の中の発達障害─「多数派」「標準」「友達」に合わせられない子ども．SB新書．

中田洋二郎（2023）発達障害のペアレント・トレーニング簡易版：プログラムの進め方と運営のコツ．中央法規出版．

日本家族研究・家族療法学会編（2013）家族療法テキストブック．金剛出版．

Schaefer CE & Briesmeister JM（1989）Handbook of Parent Training: Parents as co-therapists for children's behavior problems. John Wiley & Sons.

下坂幸三（1998）心理療法の常識．金剛出版．

下坂幸三（2007）フロイト再読．金剛出版．

生島浩（2016）非行臨床における家族支援．遠見書房．

生島浩（2017）非行臨床における家族支援─システムズ・アプローチの観点から．思春期青年期精神医学．26(2)；152-169．

精神療法 増刊第11号 2024

神経発達症の子どもに対する地域支援体制

Hideo Honda

本田　秀夫*

I　はじめに

　近年，子どもの神経発達症の特性に対する感度が高くなっている。文部科学省の調査では，小学校および中学校の通常の学級に在籍する子どもの8.8%は担任からみて何らかの神経発達症の特性があると認識されている（文部科学省，2022）。医療においても，低年齢のうちに何らかの神経発達症の診断を受ける子どもの割合が近年増加の一途をたどっている。レセプト情報・特定健診等情報データベースを用いた調査では，全国の保険医療機関で自閉スペクトラム症と診断された子どもの割合は5歳までに3%，9歳までに5%に達している（Sasayama et al., 2021）。

　神経発達症は，早ければ乳児期，遅くとも就学前後までには特有の発達特性が顕在化し，全てのライフステージを通じて何らかの支援ニーズが持続する。一見症状が目立たない人も，周囲の人と自分との違いに悩む，誤解されて孤立するなどの問題が生じることがあり，その結果として抑うつや不安などの精神症状の出現，いじめ被害，不登校，ひきこもりといった二次的な問題を呈することがある。また，主たる養育者の不在や虐待などは，情緒発達に大きな影響を及ぼす。そこで，家族機能への介入や適切な生活環境の保障がきわめて重要となる。さらに，子どもの精神保健は，学校教育の関与による影響を強く受ける。教科学習，課外活動，友人関係などは，子どもの知的発達や人格形成にとって重要な役割を果たす。以上より，神経発達症の子どもたちを地域で支援するためには，子ども全体の1割を想定した医療，保健，福祉，教育の密な連携による包括的な支援体制づくりが求められる（本田，2020a）。

　本稿では，学童期までの神経発達症の子どもたちと家族への支援に関して現時点で整備されている法制度や社会資源について紹介し，これらを活用した地域支援体制のあり方について述べる。

II　支援体制に関連する法制度と社会資源

　法制度とそれに基づく社会資源を紹介するため，行政用語としての「知的障害」と「発達障害」によって整理して論を進める。

　知的障害のある人たちへの施策は，第二次世界大戦後間もない頃から精神障害者施策とは独立して進められてきた。現在，知的障害固有の法制度として「知的障害者福祉法」や「療育手帳」制度などがある。

　一方，発達障害は，本来は精神障害の法制度

＊信州大学医学部子どものこころの発達医学教室／
　信州大学医学部子どものこころ診療部「といろ」／
　長野県発達障がい情報・支援センター
　〒390-8621　長野県松本市旭3-1-1

の対象に位置づけられている。しかし、これらに対する理解が医療・福祉・教育等の現場でなかなか得られず、障害としての対応を受けるべき人たちに適切なサービスがなかなか提供されないことが問題とされた。そこで、発達障害の人たちを精神保健福祉や障害福祉の対象としてサービスを保障することを目的として、「発達障害者支援法」が議員立法によって成立した。障害サービスとしては他の精神障害と同様に障害者総合支援法および精神障害者保健福祉法の対象となるが、医療・福祉・教育・就労支援を充実させるため発達障害に特化した制度や社会資源が整備されている。

現在では、障害種別を問わず子どもは「児童福祉法」、成人は「障害者総合支援法」のもとに一元化されて障害福祉サービスが提供される。さらに子どもでは特別支援教育の対象となる。神経発達症の子どもの診療に際して知っておくとよい知的障害および発達障害の法制度・社会資源・連携機関については本田ら（2022a）を参照されたい。

Ⅲ　連携の要となる「インターフェイス」

神経発達症の早期発見と早期の支援開始に力を入れている自治体が増えており、乳幼児健診や就学時健診を早期発見の場として活用するとともに、保育園、幼稚園、認定こども園における集団生活の場で子どもの発達の異常に気づかれる機会も増えている。筆者らの調査では、早期発見され、幼児期から支援を受けた子どもたちの保護者は、総じて早期に診断されたことに満足しており、不満があるとしてもそれはより早い時期に診断してほしかったという内容であった（Iwasa et al., 2019）。

一方、早期支援は、早期であるがゆえに避けられない不確実さをともなう。不確実さのひとつが、気づきの「早さ」と「正確さ」との間に存在する二律背反の関係である。すなわち、気づくのが早いと正確さを欠きやすくなり、判断を間違えないことを重視すると支援開始が遅く

なる。もうひとつの不確実さが、保護者の動機づけである。事態が深刻になる前に支援を開始するという早期支援の特徴のため、ともすると保護者の動機づけが曖昧なまま支援に導入することになりかねない。

筆者らが長野県と山梨県の保育園、幼稚園、認定こども園に調査協力を依頼して行った調査では、2020年度の3歳児、4歳児、5歳児の子どもたちの4.4%が何らかの神経発達症と診断され、診断情報を保護者が担任と共有していた。しかし、12.3%の子どもたちについては、担任は子どもたちの発達に気になるところがあると感じていたが、診断情報（診断の有無も含めて）について保護者と共有していなかった。その60.8%では担任が子どもの発達に関する懸念を保護者に伝えておらず、その主な理由には「神経発達症の特性があるかどうか微妙で担任も迷っている」、「保護者がまだ問題に気づいていない」などが含まれていた（Honda et al., 2024）。3～5歳児の少なくとも6分の1について担任が発達に懸念を抱いており、その4分の3では発達の懸念について保護者と十分な情報共有のないままに保育を行っている現状は、大いに改善の余地がある。

また、地域連携を図る際にしばしば課題となるのが、つなぎの機能である。地域支援の基本的なシステム図を作成する際に、具体的な支援の場をサブシステムとして想定するだけでなく、それらをどのような関係でつなぎ、連携させるかも意識しておかなければならない。そのようなつなぎや連携を担う機能は、縦割り行政のいわゆる「ポンチ絵」の中では明記されずに現場の努力に委ねられがちである。

このような早期支援における不確実さに対して、不確実さを無視したり排除したりするのではなく、それ自体を真正面から処理の対象とし、そこに独立したステップを設定することが求められる。筆者らはこのことをシステム論的に論じ、主要な構成要素となるサブシステムの間を継時的および共時的につなぐインターフェイス

が必要であることを指摘した（Honda & Shimizu, 2002）。

Ⅳ　地域特性に応じたシステムづくりの必要性

システム・モデルの原理に汎用性があっても，それを各地域で実現するためには具体策が必要であり，そのためには地域の特性を十分に分析しなければならない。人口規模，自治体の経済状態，住民の社会経済階層，専門の支援者を養成する教育機関の有無などのさまざまな要因によって，具体策には共通点と相違点が生じてくる。

平成 25 年度〜27 年度に実施された厚生労働科学研究費補助金「発達障害児とその家族に対する地域特性に応じた継続的な支援の実施と評価」（研究代表者：本田秀夫）で筆者らは，特性の異なるいくつかの地方自治体を選び，地域の特性に応じた神経発達症の支援システムの現状を調査した。最終年度に作成された「提言」では，政令指定都市，中核市・特例市・特別区，小規模市，小規模町村に分けて，それぞれの人口規模に応じた神経発達症の早期支援体制のあり方について提言されている（本田他，2016a）。

多くの政令指定都市や中核市では，法定の福祉施設である「児童発達支援センター」を拠点とした早期療育を行うとともに，診療や地域連携を行っているところが多い。このような施設があれば，専門家をそこに集約させて神経発達症の特性に特化した専門的な早期療育を保障することができる。このようなやり方をとる場合の課題としては，福祉施設が基盤であることから定員が設けられているため，多くの都市で療育サービスを受けられない子どもたちが出ていることである。施設サービスを中心としたシステムの場合，定員オーバーした子どもたちへの対策が逆にきわめて手薄になってしまう恐れがある。また，診療所機能をもつと，逆にすべてのケースに対して診断がなされることを前提とした，いわゆる「医療モデル」の支援システムに偏るため，発達特性があっても診断の必要まではないケースが支援の対象からはずれてしまう。

一方，本格的な専門施設を作ることが難しい小規模自治体の場合，中等度〜重度の知的発達症の子どもたちを受け入れる単独の児童発達センターすら設置されていないことがある。したがって，知的に遅れのない神経発達症のケースに対しては，市町村の保健師と地域の医療機関が連携しながら発見と診断を行い，地域の幼稚園・保育園にインクルージョンしていくしか方法がない。そこで，地域の幼稚園・保育園がインクルージョンを強化できるよう支援していくためのプログラムが必要となる。また，各市町村のそれぞれに高度な専門性のある機関を設置することは困難であるため，県（圏域）の基幹となるセンターを設置するなどの工夫が必要となる。例えば，発達障害者支援センターと医療機関などをうまく結びつけて，複数の市町村からなる担当地域を設定して対応するなどの方法が，各自治体で工夫されている。

Ⅴ　制度と社会資源を現場で生かすための体制づくり

1．地域支援体制を点検するツール：「Q-SACCS」

法制度や社会資源を地域で生かすためには，まず自己点検が必要である。地域システムづくりにおいて本気で連携を考えるのであれば，システム図の中でインターフェイスを明記し，どのような法制度上の根拠に基づいた何という事業で，どの組織あるいは職種が担うのかを明らかにするとともに，連携という機能を専属で担う人を配置しなければならない。

筆者らは，全国の自治体がそれぞれの地域特性に応じた支援体制を整備していくための検討を厚生労働科学研究の一環として行ってきた（本田，2016b，2018，2020b，2020c，2022b）。その中で開発したのが，「神経発達症の地域支援システムの簡易構造評価：Quick Structural Assessment of Community Care System for neurodevelopmental disorders（Q-SACCS）」という地域診断ツールである。

Q-SACCSでは，神経発達症の子どもと家族に対する支援について，「日常生活水準の支援」（「レベルⅠ」），「専門性の高い心理・社会・教育的支援」（「レベルⅡ」），「精神医学的支援」（「レベルⅢ」）からなる3階層モデルによるシステムづくりを想定した。レベルⅠの支援を担うのは，乳幼児期は市町村の母子保健や保育・幼児教育であり，レベルⅢの支援を担うのは，神経発達症の診療を行える医療機関である。専門的支援に関する現場の主役は多くの場合，レベルⅡの支援であり，これを担うべき機関やスタッフを特定したシステムづくりが必要である。これらの考え方をもとに，筆者は地域における支援システムを図示するための雛形を作成し（本田，2014，2016c；本田他，2017），それをもとにしてQ-SACCSを開発した。

Q-SACCSのもう1つのポイントは，システムを構成するサブシステム間をつなぐインターフェイスを明示できるようにしたことである。地域支援システムをつくるには，基本的なシステム図を描いておく必要がある。その際，具体的な支援の場をサブシステムとして想定するだけでなく，それらをどのような関係でつなぎ，連携させるかも意識しておかなければならない。そこを曖昧にせずに図示することにより，各地域の支援体制における強みや課題の残る部分を抽出することが重要である。Q-SACCSでは，そのようなインターフェイスの「見える化」を試みた。

基礎自治体の支援体制をQ-SACCSを用いて点検することで，各自治体の取り組みの強みや特色を確認できるとともに，課題を明らかにして新たな事業の創出や取り組み開始の根拠が明確になる（今出，2021）。2022年には，Q-SACCSのマニュアルの冊子とウェブサイト（https://q-saccs.hp.peraichi.com/）を作成し，冊子は全国の基礎自治体等に送付した（本田，2022c）。

Q-SACCSの記入用シートを図1-1，1-2に示す。記入方法は，以下の通りである。

（1）白地の枠の中には，「把握」や「支援」などの機能を担う機関などの具体的な名称を記入する（複数可）。

（2）網掛けの枠の中には，つなぎ（紹介，引き継ぎ，カンファレンス，スーパーヴィジョンなどの連携）の機能を担う機関，会議，事業，職種などの具体的な名称を記入する（複数可）。

（3）「レベルⅠ」は，障害の有無を問わず受けることのできるサービス（子どもの場合，「乳幼児健診」「幼稚園，保育園，認定こども園」「小学校」など）を記入する。

（4）「レベルⅡ」は，専門性の高い心理・社会・教育的支援のサービス（子どもの場合，「発達支援室」「療育センター」「児童発達支援センター」「放課後等デイサービス」など）を記入する。

（5）「レベルⅢ」は，神経発達症の診断や治療などの医学的サービス（病院やクリニックなど）を記入する。

（6）一通り記入したら，事業等のすべてを市区町村の職員が行っている場合（○），一部を民間事業所等へ委託して実施している場合（△），全てを民間事業所等へ委託している場合（□）について整理する。

（7）最後に，記入した事業・取り組み・機関について，明確に事業化できており，質が担保されている取り組みといえるかどうかを記入者が判断して，色分けする。これによって，現状の支援体制において何ができていて（充足していて），何が課題なのか（足りないのか）を明確化できる。

以上の行程に沿って，各自治体の行政担当者や支援機関の職員などがQ-SACCSに記入しながらグループワークを行うことで，それぞれの地域における神経発達症の支援体制の実態を確認し，課題を抽出することが可能となる。

2．地域ケアパス

今後，市町村では，神経発達症の子どもおよびその家族に対して各地域における支援の流れを明示し，支援者がそれをもとに個別の支援計

<市町村名　> <人口：　人> <年間出生：　人>	0～3歳	継時的インターフェイス（引き継ぎ）5W1H	4～6歳	継時的インターフェイス（引き継ぎ）5W1H	7～15歳
レベルⅠ（毎日）日常生活水準					
共時的インターフェイス（情報共有，紹介等）5W1H					
レベルⅡ（定期的）専門療育的支援					
共時的インターフェイス（情報共有，紹介等）5W1H					
レベルⅢ医療的支援	病院 <内　・外　>	・・・継続・・・	病院 <内　・外　>	・・・継続・・・	病院 <内　・外　>

＊事業の全てを自治体職員で実施○，一部の機能を外部に委託△，全てを外部に委託□，を記入下さい。

図 1 -1　就学までの Q-SACCS

1) 白い枠・網掛けの枠に記入した取り組み・事業・機関の位置づけを整理するために記号を記入します
　○：事業の全てを自治体職員で実施　（公設公営）
　△：一部の機能を外部に委託して実施　（公設民営）
　□：全てを外部に委託して実施（民営）
2) 自治体の発達支援システムの強みと課題を整理するために色分けします
　青：事業化できている：質を担保しつつ，均てん化されている＝強み
　赤：明確化が課題：手続きが不明確（個人に依存している）
　緑：機能強化が課題：質の向上・マンパワーの補足

図 1-2　Q-SACCS による支援体制の点検

画を立案し，共通認識のもとで支援に携わることを可能とするような「地域ケアパス」の作成が求められる。筆者らが現在行っている厚生労働科学研究では，神経発達症の子どもとその家族に対する幼児期から思春期にかけての地域ケアパスを各基礎自治体が作成できるための手引き（案）の作成に取り組んでいる（本田，2023）。

各自治体で地域特性に応じた地域ケアパスを作成するためには，まず地域の支援体制の点検が必要である。そこで，手引き（案）では，神経発達症の子どもと家族の支援に関連する法制度と社会資源などをリストアップしたうえで，Q-SACCS を用いた地域支援体制の点検を行うことを推奨している。その上で，Q-SACCS に記入した事業やツールなどがどのようなサービス機能を有しているのかを表にして整理し（表1），それをもとに地域ケアパスを作成することとし，各自治体が共通で使用できるような概要図のテンプレート（図2）と，個々の支援サービス機能に関する説明のテンプレートを作成した（表 2-1，2-2）。本稿執筆時点では出生から就学前までの手引き（案）がまとめられたところであり，次に学童期から就労にかけての時期における地域ケアパス作成のための手引き（案）について検討しているところである。

Ⅵ　おわりに

幼児期はほんの数年に過ぎない。しかし，神経発達症の当事者の長い人生，そして親たちにとっては育児という責任を伴う仕事の最初のボタンをかけ違えたときの代償の大きさを考えると，このわずか数年間の子どもの成長と親の育

表1 就学前に必要な支援サービス機能および支援段階と自治体のサービス・事業などとの対応（テンプレート）

機能	種類	法制度	支援段階	自治体で利用可能なサービス・事業・社会資源など
保育所・幼稚園・認定こども園	a	児童福祉法・学校教育法	生活の場，気づき	
子育て・発達に関する情報発信	a	母子保健法	気づき	
子育て相談	a	母子保健法	気づき	
乳幼児健康診査	a	母子保健法	気づき	
園への巡回相談	b	児童福祉法・障害者総合支援法	気づき，支援へのつなぎ	
発達特性の評価	b	母子保健法	支援へのつなぎ	
発達相談	b	母子保健法	支援へのつなぎ	
受診支援	b	母子保健法	支援へのつなぎ	
家族プログラム	b	発達障害者支援法	支援へのつなぎ，継続的な支援	
療育（通所・入所）	b	児童福祉法	継続的な支援	
保育所等訪問支援	b	児童福祉法	継続的な支援	
引き継ぎ会議・連携会議	b		継続的な支援	
診断・リハビリテーション	c	医療法等	継続的な支援	
就学時健康診断	a	学校保健安全法	学校へのつなぎ	
就学相談	b	学校教育法	学校へのつなぎ	

a: すべての子どもと家族が対象のサービス　　b: 専門的なサービス　　c: 医療サービス

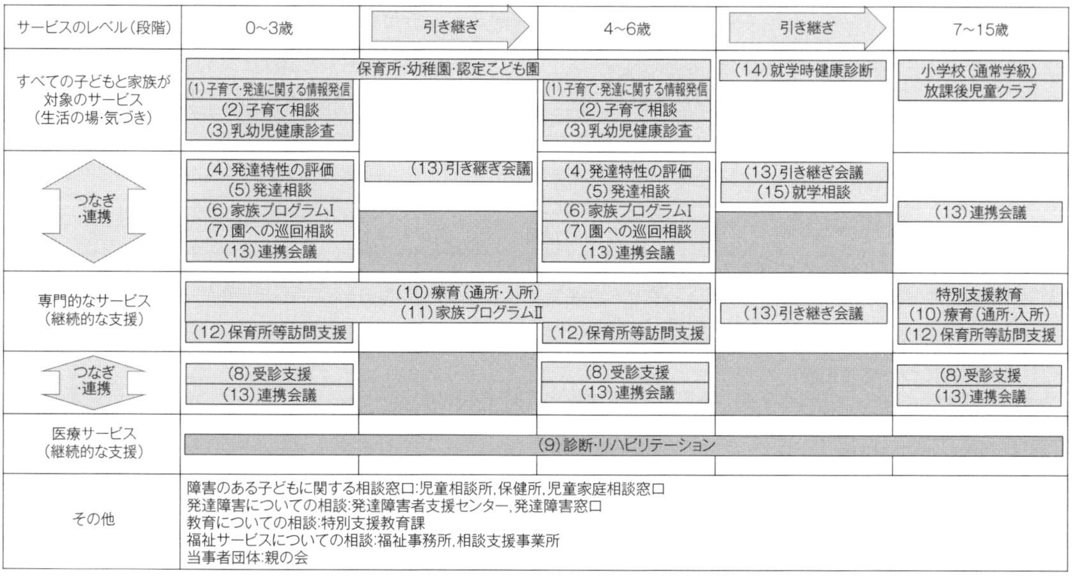

図2　発達障害の地域ケアパスの概要図（就学前）（テンプレート）

表 2-1　個々の支援サービス機能に関する説明（テンプレート）

お子さんの健康・発達全般に関する相談

(1) **子育て・発達に関する情報発信**
子育て全般に関する情報や発達に関する情報を，広報などで発信しています。

(2) **子育て相談**
お子さんの健康や育児に関する悩みなどについて，相談事業を行っています。
実施機関：市町村の保健所

(3) **乳幼児健康診査**
乳幼児健康診査で，お子さんの発達状況を確認します。
実施機関：市町村の保健所

お子さんの発達が気になるときの相談

(4) **発達特性の評価**
お子さんの発達の特性に関する評価を行います。
実施機関：市町村の保健所

(5) **発達相談**
発達に気になるところがある子どもの家族の相談を行います。発達特性の評価をもとにお子さんの特性に応じた子育ての工夫について助言します。
実施機関：市町村の保健所

(6) **家族プログラム I**
発達に気になるところのある子どもの家族を対象とした「親子グループ」や「ペアレント・プログラム」「ペアレント・トレーニング」を行っています。
実施機関：市町村の保健所

(7) **園への巡回相談**
発達に関する専門家が保育所・幼稚園・認定こども園などを巡回して，園生活の中でのお子さんの活動の様子を観察し，お子さんが充実した園生活を送ることができるよう助言します。発達に気になるところがあるお子さんについては，専門的な発達相談等につなげるかどうかの相談も行います。
問い合わせ先：○○○

(8) **受診支援**
必要に応じて医療機関や相談機関を紹介します。ご希望があれば受診等に保健師が同行します。
実施機関：市町村の保健所

継続的な支援

(9) **診断・リハビリテーション**
発達障害が疑われる子どもの診断や，発達障害と診断された子どもに対する運動面や言語面などのリハビリテーションを行います。
実施機関：○○○

(10) **療育（通所・入所）**
通所や入所の形態で，発達障害の子どもに対する療育を行います。
実施機関：○○○

(11) **家族プログラム II**
発達障害のある子どもの家族を対象として，「ペアレント・プログラム」「ペアレント・トレーニングを実施しています。また，同じ悩みを持つ家族同士のつながりを支援する「ピアサポート推進事業」や「ペアレント・メンター」の養成を行っています。地域にある親の会などの当事者団体の紹介も行っています。
実施機関：○○○

(12) **保育所等訪問支援**
家族の依頼に応じて，保育所・幼稚園・認定こども園，学校，放課後等児童クラブなどの集団生活の場に発達の専門家が訪問し，専門的な支援を行います。
実施機関：○○○

(13) **引き継ぎ会議・連携会議**
お子さんまたは家族の希望に応じて，関わる複数の機関・職種の人たちが集まって引き継や連携のための会議を開催します。
問い合わせ先：○○課

学校への引き継ぎ

(14) **就学時健康診断**
小学校入学予定のすべての子どもを対象として，入学の 5 ～ 6 か月前に各学校で実施される健康診断です。身体面の健康状態だけでなく，発達やこころの健康についても確認します。
実施機関：小学校

(15) **就学相談**
障害のある子どもの就学先を決めるため，子ども，家族，教育委員会の間で評価と話し合いが行われます。医学的観点や心理学的観点からの評価と子どもや家族の希望とを総合的に検討して就学先が決定されます。
実施機関：市町村の教育委員会

表 2-2 その他の情報（テンプレート）

(1) **障害のある子どもに関する相談窓口**
児童相談所（都道府県・指定市・特例市）：子どもに関するさまざまな相談
保健所（市町村）：健康・発達に関する相談
児童家庭相談窓口（市町村）：子どもに関するさまざまな相談

(2) **発達障害についての相談**
発達障害者支援センター（都道府県・指定市）：発達障害に関する相談
発達障害窓口（市町村）：発達障害に関する相談

(3) **教育についての相談**
特別支援教育課：特別支援教育（合理的配慮など）に関する相談

(4) **福祉サービスについての相談**
福祉事務所（市町村）：制度利用，施設入所，障害者手帳，特別児童扶養手当，障害児福祉手当などに関する相談
相談支援事業所：生活全般の相談，計画相談（サービス等の利用と連絡調整）など

(5) **当事者団体**
親の会：家族同士の交流，学習会，情報交換など
主な親の会：○○○

児をしっかり支援することは，何にも増して重要である。今後，わが国の各自治体が，規模の大小を問わず，神経発達症の早期支援の地域システム整備を拡充していくことが切に望まれる。

文　献

Honda H & Shimizu Y（2002）Early intervention system for preschool children with autism in the community：The DISCOVERY approach in Yokohama, Japan. Autism, 6；239-257.

本田秀夫（2014）神経発達症の早期支援．精神療法, 40；299-307.

本田秀夫・篠山大明・清水康夫他（2016a）提言：発達障害児とその家族に対する地域特性に応じた継続的な支援のあり方．厚生労働科学研究費補助金（障害者対策総合研究事業（身体・知的等障害分野））「発達障害児とその家族に対する地域特性に応じた継続的な支援の実態と評価」．http://www.rehab.go.jp/application/files/2115/8382/5279/2f0a6a10c145dd2563b4729eb19de61d.pdf

本田秀夫（2016b）厚生労働科学研究費補助金障害者対策総合研究事業（障害者政策総合研究事業（身体・知的等障害分野））「神経発達症児とその家族に対する地域特性に応じた継続的な支援の実施と評価―平成25〜27年度総合研究報告書」．

本田秀夫（2016c）早期発見から早期支援へ．（本田秀夫編著）神経発達症の早期発見・早期療育・親支援．pp.11-17．金子書房．

本田秀夫・篠山大明・樋端佑樹（2017）神経発達症児者等の支援体制を評価するための「地域評価ツール」の作成と試行．厚生労働科学研究費補助金障害者政策総合研究事業（身体・知的等障害分野）「神経発達症児者等の地域特性に応じた支援ニーズとサービス利用の実態の把握と支援内容に関する研究―平成28年度総括・分担研究報告書」, pp.249-258．

本田秀夫（2018）厚生労働科学研究費補助金障害者政策総合研究事業（身体・知的等障害分野）「神経発達症児者等の地域特性に応じた支援ニーズとサービス利用の実態の把握と支援内容に関する研究―平成28年度〜29年度総合研究報告書」．

本田秀夫（2020a）神経発達症の早期支援システム．精神科治療学第35巻増刊号；63-66．

本田秀夫（2020b）厚生労働科学研究費補助金障害者政策総合研究事業「神経発達症の原因，疫学に関する情報のデータベース構築のための研究―平成30年度〜令和元年度総合研究報告書」．

本田秀夫（2020c）厚生労働省障害者総合福祉推進事業「神経発達症児者の初診待機等の医療的な課題と対応に関する調査―令和元年度研究報告書」．

本田秀夫・永春幸子（2022a）神経発達症の臨床で知っておきたい制度・社会資源・連携機関．精神科治療学, 37（12）；1371-1376．

本田秀夫（2022b）厚生労働科学研究費補助金障害者政策総合研究事業「地域特性に応じた神経発達症児の多領域連携における支援体制整備に向けた研究―令和3年度総括・分担研究報告書」．

本田秀夫・今出人輔・天久親紀他（2022c）発達障害のある子どもと家族を支援するための地域支援体制づくり―Q-SACCSを使った「地域診断」マニュアル．（https://q-saccs.hp.peraichi.com/）

本田秀夫（2023）厚生労働科学研究費補助金障害者政策総合研究事業「地域特性に応じた発達障害児の多領域連携における支援体制整備に向けた研究―令和3年度〜4年度総合研究報告書」．

Honda H, Sasayama D & Niimi T et al.（2024）Awareness of children's developmental problems and sharing of concerns with parents by preschool teachers and childcare workers：The Japanese context. Child：Care, Health and Development, 50；e13153.

今出大輔（2021）自治体支援を通じて地域での暮らしを整備する．神経発達症白書2021, p.126．

Iwasa M, Shimizu Y & Hara I et al.（2019）The earlier, the better? Diagnostic experiences of parents in a community-based early intervention system for preschool children with autism. Autism & Developmental Language Impairments, 4；1-12.

文部科学省初等中等教育局特別支援教育課（2022）通常の学級に在籍する特別な教育的支援を必要とする児童生徒に関する調査結果について．https://www.mext.go.jp/content/20230524-mext-tokubetu01-000026255_01.pdf

Sasayama D, Kuge R & Toibana Y et al.（2021）Trends in autism spectrum disorder diagnoses in Japan, 2009 to 2019. JAMA Netw Open, 4；e219234.

精神療法　増刊第 11 号 2024

被虐待児童への地域支援体制

Mariko Kobayashi

小林　真理子*

I　はじめに

　被虐待児童への地域支援体制を考えるにあたり，まずわが国における児童虐待に関しての対応・防止について歴史的概観を行う。それを踏まえた上で，児童虐待に至る要因についてこれまでの見解を整理することで，子育て支援施策と児童虐待対応としての包括的支援が重要であることを述べる。その後，被虐待児童のケアについて，①地域（家庭養護）における心理社会的支援・治療，②社会的養護を必要とする児童への心理社会的治療・支援，③入院治療の3つの側面から地域支援システムとその対応の現状と課題について述べる。

II　児童虐待に関しての歴史的概観

　児童虐待に関しての児童相談所相談対応件数は 219,710 件（2022 年度速報値）で，虐待への対応は増え続けており，その理由の一つとして関係機関の虐待に対する意識や感度が高まった点が指摘されている。また心理的虐待の相談対応件数が増えているのが特徴であるとも分析されている。

　日本においては，2000 年に児童虐待防止法が成立している。それ以前には 1933 年にも児童虐待防止法が施行されていたが，現在の児童虐待の定義とは大きく異なり，身体的虐待や育児放棄など残虐な行為のみを児童虐待として取り扱ったものであった。

　第二次世界大戦後，児童福祉分野においても法制度が整備されていき，家庭や学校などにおいて，子どもを保護することは当然のことであるという考えが浸透した結果，1970 年代頃には一時的に児童虐待への関心は薄れていった。その後（1970 年代・80 年代），日本の社会は高度経済成長期を迎えた結果，性別役割分業が浸透していく。そのため，家族の中でバランスを欠いた役割の結果の一つとして，1973 年頃からコインロッカー・ベイビー事件，1988 年には巣鴨で「置き去り事件」など，子殺し・育児放棄などの痛ましい事件が数多く生じた。1990 年代には核家族化・都市化により，児童虐待が増加・深刻化し，2000 年児童虐待防止法の成立に至る。

　以下は，現在までの児童虐待に関して共有されている考え方である。

①児童虐待の要因は，社会病理のほか，親の精神病理あるいは家族病理が考えられる（1980 年頃から）

　池田（1979，1987）によれば，児童虐待の要因は，人身売買・低賃金長時間労働など「貧困

＊山梨英和大学人間文化学部人間文化学科
　〒 400-8555　山梨県甲府市横根町 888

社会型」の虐待である「社会が引き起こした問題」としての虐待のほか，親の一方的都合で行われる身体的・心理的・性的虐待・ネグレクトなど「文明型」の虐待が急増しているとして，1980年頃には，親の「精神病理」あるいは「家族病理」としての虐待が注目されるようになる。

②児童虐待は，大人による残虐な行為だけでなく，親の親権の濫用・親による不適切な子どもの扱い（マルトリートメント）も含まれる

児童虐待防止法において，身体的虐待・ネグレクトのほか，子どもを無視・拒絶する態度や子どものこころを傷つける行為などが「心理的虐待」として定義されている。

一方で，戦前から，大人による残虐な行為は既に虐待として認知されていたが，子どもに，重大な怪我をさせたりしない限り，親による体罰や言動は虐待ではなく，しつけの手段として許容されていた。親権が子どもに対する親の支配権のように誤解され，親権の濫用による児童虐待にもつながっているとの指摘があり，しつけなど親権に関わる行為・マルトリートメントについて平成23年の民法改正により「子の利益のために」という一節を追加しているが，なおも暴力の使用を認める余地を残している現状でもある。

このため，親権停止制度の創設，管理権の喪失の見直しなどを行ってはきているが，マルトリートメントと児童虐待との関係については，「親権」とは何か，「子の利益のために」どうあることを言うのか，今後も検討していく必要がある。

③児童虐待は，子育て当事者にとって無縁なものではない

「今後5年程度を見据えた こども施策の基本的な方針と重要事項等─こども大綱の策定に向けて：以下「こども大綱の策定に向けて（2023）」とする」において，「虐待は決して許されるものではないが，あらゆる子育て当事者

が無縁ではないという認識の下，不適切な養育につながる可能性のある家族の支援ニーズをキャッチし，こどもや家庭の声を，当事者の文脈を尊重して受け止め，子育ての困難や不安を分かち合うことで，子育てに困難を感じる家庭，こどものSOSをできる限り早期に把握し，具体的な支援を行う必要がある」とされている。

このことからも，身近な地域による支援，子育て支援の段階から児童虐待防止に向けた対応が重要となってくる。

Ⅲ　児童虐待防止に向けた地域支援体制

佐藤ら（2002）は，児童虐待の発生要因について，①親の被虐待歴，②経済問題など生活上のストレスを抱えている，③周囲に援助者がいない，④子どもが親にとって満足する子どもではない，の4つの条件をあげており，複合的に重なったときに何かをきっかけとして虐待が起きると説明し，「大変な子育て状況に気がつき，その背景要因を把握することが重要」であるとしている。

また「子ども大綱の策定に向けて（2023）」では，児童虐待は「あらゆる子育て当事者が無縁ではない」とし，子育てを行う家族の支援ニーズに敏感になる必要がある。一方で，「虐待に至った親にも自らの被虐待経験や，貧困，疾病，障害等の様々な困難が背景にある場合が多いという現実もあり，子から親になった養育者自身が置かれている困難に対する支援を社会全体で提供することにより，どのような困難があってもこどもへの虐待につながらないようにしていく必要がある」と言われており，児童虐待防止に向けて，子育て支援施策と児童虐待対応との包括的な支援体制を行う必要がある。

1．子育て支援施策と児童虐待対応との包括的な支援体制

1）妊娠期からの支援の大切さ

「子ども大綱の策定に向けて（2023）」では，

「虐待による死亡事例（心中以外）の約半数を
０歳児が占め，さらにその多くを月齢０カ月児
が占めている現実を踏まえ，孤立した環境の中
で予期せぬ妊娠に悩む若年女性等に対する相
談・日常生活の支援や関係機関との調整等の支
援の強化に取り組むとともに，こうした支援の
存在が，予期せぬ妊娠に悩む若年女性などの支
援を必要としている本人に届くよう，相談窓口
の周知などに取り組む」としている。図１で示
したように，特定妊婦（出産後の養育について
出産前において支援を行うことが特に必要と認
められる妊婦，2009 年児童福祉法において明
記）への相談・対応だけでなく，2016（平成
28）年には，要保護児童に加えて特定妊婦に
ついても支援者間での情報提供の推進し，妊娠
期からの支援によって速やかに対応できるよう
にして，子育ての困難のリスクを予防して児童
虐待予防・防止を行っている。

２）乳幼児健診による心身の健康面の確認と
　　未受診者の調査

　母子保健事業の一環として，1948（昭和 23）
年に１歳半・３歳児乳幼児健康診査は法定健診
として位置付けられたほか，各自治体の方針に
より，３〜４カ月児，９〜10 カ月児，４〜６
歳児など，集団健診が実施されている。当初は
健康課題のスクリーニングの視点での開始であ
ったが，子どもの低身長・低体重，衣服の汚れ，
骨折・怪我などの既往，虫歯の多さ，親の子ど
もといて楽しそうでない様子，子どもへの否定
的な言葉かけなど，児童虐待のリスクとしての
サインを確認する機会にもなっている。また，
乳幼児健診未受診などが虐待のサインの一つで
ある可能性として示唆され，厚生労働省（令和
５年度よりこども家庭庁）において，乳幼児健
診未受診者・未就園児・不就学児等の状況確認
調査が毎年実施されている。

３）家庭訪問による指導（新生児訪問指導・
　　乳児家庭全戸訪問事業・養育支援訪問事業）

　母子保健法による新生児の育児上の指導（子
育て支援）を目的として，生後 28 日以内（里

帰りによる出産の場合は 60 日以内）に保健師
や助産師が訪問する事業である新生児訪問指導
は，1965（昭和 40）年から実施されている。

　2007（平成 19）年には，生後４カ月を迎え
るまでの乳児のいる全家庭に，保健師・助産師
が訪問する乳児家庭全戸訪問事業も創設された。
一般的な子育て支援と，養育環境と家庭での育
児状況を確認することで虐待防止に向けた取り
組みも同時に行い，これら２つの訪問指導を統
合して行っている自治体もある。

　また，乳児家庭全戸訪問によって課題がある
家族に対して養育支援訪問事業において継続し
て支援を行っていく。

　更に，2018（平成 30）から児童虐待防止対
策の強化に向けた緊急総合対策の一環として，
未就園児童全戸訪問・アウトリーチ支援事業も
創設されている。

　以上のように，従来の妊娠期の支援，健診，
家庭訪問による指導などの子育て支援と特定妊
婦への支援，健診未受診者への対応，養育支援
訪問事業など児童虐待対応との包括的支援を行
っていく体制が整備されている。

　また今後は，訪問による家事支援，児童の居
場所づくりの視点，親子関係の形成の支援等を
行う事業を新設していく方向のようである。こ
れには，主にこども家庭センターが「地域の保
育所，学校などや支援の担い手である民間団体
を含め，要保護児童対策地域協議会などの地域
のネットワークと一体となって継続的に支え，
虐待予防の取組を強化する」体制の整備も推進
されている。

　図１では，以上説明した子育て支援と児童虐
待対応との包括的支援体制を図式化した。

２．包括的支援として「つなぐ」要保護児童対策地域協議会

　「子ども大綱の策定に向けて（2023）」では，
以下のように述べている。

　「教育・保育，福祉，保健，医療，矯正，更
生保護，雇用等の関係機関・団体が密接に情報

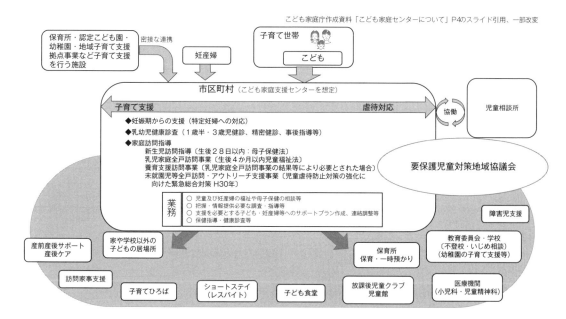

こども家庭庁作成資料「こども家庭センターについて」P4のスライド引用、一部改変

図1　子育て支援と児童虐待対応との包括的支援体制

共有・連携を行う『横のネットワーク』と，義務教育の開始・終了年齢や，成年年齢である18歳，20歳といった特定の年齢で途切れることなく継続して支援を行う『縦のネットワーク』による包括的な支援体制として，地方公共団体の教育委員会や福祉部局，学校・園，スクールカウンセラーやスクールソーシャルワーカー，児童発達支援センター，児童家庭支援センター，児童相談所，こども家庭センター，子ども・若者総合相談センター，医療機関（産婦人科，小児科，精神科，歯科等の医療機関及び助産所），こども・若者や子育て当事者の支援に取り組む民間団体等の連携を図るため，要保護児童対策地域協議会と子ども・若者支援地域協議会（以下，要対協等とする）を活用し，その機能を強化し連携させる。」

　図2において，要対協等と地域で暮らす・社会的養護を必要とする被虐待児童への支援体制について示した。

3．被虐待児童へのケア体制

　ここからは被虐待児童のケア体制について述べていく。

　西澤ら（2012）は，虐待が子どもにもたらすメンタルヘルスの問題として，トラウマ関連障害，愛着（アタッチメント）の問題，解離性障害，行動上の問題をあげており，以上の問題は，臨床実践に関わる者であれば，共通認識として考えてよいであろう。

　虐待を受けた子どもは，安全な環境で安心した生活が送れる生活の場の確保が最優先であり，一部の子どもは家庭からの分離を余儀なくされることがある。図2の右側で示しているように，里親，ファミリーホーム，乳児院，児童養護施設，児童自立支援施設，児童心理治療施設などの社会的養護を必要とすることとなる。また，先ほどあげたメンタルヘルス問題により，深刻な症状の出現となり，子どもの命を守るための入院を必要とすることもある。

　そのため，被虐待児童のケア体制については，地域・社会的養護・入院の三側面にわけて述べ

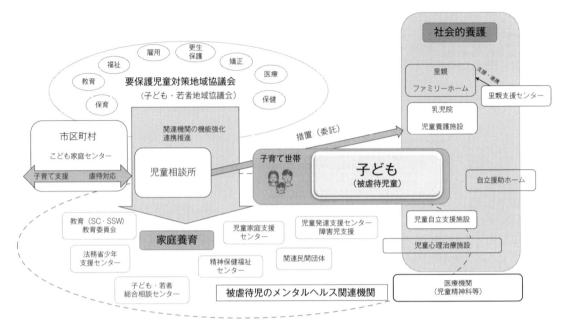

図2　被虐待児童の地域支援体制

ていくこととする。

1）地域における心理社会的支援・治療

　児童福祉領域において，児童虐待対応と被虐待児童へのケアは，児童相談所が最も力を発揮する機関になる。2004（平成16）年の児童福祉法の改正により，虐待状況の重症度から判断して，比較的軽度から中度レベルのものについては，市町村が担うこととなり，児童相談所と市町村との役割が明確化されてきている。

　これらの機能が，被虐待児童のケアに向けて有効となるためには，メンタルヘルスに関してのニーズを明らかにして，生物−心理−社会モデルに基づいたアセスメントを行い，心理社会的治療・支援を検討していく。この際，図2の下の家庭養育の領域に示した，メンタルヘルス関連機関との連携・協働が重要となる。また社会資源や関連機関の機能に熟知した上でのケースマネジメント機能が必要となり，この機能は，主に児童相談所の児童福祉司等や市町村の児童福祉担当者が行っている。2024年の現在，児童福祉領域に携わる支援者の増員がなされてい

るが，児童虐待の対応で多くのエネルギーを費やしてしまい，十分な被虐待児童の心理社会的支援の機能を発揮するまでには至っていない現状があるものと推察する。

2）社会的養護を必要とする児童への
　心理社会的治療・支援

　「子ども大綱の策定に向けて（2023）」では「社会的養護を必要とする全てのこどもが適切に保護され，養育者との愛着関係を形成し，心身ともに健やかに養育されるよう，家庭での養育が困難又は適当でない場合は，パーマネンシー保障を目指して，養育環境の改善，親子関係再構築や家庭復帰の支援，親族等による養育（親族等による里親養育・普通養子縁組含む）への移行支援，特別養子縁組の判断・支援に取り組みながら，家庭養育優先原則に基づき，こどもが『家庭における養育環境と同様の養育環境』において継続的に養育されるよう，里親支援センターなどの関係機関の支援等を通じた社会的養護の受け皿としての里親やファミリーホームの確保・充実を進めるとともに，家庭や里

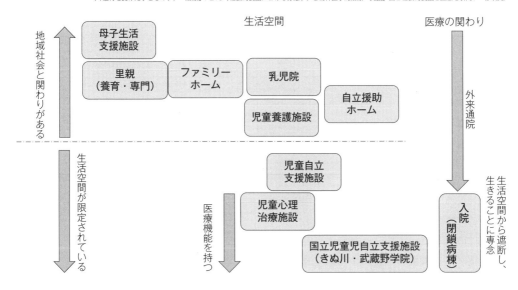

（「虐待を受けた子どものケア・治療」P219「社会的養護における分離ケアと精神医学的治療・支援」図2社会的養護と医療を引用、一部改変）

図3　社会的養護と医療

親等での養育が適当でない場合は，『できる限り良好な家庭的環境』において養育されるよう，児童養護施設等の小規模化・地域分散化等の環境改善や，その人材確保に努める。あわせて，児童養護施設等の多機能化・高機能化を図る」とされており，家庭養育優先の原則に基づいた被虐待児童への対応が重要であるとされる。

図3は星野による「社会的養護と医療」について説明している図であり，社会的養護を必要とする児童の心理社会的治療・支援のシステムを適切に表しているので，この図を引用（一部改変）する。

社会的養護としての乳児院・児童養護施設には，医師（または嘱託医），看護師，家庭支援専門相談員，心理療法担当職員，個別対応職員（乳児院のみ）などの職員が，生活支援を担当する職員のほかに配置されている。

児童心理治療施設は，家庭環境，学校における交友関係その他の環境上の理由により社会生活への適応が困難となった児童を，短期間入所させ，又は保護者の下から通わせて，社会生活に適応するために必要な心理に関する治療及び生活指導を主として行い，あわせて退所した者について相談その他援助を行うことを目的とする施設」で，心理療法担当職員や個別対応職員が手厚く配置されている。

児童自立支援施設は「不良行為をなし，又はなすおそれのある児童又は家庭環境その他の環境上の理由により生活指導等を要する児童を入所させ，又は保護者の下から通わせて，個々の児童の状況に応じて必要な指導を行い，その自立を支援し，あわせて退所した者について相談その他の援助を行うことを目的とする施設」で，従前，教護院といわれ，多くは非行ケースへの対応にあたっていたが，家庭環境の課題やマルトリートメントによる生活指導等を要する児童への対応も加えられている。

このような社会的養護を必要とする児童のための施設において，ケア機能は準備されているものの，トラウマケアや愛着（アタッチメント）の問題など，施設内だけで十分なケアを行えているとは言い難く，図2の家庭養育の際に

も利用している被虐待児童のメンタルヘルス関連機関や医療機関なども併用しながら，被虐待児童のケアを行っている。

しかしながら，多くの施設で，被虐待児童のメンタルヘルス問題は深刻であり，行動上の問題が著しくなり司法・矯正領域での支援を，また精神科症状が頻繁，重症化して医療領域での治療を必要とする児童も少なくない。

また「子ども大綱の策定に向けて（2023）」において「施設や里親等の下で育った社会的養護経験者は，施設退所後等において，進学・就労や自立した生活を営む上で，家族からのサポートが期待できないといった背景から，さまざまな困難に直面している場合が多いことを踏まえ，多職種・関係機関の連携による自立支援を進めるとともに，一人一人段階を経て自立をしていけるような地域社会とのつながりをもてるよう支援する」として，令和 4 年の児童福祉法の改正に基づいて，社会的養護経験者を通所や訪問等により支援する拠点を設置する事業が創設された。この事業は，被虐待児童のケアや長期間に必要となることに対して，今後重要な機能になることが期待できる。

3）入院治療

杉山ら（2003 〜 2005）は「入院治療の中心は，専門の治療スタッフと，構造化された治療的な機能を備えた環境による生活療法であり，生活全般を通しての教育的な援助と発達支援」であるとする。そのため，入院治療は，図 3 の通り，重篤な精神科症状で苦しんでおり，「生活空間から遮断し，生きることに専念する」被虐待児童にとっては，最後の砦ともいえる。また「医療を訪れる虐待症例は，重症な症例が多く，関係するさまざまな機関との連携が必要となる。また多くの臨床科にまたがるため，医療機関内外のシステムと専門領域をまたがるシステムが必要である」として，高度な専門性とシステムの重要性を説いている。

一方，杉山は「わが国では，入院を含めた専門的な治療が可能な医療機関は未整備である」

としており，その後，2018 年，2021 年の調査においても「医療としての養育不全事例への対応の均霑化は期待されるほど進んでおらず」，被虐待児童は，「適切な社会的養育への調整中」あるいは「適切な行き先がない」ための「社会的入院」を余儀なくされているとまとめられている。

以上のことから，被虐待児童の心理社会的治療・支援の重要性は支援・治療者側は十分認識しているものの，地域（家庭生活）・社会的養護・入院の 3 つの側面から検討すると，十分な支援・治療体制が整備されているとは言い難い状況である。

Ⅳ　おわりに

被虐待児童への地域支援体制は，子育て支援施策と児童虐待対応の包括的支援による児童虐待予防に向けた取り組みが進められていることがわかる。虐待を受けた児童に対しては，メンタルヘルス領域の連携・協働が必須であるのだが，高度な専門性と柔軟なシステム有する必要があるため，現状では十分な支援・治療体制が整備されていない状況である。

引用文献

池田由子（1979）児童虐待の病理と臨床．金剛出版．

池田由子（1987）児童虐待—ゆがんだ親子関係．中公新書．

こども家庭庁（2023）令和 4 年度 乳幼児健診未受診者，未就園児，不就学児等の状況確認調査結果（調査期間：令和 4 年 6 月 1 日〜令和 5 年 8 月 17 日）．

雇児総発 1216 第 2 号・雇児母発 1216 第 2 号・平成 28 年 12 月 16 日厚生労働省雇用均等・児童家庭局総務課長・母子保健課長（2016）要支援児童等（特定妊婦を含む）の情報提供に係る保健・医療・福祉・教育等の連携の一層の推進について．

国立研究開発法人国立成育医療研究センター（2018）「乳幼児健康診査事業実践ガイド」平成 29 年度子ども・子育て支援推進調査研究事業　乳幼児健康診査のための「保健指導マニュアル（仮称）」及び「身体診察マニュアル（仮称）」作成に関す

る調査研究.

公益社団法人 母子保健推進会議（2018）予期せぬ
妊娠に対する相談体制の現状と課題に関する調
査研究会「予期せぬ妊娠に対する相談体制の現
状と課題に関する調査報告書」研究平成30年度
子ども・子育て支援推進調査研究事業.

奥山真紀子（2013）虐待を受けた子どもを理解し・
支援する：虐待の連鎖を断ち切るために. 小児
保健研究，72（2）：246-249.

PwCコンサルティング合同会社（2018）医療機関
における被虐待児童の実態に関する調査　事業
報告書. 平成30年度子ども・子育て支援推進調
査研究事業.

PwCコンサルティング合同会社（2021）医療機関
における被虐待児童の実態に関する調査　事業
報告書. 令和2年度子ども・子育て支援推進調
査研究事業.

佐藤拓代他（2002）子ども虐待予防のための保健
師活動マニュアル. 平成13年度厚生科学研究.

杉山登志郎・小林美智子・宮本信也他（2003〜
2005）被虐待児への医学的総合医療システムの
あり方に関する研究. 厚生労働科学研究費補助
金疾病・障害対策研究分野. 子ども家庭総合研
究2003〜2005.

参考文献

川松亮編（2019）市区町村子ども家庭相談の挑戦
―子ども虐待対応と地域ネットワークの構築.
明石書店.

黒田公美編著（2022）子ども虐待を防ぐ養育者支
援―脳科学，臨床から社会制度まで. 岩崎学術
出版社.

鈴木秀洋（2021）必携　市区町村子ども家庭総合
支援拠点スタートアップマニュアル. 明石書店.

上田礼子（2021）家庭と地域の連携でめざす子ど
も虐待予防：新しい実践的ストラテジー. ミネ
ルヴァ書房.

鵜飼奈津子・服部隆志編著（2021）虐待を受けた
子どものアセスメントとケア―心理・福祉領域
からの支援と協働. 誠信書房.

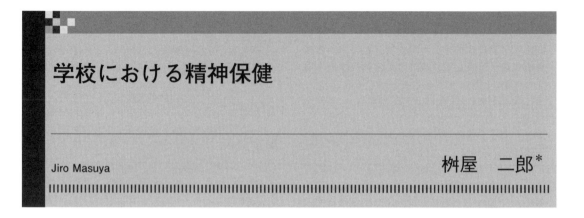

学校における精神保健

Jiro Masuya

桝屋　二郎*

I　はじめに

　まず冒頭で学校精神保健を定義づけるとすると「学校生活の視点から，学齢期の子どもたちの心の健康を育み，守り，増進すること」となろう。わが国は義務教育制度を採用している。つまり学校生活に適応していようと不適応であろうと，少なくとも小学校・中学校に在籍している間は学校との縁を切ることはできない。たとえ学校生活を極度に忌避し，ほとんど登校しない状況であっても，小学校・中学校時代はいずれかの学校に在籍をし，その枠組みから逃れることはできない。そして小学校・中学校に在籍する 6 歳から 15 歳という時期は，人間にとって，保護を受けながら知的好奇心を拡げ，さまざまな経験や試行錯誤を繰り返して学びを深めていくとともに，仲間関係を開始し発展させて対人関係を基礎とした社会性を身に着けていく時期，つまり心身を充実させていきながらアイデンティティの確立を目指していくという人間の精神やパーソナリティの成長発達過程の中でも極めて重要な時期と重なるのである。であるならば，学校生活に適応していようと不適応であろうと，少なくとも小学校・中学校に在籍している間は「学校生活」が生活や成長発達の

場の中心もしくは中心近くに存在し続けることとなる。従って学校生活や学校生活にまつわる学びや経験がその人の精神やパーソナリティの成長発達にも大きな影響を与えることとなる。そういった視点から本稿では学校における精神保健を論じたい。なお，学校と言っても幼稚園などの初等教育機関から大学のような高等教育機関まで存在する。本稿においては，本邦のすべての人が在籍することになる初等中等教育機関，つまり小学校と中学校を念頭に論じていきたい。

II　学校における精神保健の枠組み

　現在の小学校と中学校における精神保健の枠組みを概説すると職種としては「養護教諭」，「学校医」，「スクールカウンセラー（以下，SC）・スクールアドバイザー」，「スクールソーシャルワーカー（以下，SSW）」，「特別支援コーディネーター」，「学校支援員」といったものが挙げられる。米国においては 1970 年代には法制度が整備され学校精神保健に心理専門家（School Psychologist）が参画していた。それに比べて本邦では学校精神保健の法制度化は遅れており，1995 年度より文部省（現文部科学省）が始めた「スクールカウンセラー活用調査研究委託事業」が端緒であった。実施当初は各都道府県に小中高各 1 名ずつ，計 3 名のスクー

＊東京医科大学 精神医学分野
　〒160-0023　東京都新宿区西新宿 6-7-1

ルカウンセラーが配置されたのみであったが，その後，徐々に学校毎の配置が進み，2001年度からは「スクールカウンセラー活用事業補助」と全公立中学校への配置・派遣へ向けて本格的に事業化・制度化された。2008年度からは全公立学校へのSCの配置・派遣が計画的に進められている。文部科学省のスクールカウンセラー事業の直接的対象とされていない私立学校においては，各学校の任意とはなるが「私立高等学校等経常費助成費補助」を利用することで，文部科学省からのSC導入の間接的補助を受けることができる。また日本臨床心理士資格認定協会が「私学スクールカウンセラー支援事業」を2010年度から実施しており，SC導入に際しての補助を受けることができる。

　これらの職種が有機的に多職種連携を行い有効な心理支援を提供できている場合もあるが，そうならない場合も多く，今後の大きな課題と言えよう。例えばSCの配置校数は増加を続け，2020年度には3万件を突破したものの，不登校やいじめの増加の鈍化にはつながっていないとの批判もある。SCの勤務は各学校あたり週1日以下であることが多く，きめ細かい対応が困難ということもある。しかし2014年度から全市立中学校にSCの常駐を導入した名古屋市においても不登校は増加傾向に歯止めはかかっていない。現在，SCについては必要な資格も厳格ではなく，公認心理師や臨床心理士などの心理系の資格がない準カウンセラーの任用も認められている。これは有資格者のみでは必要なカウンセラー数を満たせないことから採られた措置であるが，問題を指摘する声も根強い。また心理系の資格があったとしても，現在の心理系資格の取得において学校精神保健分野の修養が十分であるとは言えず，より学校精神保健分野に特化した，専門性を持った心理系資格の創設やそういった人材のスクールカウンセラーへの任用を望む声も根強く存在する。

　心理社会的支援という観点ではSSWの役割も重要である。SSWは教育の分野に加え，社会福祉に関する専門的な知識や技術を持って，問題を抱えた子どもたちが置かれた環境への働きかけや，関係機関との連携などさまざまな支援方法を用いて課題解決への対応を図っていく。子どもたちの心理そのものよりは家庭や周囲の環境に着目して社会的な心理支援を提供していく。SSWが本邦で公教育に正式導入されたのは，2008年度に文部科学省が開始した「スクールソーシャルワーカー活用事業」であるが，2021年度における全国のSSW人数は3,852人で，配置は全国の中学校区ごとに週3時間が基本となっている。SCに比しても明らかに人数も稼働時間も少なく支援が必要な子どもたちに十分なソーシャルワークが提供できている体制とはいいがたい。またSSWもSCと同様，精神保健福祉士や社会福祉士などの専門資格を持っていなくても任用される措置を採っており，その問題も抱えている。

Ⅲ　学校における精神保健の諸課題

　現在，子どもたちのメンタルヘルスをめぐる諸課題については深刻化の一途を辿っている。詳細は本特集の別稿に譲るが「発達障害」，「不登校」，「いじめ」，「虐待」，「ネット依存・ゲーム依存」，「自傷」，「自殺」……そういった問題が増加の一途を辿り，深刻化している状況に追い打ちをかけるように2020年以降は新型コロナウイルス感染症問題（いわゆるコロナ禍）が重なってきた。2020年はコロナ禍による感染予防の観点から学校（大学を含む）は年度当初も含めた長期間の休校を余儀なくされた。コロナ禍においては多くの人が経済的な影響を受け，失業や収入の低下を招いた。このことは「子ども家庭の貧困格差拡大」を引き起こし，貧困化した家庭の精神的負荷を増大させた。そしてこのことも一因となって，ステイホームの中での「学習格差の増大」も生じたと考えられる。家計的に余裕のある家庭ではオンライン学習やタブレット学習などを活用し学習水準の向上を図れた一方で，休校中ほとんど勉強をしなかった

児童生徒もおり，授業の無い中で学習格差が増大した。また，ステイホームが長引き，感染予防のために外出や娯楽が制限される中でネットやゲームの使用頻度は上がり，ネットやゲームへの依存傾向が増加したこともわかっている。こういった状況の中，登校再開時に学習の遅れを生じた子どもたちの大きな負荷になったことは想像に難くない。そして上述したように，ステイホームの影響で面前 DV を含めた児童虐待，ネットいじめといった「小児期逆境体験の増加」も当事者となった子どもたちへの大きな負担となった。いじめに関しても文部科学省調査によると，2020 年は学校でのいじめの認知件数は減少した一方で，ネット上でのいじめ，いわゆるネットいじめは大幅に増加したことが分かっている。休校期間が明けて登校が再開された後も感染予防のために「ソーシャルディスタンスや私語抑制による対人関係や所属感の稀薄化」が進行した。給食も黙食を余儀なくされてコミュニケーションの絶対量が減る中，コミュニケーションに苦手さを抱える子どもたちは一層コミュニケーションのハードルが上がり，孤立化や所属感の希薄化が進行した。これらがコロナ禍以降の子どもの自殺者数の急増に影響したことは想像に難くない。

Ⅳ　学校精神保健におけるアセスメントと多職種支援の重要性

　子どもたちを有効なメンタルヘルス支援につなげるためには，何よりも子どもたちの心理状況を正確に知る必要性がある。支援が必要な子どもたちを見逃していては有効な支援につなげないし，支援が必要と判断ができたとしても子どもたちの支援ニーズを正確に把握できていなければ有効な支援につなげることができない。薬物療法が必要な状態である子どもに延々とカウンセリングをしても効果が限られるばかりか，場合によっては状況の悪化などの逆効果をもたらす。定期的なメンタルヘルスについてのアンケート調査や，専門家も交えた行動観察によっ

て，少しでも支援のセーフティネットから漏れ落ちる子どもたちを減らさねばならない。アセスメントにおいては視点が偏ることなく，バランスが保たれていることに留意しながら，つまり先入観を出来うる限り排除して，出来うる限り客観的なアセスメントを実施することを念頭に置くべきと考える。客観的なアンケート調査を実施する際にも「バイオ－サイコ－ソーシャルモデル」の視点を持つべきであろう。バイオロジカルな視点（発達の問題，精神疾患の存在，身体的なダメージや疾患の存在，等々），サイコロジカルな視点（トラウマを含めた心理的ストレスの存在，精神症状など心理状況，等々），ソーシャルな視点（家庭状況や現在の支援の有無，等々）の 3 つの視点でのバランスを保ちながらアセスメントを行っていくことが理想である。当然のことであるが，自記式のアセスメントツールには限界がある。子どもの理解力や自己認知，育ってきた環境，養育者の関わり，等々のさまざまな要因で同じ状況にある子どもでも回答が異なってくる。そういったバイアスを克服するためにさまざまな統計学的な検討を加えた上で質問内容とリスク判断のカットオフを調査研究の中で定めていくのであるが，それでも自記式のアセスメントツールでの限界はある。また子どもは常に成長・発達を続けていく存在であり，連続的に変化が起こっている。小学校低学年の児童と中学生では同じ状況下にあっても自己認識も反応も異なってくる。よってアセスメントを年齢や理解力に応じて適合的に変化させる必要がある。

　アセスメントにおいては，どこかの視点に偏りすぎないことや，明らかにどこかに問題を抱えていても他の視点での問題が併存していないかを探っていく必要がある。例えば発達障害を有している子どもが不適応を起こした場合，どうしてもわれわれは発達特性の問題に目をやりがちになるが，実際には発達特性の問題以外に，いじめ被害や虐待被害，トラウマ反応などの二次的三次的問題を抱えている場合や，家庭や学

校で十分な保護環境が整っていない社会的・環境的な問題を抱えている場合も多く認められる。また逆にいじめ被害や虐待被害を抱えた児童生徒に対峙する際にはトラウマの視点に偏りがちとなるが，実際には発達的な課題や環境的な問題を併存している場合も多い。こういった複雑なケースを学校内の単一職種だけで正しく理解し，正しく支援することは困難であり，子どもたちの発するバイオ・サイコ・ソーシャルの微かなシグナルやSOSを正確に見極めていくことは簡単ではない。目立つ問題行動や症状が特に見当たらない場合でも，子どもが何らかの心理的危機を抱えていることは多く，外見的には微弱な行動や反応などは見落とされてしまうことが多い。教職員などの日常的に子どもたちに接している支援者だけでなく，後述するような，養護教諭やSCやSSWや医師（学校医を含む）といった専門家も含めた多職種の支援チームの構築が重要であろう。

Ⅴ　学校精神保健における合理的配慮

　2013年6月に「障害を理由とする差別の解消の推進に関する法律（障害者差別解消法）」が制定され，一部を除き，2016年4月から施行された。障害者差別解消法では，「障害者に対して不当な差別的取扱いを行うこと」が禁止されると共に，国・地方公共団体（公立学校を含む）において，「合理的配慮の提供義務」が課せられることとなった。そして2024年4月からはこれらが民間（私立学校を含む）にも適用されることとなった。学校における「合理的配慮」とは，障害のある子どもが，他の子どもと平等に「教育を受ける権利」を享有・行使することを確保するために，学校の設置者や学校が必要かつ適当な変更・調整を行うことで，障害のある子どもに対し，その状況に応じて学校教育を受ける場合に個別に必要とされるものであり，学校の設置者及び学校に対して，体制面，財政面において，均衡を失した又は過度の負担を課さないものとされている。この法律の基礎

には，従前の「障害は個人の内在するものであり，その生きづらさも個人に帰結する」という「障害の個人モデル」から「障害は個人に内在するのではなく，その生きづらさも個人と社会の間に存在する」という「障害の社会モデル」にシフトしてきた潮流が影響しており，今後の学校における心理社会的支援の重要な根拠となる。学校における精神保健を考える際には合理的配慮の実現可能性とその実現にも努力せねばならない。特に義務教育を修了した後にも合理的配慮が求められていることは画期的であり，ともすれば「義務教育ではないのだから出席できないことは自己責任」，「義務教育ではないのだから単位が取れないのは自己責任」と配慮なく切り捨てられることも多かった高校以降の学校現場において，メンタルヘルスの問題を含め何らかの精神障害を抱える児童生徒に，合理的配慮を提供していない場合には，法律違反に問われる可能性が出てきたことは義務教育終了後の学校精神保健に大きな変化をもたらしていく可能性があろう。

Ⅵ　学校精神保健における
多職種支援チームと外部機関連携

　学校は組織としての構造化が為されているが故に，子どものメンタルヘルス支援においても校内に公的な組織が立ち上がっている方が支援を実施する際にも円滑に進めることができる。そして学校外の支援機関との円滑な連携を図るためにも，窓口や連携主体としての校内組織は必須と言えよう。また，子どもの状態を偏らずに把握するためにも一部の教職員だけでなく校内の多職種で共有・検討することは意義深い。そして実際に支援を展開する際には役割の分担と責任の共有を明確にしておく必要があり，直接の支援を展開する教職員をバックアップする組織としても校内組織は必須となる。学校には学校医，SC，SSW，養護教諭，特別支援コーディネーターなど子どものメンタルヘルス支援に関係する職種も多く，これらの職種に加えて，

学校管理職や保健主事などの教職員が加わり学校内組織を立ち上げ，メンタルヘルスについてのアンケート調査によって抽出した要支援の可能性がある児童生徒に対する追加アセスメント，メンタルヘルスについてのアンケート調査では抽出されなかったものの，支援が必要な可能性がある児童生徒の抽出，具体的な支援と役割分担，外部機関との連携，学校内における情報共有，他の校内組織との調整，養育者を含む家族対応と家族支援の方法，等々の検討を定期的に行っていくべきである。また，必要に応じて学校外からも専門家などを招き，事例検討や校内研修なども実施すべきである。支援の展開に当たっては共通のフォーマットを用いた記録を残し，事後の検証や今後の支援に活かせる財産として活用すべきであろう。

　校内の支援チームの整備を進めながら，外部の医療機関や相談支援機関との連携を図っていく必要もある。これまで外部機関との連携の重要性は各所で指摘されてきたものの，情報共有や責任の所在などの問題から連携の困難さも指摘されてきた。こういった事態を解消するためにも，ケースマネジメントの精密化，情報の共有を実践する校内組織と外部機関との多職種・多機関連絡会議を教育委員会などが主導し各地域の実情を踏まえた形態で整備していく必要があろう。

VII　学校精神保健における子どもたちへの心理教育の重要性

　これまでどちらかと言えば中等度以上のリスクを抱えた，要支援の子どもたちを中心として論考してきたが，学校精神保健の観点で言えば，そういったリスクを抱えないためのコーピングスキルを子どもたちに教育していくこと，つまり心理的危機を予防するスキルやリジリエンスを高めることも言うまでもなく重要である。ストレスマネジメント，アサーショントレーニング，アンガーマネジメント，自尊感情プログラム，ソーシャルスキルトレーニングなど，これ

までさまざまな理論や技法に基づく心理教育プログラムが提唱されているが，どのプログラムも現状では十分に普及しているとは言いがたい。一つの技法や理論にこだわらず，各地域の実情に見合ったプログラムを取捨選択し，都道府県あるいは国のレベルで心理教育時間の確保を図っていく必要がある。現行の学習指導要領は学校において教科を含めて実施しなければならないことで詰まっており，心理教育の時間が捻出できない。心身の健全な成長発達を促す教育は将来の学校適応困難や社会適応困難のリスクを減らすことにもつながり，その効果は重要と考える。

VIII　さいごに

　さまざまな支援の社会資源が充実している都市部に比べて，地方では利用できる医療資源・福祉資源・心理支援資源，等が少ない。こういった地域格差の是正は将来的に国全体で解決していくべき問題ではあるものの，その解決にはまだ時間がかかると思われる。しかしメンタルヘルス支援を必要としている子どもたちは既に多く存在しているわけで，その子どもたちにどこでどのような支援を届けていくのか，それを考えた時に学校の存在はとても重要になる。つまり都市部でも地方でも，子どもたちのために，ある程度の整備が保証されている分野，それが義務教育制度等を基盤とした教育・学校の分野なのである。

　学校は言うまでもなく，子どもたちを学問的にだけでなく，心理的，社会的にも育んでいくための重要な社会システムであり，つまり最初からある程度のメンタルヘルス支援を期待された機関であって，医療や心理や福祉の資源が少ない地域での子どものメンタルヘルス支援においては，学校は地域の重要な砦となっていると言えよう。

　一方で，学校の教職員はメンタルヘルス支援を専門に学んできたわけではなく，過密な教育指導要領のために授業や授業準備だけでも追わ

れている。加えてさまざまな教育関連事務負担も非常に大きい。教職員が業務ストレスを誘因として，バーンアウトしたり，うつ病などの精神疾患に罹患し，休職や離職に追い込まれていることはよく知られており，教職員のみに子どもたちのメンタルヘルス支援の全てを任せることは適当ではない。教職員と協働する，あるいは教職員を後方支援する，そういった多職種の支援チームが必要であろう。

正式に支援チームができるまでは身近でも構わないから，少しずつ，「良い意味で」周りの多職種の人間を巻き込んでいけばよいのではないか。例えば担任教員であれば，ＳＣ，養護教諭，特別支援コーディネーター，学校医などである。こうしてできたチームメンバーは互いに尊重し，「専門家が言ったから無条件で正しい」といった先入観は持たず，各メンバーが持っている情報と知識と経験を持ち寄って，「正確な情報共有」，「子どもの状態判断の妥当性」，「有効な支援策」，「役割分担と直接支援を行う支援者へのバックアップ体制」，等々を十分に話し合った上で，各支援者が「ちぐはぐにならない一貫した支援」を実施していくことが重要となる。

もちろん支援の結果や影響についての責任はチームで分担していく。直接支援する支援者（例えば担任教員など）が安心して支援に取り組める体制作りをすることが結果的には支援を受ける子どもたちや保護者の利益につながっていくと考える。

文　献

国立成育医療研究センター（2022）コロナ禍における思春期の子どもとその保護者の心の実態報告書. 国立成育医療研究センター.

桝屋二郎（2023a）「トー横キッズ」と精神医学. 心と社会，54（1）；14-19.

桝屋二郎（2023b）コロナ禍における日本の児童思春期の自殺について. 精神神経学雑誌，125；966-973.

松浦直己編著，八木淳子・福地成・桝屋二郎著（2018）被災地の子どものこころケア：東日本大震災のケースからみる支援の実際. 中央法規出版.

文部科学省（2021）令和2年度児童生徒の問題行動・不登校等生徒指導上の諸課題に関する調査結果. 文部科学省.

鈴木庸裕・住友剛・桝屋二郎編著（2020）「いじめ防止対策」と子どもの権利. かもがわ出版.

精神療法 Back Number

Ψ金剛出版　東京都文京区水道1-5-16　電話 03-3815-6661　FAX 03-3818-6848
https://www.kongoshuppan.co.jp/

Vol.50 No.2 ［特集］ 共感と精神療法

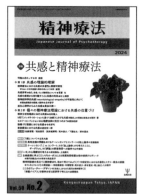

［巻頭言］了解について：古茶大樹

［特集］特集にあたって：林　直樹

第1部　共感の理論的理解　精神療法における共感の多層性と展開可能性：林直樹／共感再考：吾妻壮／共感を感情から切り離すことと共感の死角：村上靖彦／脳神経科学的共感（neurobiological empathy）の可能性に向けて：北中淳子／進化心理学からみた共感：長谷川寿一

第2部　個々の精神療法理論における共感の位置づけ　精神分析的臨床における共感：北村隆人／MBT（メンタライゼーションに基づく治療）における共感：西村馨／セルフ・コンパッションは心理療法家に役立つのか？：富田拓郎／動機づけ面接における共感：今井淳司／家族療法における共感：遊佐安一郎

［エッセイ］佐藤晋爾／相田信男／真栄城輝明／高木俊介／下園壮太／岸本寛史

	特集タイトル		特集タイトル
Vol.50 No.1	箱庭療法——新たな発見に向けて	Vol.46 No.2	多文化共生社会における精神療法
Vol.49 No.6	認知行動療法における「認知」と「行動」を再考する	Vol.46 No.1	催眠
Vol.49 No.5	意識	Vol.45 No.6	精神療法のアクチュアリティ（actuality）
Vol.49 No.4	医療領域でのソーシャルワークの多職種協働実践	Vol.45 No.5	不安の精神療法——現代の不安の理解とその介入
Vol.49 No.3	エナクトメント——治療者の〈こころ〉の視点から	Vol.45 No.4	ネオ力動精神医学を提唱する
Vol.49 No.2	感情の力——コントロールと言語化を越えて		——DSMに物足りなさを感じているあなたへ
Vol.49 No.1	逆説的介入を日常臨床に活かす	Vol.45 No.3	複雑性PTSDの臨床【品切】
Vol.48 No.6	パーソナリティ症と精神療法		——"心的外傷～トラウマ"の診断力と対応力を高めよう
Vol.48 No.5	マインドフルネスとコンパション	Vol.45 No.2	生と死の交互作用——グリーフワークとソーシャルワーク
Vol.48 No.4	サイコロジカル・ファーストエイド	Vol.45 No.1	公認心理師のための簡易型認知行動療法入門
	——新型コロナウイルス禍のメンタルヘルス	Vol.44 No.6	「現代のヒト～からだ～こころ」を考える
Vol.48 No.3	ユング派精神療法の危機と未来		——エキスパートの極上・人間論を満喫しよう！
Vol.48 No.2	看護と精神療法	Vol.44 No.5	精神療法とセックス【品切】
Vol.48 No.1	『異界』の意識と精神療法	増刊第10号	グループで日常臨床を変える
Vol.47 No.6	夫婦・家族療法の実際	増刊第9号	こころの臨床現場からの発信
Vol.47 No.5	複雑性PTSDと接する——さまざまな治療的アプローチ	増刊第8号	アサーション・トレーニング活用術
Vol.47 No.4	複雑性PTSDを知る		——さまざまな現場での臨床応用
	——総論，実態，各種病態との関連	増刊第7号	疾患・領域別最新認知行動療法活用術
Vol.47 No.3	オンライン心理相談の最前線	増刊第6号	ケースフォーミュレーションと精神療法の展開
Vol.47 No.2	コロナ［COVID-19］禍のメンタルヘルス	増刊第5号	精神分析の未来を考える
Vol.47 No.1	現代の解離症とその治療	増刊第4号	認知行動療法のこれから
Vol.46 No.6	学校のメンタルヘルス	増刊第3号	精神療法を教え伝える，そして学び生かす
Vol.46 No.5	児童相談所よ がんばれ——その進化論	増刊第2号	現代の病態に対する〈私の〉精神療法
Vol.46 No.4	脳科学と精神療法	増刊第1号	先達から学ぶ精神療法の世界
Vol.46 No.3	アサーション・トレーニングと心身の健康		——著者との対話への招待

●欠号および各号の内容につきましては，弊社ホームページに詳細が載っております。ぜひご覧下さい。

●B5判・平均144頁・隔月刊（偶数月刊行）・本誌2,420円，増刊号3,300円・年間定期購読料17,820円（※年間定期購読のお申し込みに限り送料弊社負担）

●本誌Vol.47 No.5より，デジタル版も販売しております。

●お申し込み方法：書店注文カウンターにてお申し込み下さい。直送をご希望の方は，弊社営業部までご連絡下さい。

●「富士山マガジンサービス」（雑誌のオンライン書店）にて新たに雑誌の月額払いサービスを開始いたしました。月額払いサービスは，雑誌を定期的にお届けし，配送した冊数分をその月ごとに請求するサービスです。月々のご精算のため支払負担が軽く，いつでも解約可能です。

●価格は10％税込みです。

II

神経発達症

自閉スペクトラム症の治療と支援

▶ 知的障害を伴う場合

Yota Uno

宇野　洋太*

I　はじめに

　知的障害を伴う自閉スペクトラム症の場合，診察室内のみで実施できるような狭義の精神科治療の対象とはなりにくいものの，幼児期や学齢期であれば特別児童扶養手当や障害者手帳，受給者証を受ける際に，成人であれば障害支援区分の認定や障害年金の審査に際して診断書・意見書が必要であり，定期的に医療機関にかかっていることが求められる。また知的障害を伴う自閉スペクトラム症ではてんかん，睡眠障害，カタトニア，躁うつ病等のなどの精神医学的な問題，さらには強度行動障害などと呼ばれる状態に至るケースもあり，時として薬物療法等が必要となる場合もある。

　したがって，自閉スペクトラム症を専門としている機関のみならず一般の小児科や精神科医療機関においてフォローされているものも少なくなく，通常の診察の際に知っておいていただけると良いと思われる内容に関して述べる。

II　本人への支援

1．支援の原則

　自閉スペクトラム症の特性は，認知機能の多数派との異なりである。Early Start Denver Model（Dawson et al., 2010；Fuller et al., 2020；Wang et al., 2022）や Joint Attention, Symbolic Play, Engagement, and Regulation（Shih et al., 2021；Shire et al., 2020）など幼児期早期からの発達促進的な介入によってその特性を軽減しようとする取り組みもなされている。少しずつ二重盲検でのデータが出始めたり，数年経た中期的な効果に関するエビデンスが集積されたりしつつある。それらの多くのものでは知的機能，言語発達，適応行動や模倣，共同注意，自閉スペクトラム症の特性の軽減などへの効果が示されている。ただそれらが自閉スペクトラム症の長期予後にポジティブな影響を与えるのかは不明である。今後のさらなる長期的な予後の研究が期待される。

　他方で，自閉スペクトラム症の特性が顕著であったり，知的障害の程度が強かったりするものの，就労等を叶えていたり，高い生活の質を維持しているケースもよく遭遇する。本人の認知特性に合わせた環境を設定することで，必要なことを学習しやすくなったり，生活の自立度を高めることが可能となったりし，生活の質の向上につながっていると考えられる。むしろいわゆる普通に近づけることをよしとして教育されると，本人がその弊害に苦しむことになるだろう。そういったケースにもよく遭遇する。

＊よこはま発達クリニック
〒 224-0032　神奈川県横浜市都筑区茅ヶ崎中央 24-3
　　　　　　　太光クリニックビル 5 階

したがって，支援の原則は，普通に近づけることを目標とせず，認知特性の偏りに合わせた環境設定を行うことである。またその偏りも個々で異なるため，各種検査や行動観察，聞き取りなどを行い，どういった環境設定が必要か評価することが必要となる。

2．認知特性に合わせた環境の設定

自閉スペクトラム症個人の認知特性に合わせた環境を設定することを「構造化する」という。このコンセプトを最初に考案したのはエリック・ショプラー（E. Schopler）で，TEACCH Autism Program の創始者である（Mesibov et al., 2010；岡東他，2023）。TEACCH Autism Program は，1972 年にノースカロライナ大学精神科の一つの部門として設立され，かつては Treatment and Education of Autistic and related Communication handicapped CHildren（TEACCH）という名称であったが，2012 年からはノースカロライナ州立の機関として独立し，TEACCH Autism Program と名称も変更している。

1950 〜 60 年代の当時，自閉スペクトラム症は心因論的に解釈され，本人には絶対受容，養育者には精神分析的なアプローチがなされていた。1970 年代に自閉症史におけるコペルニクス的転回を迎えるわけであるが，その一役を担ったのは TEACCH の創設であろう。ショプラーは治療対象であった養育者を，共同治療者と位置付けることの有効性，構造化された環境（Structured TEACCHing と呼ばれる）での教育効果，自閉スペクトラム症にみられる認知的な，つまり生物学的な異なりを見出し，それらを背景に包括的な社会システムとしての TEACCH を発足させた。したがって TEACCH は特定の支援技法などではなく，自閉スペクトラム症児・者の社会参加に有効・有益とされるものを常に取り入れ変化する組織であるが，養育者と共同し，自閉スペクトラム症の文化を尊重し，個々の認知特性に合わせて構造化された環

境を提供し，地域の中で本人の力が最大限発揮されるように取り組むという点は一貫している。

TEACCH Autism Program では構造化のために 4 つの要素を挙げている（宇野他，2010）。①環境の構造化（物理的構造化），②時間の構造化，③活動の構造化，そして④視覚的構造化である。ローナ・ウィング（L. Wing）は自閉症のある人は，自分自身を時間と空間の中に有機的に位置付けることが困難であるため，周囲の人たちが作る外的な構造が必要であると述べている（Wing, 1997）。

環境の構造化とは，場所と活動を一対一で対応するようにする，また場所と場所との境界線を明瞭にする，などの工夫によって何をしたら良いのか，どういったことが期待されているのかをわかりやすくすることである。また自閉スペクトラム症で，視覚的な刺激に対する転導性が高い場合などは机の位置や向きを工夫する，パーテーションなどを活用する，さらには聴覚過敏のあるケースにおいてはヘッドフォン等を活用し，不要な感覚刺激を低減するなどの取り組みも環境の構造化に該当する。

また，今何を最初にやり，それが終わったらどうするのか，楽しみにしている活動はいつあるのかなど時間の流れを明確にすることで，社会的イマジネーションの問題によって生じる見通しの立ちにくさ（不安）を低減し，円滑な行動を促進する。各活動の流れも同様で，何を，どのくらいするのか，終わったらどうするのかなどを明確にする。料理でいうところのレシピの活用のようなものである。こうした時間と活動の構造化によって生活・活動における自立度を高め，このことは本人の自己効力感を育むことにつながると考えられている。

さらに意味理解の困難さを補うため，提供する情報を本人にとってわかりやすいものとする。つまり，多くの自閉スペクトラム症者は聴覚的な情報処理に困難さを持っているため，聴覚的な情報伝達を減らし，視覚的な情報伝達をより多くする必要がある。つまり言語的に説明する

より，文字やイラスト，写真等といった本人にとってわかりやすい視覚的な情報を活用して伝えるのが望ましい。聴覚情報は，話し手の発する速さで処理する必要があり，聞き手の処理速度に必ずしも合うものではない。また聴覚情報はその場ですぐに消失してしまう。一方で，視覚情報は読み手の好む速度で処理することができ，その情報はその後も残る。そのため何度でも読み返すことができる。また聴覚情報より，より具体的な情報となりやすいため，多くの自閉スペクトラム症の方にとって処理しやすい情報である。

こうした構造化された自閉スペクトラム症者にフレンドリーな環境を設定することで，より有意味な時間を過ごし，より自立的に生活し，そのことで自己効力感を育むことができる。またより充実した社会参加を可能とする。

3. コミュニケーションの発信と意思決定を支える

先に述べてきた通り，自閉スペクトラム症は認知の偏りであるために，その認知特性に合わせた環境の設定が支援の最も重要な点である。これは彼らにとっての環境の意味理解を促進するためである。一方で，理解が促進されたとしても，彼らにも意思や思い，感情などがある。また自閉スペクトラム症者ではそれらの表出にも困難さを抱えている。したがって，表出性コミュニケーションへの支援も，構造化の取り組みと併せて重要である。

自閉スペクトラム症の表出性コミュニケーションの課題としては，コミュニケーションのための手段の問題と，そもそも他者と機能的なやり取りをしようというコミュニケーションマインドが乏しいことの問題，大別するとその2点が挙げられる。「どのように言ったらいいのかわからない」「緊張して話せなくなる」などのような，伝達手段が問題となる場合もある。筆者の診察においても，口頭でやり取りする方もいるが，トークンエイドを用いる方，手紙やメ

ールで事前に記載してくる方，チャットや筆談でやり取りする方，対人緊張の緩和のためにオンラインあるいはそれの音声のみでやり取りする方など多様である。基本的には初対面の相手でも内容を理解できるような，汎化しやすい手段を推奨することが多い。反対にいえばマカトンなどのようなサイン言語や特定の相手のみにわかるやり取りは，極力汎化できるものに置き換えるよう取り組む。

また困難な状況であるにも関わらず「相談するということが思いつかない」など他者とコミュニケーションするということの優先順位が低い場合もある。とりわけ混乱した場面や困惑した場面などではより一層本人のコミュニケーションスキルが下がるため，普段は流暢に会話できていても，援助が必要な場面ではその選択肢が思い浮かばなくなることが多い。こうした場合は，コミュニケーションの手段以前に，他者とコミュニケーションを取ることの有益性を経験し，それを通じてコミュニケーションマインドを育むことが必要となる。困ったら助けを求めるよう説明するだけでは難しい。コミュニケーションマインドを育みつつ，いざという時に思い出しやすいように，手元にヘルプカードを用意するなどリマインダーが一助となるケースも多い。したがって，表出性コミュニケーションを支える場合，コミュニケーションマインドを育みつつ，それを表現するための手段を獲得するといった2つの段階で取り組む必要がある。

表出性コミュニケーションを支えるための具体的な手法にはいくつかある。とりわけ Picture Exchange Communication System（PECS）（Bondy et al., 1998）が，その中で最も有効性等が検証されているアプローチではないだろうか。PECS は応用行動分析をベースに作られた拡大代替コミュニケーションで，アンディ・ボンディ（A. Bondy）とロリ・フロスト（L. Frost）によって考案された。PECS には6つのフェーズが設定されており，フェーズごとにやり方とゴールが明確に示されている。フェーズ I は導

入のフェーズであり，絵カードを使ったコミュニケーションの取り方を学ぶ。つまり好きなものを見て，それを要求するため，児発的に絵カードを相手に渡して意思を伝えることができるようになることを目指す。以降のフェーズではさまざまなシチュエーションでも絵カードで要求を伝えられるように取り組んだり，選択したり，多語文を構成したりして，最終的には相手からの質問にも自発的に要求したり，応答したりすることができるよう構成されている。

選択したくなるような選択肢が準備され，選択の機会がきちんと保障され，それが適切に表出できるように配慮されていること，こうしたことを幼少時期から積み重ねていくことは生活の豊かさに直結する重要な取り組みであると考える。

4．行動上の問題が生じた時の取り組み

福祉の領域では強度行動障害という名称がよく用いられる。知的機能の問題や自閉スペクトラム症が背景にあり，適した対応がなされなかったなどから不適切な行動を学習してしまい，自傷他害，器物損壊，奇声，激しいこだわり，摂食や排泄に関連する課題等が生じた場合，より手厚い支援が必要であるなどの観点から考案され，実用されている用語である。

こうした方々に対して薬物療法等が求められることが少なくない。現在，自閉スペクトラム症で易怒性を認める場合，健康保険でリスペリドンとアリピプラゾールを使用することが可能となっている。ともにメタ解析においても高いエフェクトサイズと共に，Number Needed to Treat2～3程度と有効性が示されている。他方，Number Needed to Harm もとりわけリスペリドンでは傾眠・鎮静に関して2と比較的高い（Lawrence et al., 2016）。自閉スペクトラム症に対する薬物療法に関して，非自閉スペクトラム症者と比べ，中断率が高い，副作用が多いなどという報告もあり，現実問題として幼児や知的機能の問題があるものでは，副作用等の

報告も難しいため，より安全性に留意し，慎重な調整が必要となる。

いわゆる強度行動障害の状態にあるならば，薬物療法が必須とは限らない。強度行動障害とは本質の問題ではなく，現在の環境やこれまでの学習の結果としての状態像である。学習場面の再構築が必要となるケースももちろん多いが，現在の環境設定をより本人にあったものに調整することで日にちを要さず，すぐに行動上の諸問題が解決したということは日常しばしばみられる。反対に薬物療法のみで解決したというケースはほとんどみない。

支援機関とともに，薬物療法として何をターゲットにするのか，その可能性と限界を共有し，また支援機関としてはいつまでに何をどう取り組むのか明らかにしていただき，副作用などの観察のポイントも理解していただいた上で，開始する必要がある。

Ⅲ　家族への支援

先にも述べたように，かつては養育者が治療対象であったが，現在は共同治療者としての位置付けが妥当であろう。つまり専門家は専門知識があり，数多くの経験もある。一方で養育者はその子のことを長年ずっとそばで見てきており，その子に関する情報を最も持っている。したがって，双方で共同することが子どもにとって最も有益である。

筆者は療育における役割で，最も重要なものが家族への支援であると考えている。自閉スペクトラム症の子どもたち，あるいは大人たちにとっても当然，家庭や園，学校，職場等といった社会での日常の暮らしが最も重要であり，そこにいる時間も長い。したがってそこでの時間がいかに安心できるもので，また有意義であるかが重要である。診察や相談においては，本人・養育者と，そうした日常の暮らしで活用できる構造化のアイディアや表出性コミュニケーションのアイディアを相談し，実践できるよう助言する。療育においては，直接本人へのセッ

ションを通じて，日常生活に還元できるような構造化や表出性コミュニケーションのアイディアやコツを模索し，それを養育者や教師等の本人に関わる周囲の大人と共有することが最も重要な取り組みである。

したがって療育場面やその内容などを養育者やその他の周囲の大人と共有しない取り組みなどは療育の本質を欠く（もっとも養育者のレスパイトの重要性を否定するものでもないことはご留意いただきたい）。

筆者が手がけている事業所においては，養育者に対して，ご自身の子どもの特性を整理するための学習の時間のほか，セラピストとのセッションを養育者にも見ていただき，実施している支援のアイディアやコツを解説・共有する時間，家庭や園・学校で活用できる支援ツールを一緒に作成する時間も設けている。

つまり子どもの療育を通じて，養育者も子どもの行動を特性から読み取れるようになり，それに応じた支援のアイディアを考えられ，また必要な支援のアイテムを作成できるようにエンパワーすることを療育の一番の要としている。さらには養育者が孤立しないように，多職種からなる専門家との継続的な相談や養育者同士の懇談の場を保障し，療育に通う期間を終えてからも継続して取り組んでいただけるよう支援している。

Ⅳ　地域で支える

法制度や福祉等の制度に関する詳細は，誌面の都合上，割愛させていただく。自閉スペクトラム症本人，家族にとっては，就学すれば学校生活がどういうものか，学校を卒業すれば社会人はどういうものかと，常に未知のことばかりで，常に高い不安の状態とは言わないまでも，ライフイベントごとに不安が生じ，心配が尽きることはなかなかない。また社会的にマイノリティでもあるので，同じような不安・課題を抱えている他者と出会える機会も少ない。したがって，継続的に家庭を地域で支える体制が必要

である。

学校などは卒業すれば支援が難しくなる。医療機関は，毎日長時間会うなどというタイトな関わり方は難しいが，一方で末長くフォローできる数少ない支援機関である。本人の混乱などの状況が落ち着くと医療機関に対するニーズは減り，診察が終了となるケースもあるが，その後，学級担任がかわるなどを機に，再び混乱して再来する場合なども少なくない。大きく混乱した状態に至る前に予防的に介入できるならそれに越したことはない。

また現時点では一見すると社会適応的であっても，遠くない未来，本人が苦悩する可能性が高いケースなども見受けられる。通院間隔はその時の状態に応じて調整して良いと思うが，末長くフォローし，必要時に早めに課題に気付き，介入できるような体制を維持しておくことは有効かもしれない。

Ⅴ　まとめ

本稿では知的障害を伴う自閉スペクトラム症の方とその家族への取り組みに関して概説した。こうした取り組みは本人，家族の孤立や虐待等の不幸な事象を予防する。一方，彼らの可能性を最大限引き延ばし，地域の中でのより豊かな暮らしを可能とする。

そのことは，「生涯にわたるコミュニティに基盤をおいた取り組み」と TEACCH Autism Program の基本理念（宇野他，2017）としてもうたわれている。筆者は末長く地域で支える一端を医療機関も担えるのではないかと考えている。

文　献

Bondy AS & LA Frost（1998）The picture exchange communication system. Semin Speech Lang, 19(4) ; 373-388 ; quiz 389 ; 424.

Dawson G, Sally R & Jeffrey M et al.（2010）Randomized, controlled trial of an intervention for toddlers with autism : the Early Start Denver Model. Pediatrics, 125(1) ; e17-23.

Fuller EA, Kelsey O & Sarah FV et al.（2020）The effects of the early start denver model for children with autism spectrum disorder：A meta-analysis. Brain Sciences, 10(6)；368．

Mesibov GB & Shea V（2010）The TEACCH program in the era of evidence-based practice. Journal of Autism and Developmental Disorders, 40(5)；570-579．

岡東歩美・宇野洋太（2023）TEACCH.（本田秀夫監修・大島郁葉編）おとなの自閉スペクトラム—メンタルヘルスケアガイド. pp.127-132．金剛出版．

Shih W, Stephanie S & Ya-Chih C et al.（2021）Joint engagement is a potential mechanism leading to increased initiations of joint attention and downstream effects on language：JASPER early intervention for children with ASD. Journal of Child Psychology and Psychiatry, 62(10)；1228-1235.

Shire SY, Wendy S & Suzanne B et al.（2020）Peer engagement in toddlers with autism：Community implementation of dyadic and individual Joint Attention, Symbolic Play, Engagement, and Regulation intervention. Autism, 24(8)；2142-2152.

Lawrence KF, Rajneesh M & Alixandra N et al.（2016）Pharmacologic Treatment of Severe Irritability and Problem Behaviors in Autism: A Systematic Review and Meta-analysis. Pediatrics, 137（Suppl2）；S124-135.

宇野洋太・高梨淑子・内山登紀夫（2017）TEACCH と SPELL の原則.（内山登紀夫編）発達障害支援の実際—診療の基本から多様な困難事例への対応まで. pp.108-113．医学書院．

宇野洋太・内山登紀夫（2010）TEACCH による療育.（市川宏伸編）専門医のための精神科臨床リュミエール 19　広汎性発達障害—自閉症へのアプローチ. pp.141-148．中山書店．

Wang Z, Sau Cheong L & Jing T et al.（2022）A meta-analysis of the effect of the early start denver model in children with autism spectrum disorder. International Journal of Developmental Disabilities, 68(5)；587-597.

Wing L（1997）The Autistic Spectrum：A guide for parents & professionals. Constable & Co. Ltd.

精神療法　増刊第 11 号 2024

自閉スペクトラム症の治療と支援

▶ 知的障害を伴わない場合

Mitsuaki Iwasa

岩佐　光章*

I　はじめに

　自閉スペクトラム症（ASD）の心理社会的治療や支援にはさまざまな理論と実践があるが，以下の 3 点にその特徴をまとめる。① ASD 症候の軽減を一律に目指すのではなく，長期的な視点にたち，その人らしい ASD としての育ち方を辿ることができるよう支援をする，②診療においては本質的に薬物療法だけで改善することはなく，薬物療法に頼りすぎない診療が求められる。本人の生活面に即した治療や支援を心がけ，診察室や心理療法室での閉じた支援ではなく家庭・学校・社会生活に視野を広げておくことが求められる，③学齢期には親（養育者）が同伴で相談に訪れることが多く，親をうまく含みこんで本人支援を展開することで薬物療法をはじめとする他のどのような治療よりも絶大な効力を発揮する。

II　幼児期の治療・支援

　幼児期の治療・支援は，子どもへの支援と親への支援の両輪から成り立っている。子どもへのプログラムにはさまざまな理論と実践が報告されており，あそび・身辺自立・集団行動・コミュニケーションなど多種の目標を組み合わせて計画的にプログラムを実践する。全ての子どもに万能なやり方というものはない。ケースの個別性に配慮し，短期的な効果を狙うのではなく，就学後を見据えた長期的な視点をふまえた支援を心がける。診療においては，幼児にとって分かりやすい構造化された空間のもとで安全に自由に遊べる設定が必要である。消毒しやすい複数の玩具や本を用意して，それらを子どもの認知発達や興味・関心に即して提示しその反応をみていく。ASD の行動所見をとる際には，指差しなどの非言語コミュニケーションとことばを用いた言語コミュニケーションとに分けて意識しておくと，系統的に所見をとりやすくなる。行動所見のポイントを記載しておくことで，発達経過をみていく際に参考となる。診療は通常，子どもと親を同室にして行われるが，愛着障害や分離不安障害との鑑別を要する場合には，同室に加えて，あえて別室の状況を作り親と子どもそれぞれの反応をみる場合もある。

　親への支援は不可欠であり，育児への助言とともに親のメンタルヘルスに配慮した支援を心がける必要がある。知的な遅れがない ASD の場合はことばの遅れがなく，集団活動や就学に向けた心配事が親からの相談にあがりやすく，これらの相談内容と絡めて子どもの状態や診断を親に説明することを心掛ける。知的な遅れがない ASD でも，幼児期早期はことばの遅れを

＊横浜総合リハビリテーションセンター
　〒 222-0035　神奈川県横浜市港北区鳥山町 1770

伴うこともしばしばある。その場合，3歳以降にことばが急速に成長して親の相談ニーズが一気に下がることがあるため，それを見越して予め親にことば以外の面にも目を向けるよう注意を促しておく。幼児期はしばしば親の主訴が曖昧な場合や，あるいは「まだ大丈夫だろう」という親の思いが錯綜して必ずしも積極的に相談や診療を受けに来ているわけではない場合もある。家庭では特に問題を感じないのに，幼稚園や保育所から促されて半ば強制的に診療に行かされていると親が感じている場合もあり，どのようなプロセスで診療を受けることになったのかを確認しておく必要がある。養育者が複数いる場合，子どもの発達に関する母と父の認識の違いについてある程度把握し，どのような説明をしていくかの参考にする。

　治療や支援に際して，子どもの発達特性を親に説明することは，重要なプロセスの一つと位置付けられる。診療で子どもの所見をとろうとするあまり，本人ができない様子や苦手な様子ばかりに目を向けるのは不適当である。むしろ，本人の興味がある遊びや会話を診察で引き出すことを心がけておくと，「このお医者さんは私（親）の話だけでなくちゃんと子どもを診てくれている」という親の安心感につながり，診断を説明する上でも有意義な材料となる。

　診断を受けて間もない初期段階の親にとって，わが子を客観的に見ることはかなり難しいことである。加えて，ASDの子どもは通常の育児ではうまくいかず，親からすると「なぜうちの子はこうなのか？」と悩むことが多い。診断は，親がそんな子どもの状況を理解する重要な一歩となり得るが，一口に診断といっても子どもによって特徴はさまざまであり，それぞれの親が自分の子どもにフィットした理解をすることが重要である。子どもの特徴が分かると，親はどのように対応すれば良いかの方針が見えるようになり，加えて「そうだったのか」という納得感が実のある診断への理解につながる。説明の仕方だけでなく診断を伝えるタイミングは重要

であり，その親子にとって最適な時期（Iwasa et al., 2019）を想定して診察を組んでいく。公認心理師など他職種とチームを組んでいる場合には，診察の後日に設定された心理面接を通して医師からどのような説明があったかを確認してもらい，必要に応じてその補足をしてもらうといった対応があると望ましい。

　また，子どもの状態は常に変化していくため，それに応じて親の認識も変化していく。幼児期における親に対する診断告知は，診断名だけを伝えて終了するものではなく，継続的なかかわりの中で親子にとって無理のないペースで理解し受け止めていくプロセスを支えていくという観点が重要である。

　子どもが年長になり就学が近づいてくると，親は子どもの状態に，より一層直面することになる。各自治体における就学に向けた相談の流れをある程度把握しておき，その親子にとって適した時期に診察や評価を設定する。例えば，親が学校に赴いて就学に向けた相談をした後に診察を設定し，その労をねぎらいつつ就学相談における子どもの様子や親が感じたことに耳を傾ける。就学に向けた今後の方針などに助言を与えることを通して，子どもの発達特性に対する親の理解の深化に努める。特別支援教育の利用について相談が上がる場合，就学時だけでなく就学後の見通しをふまえた上で親の気持ちや考えを整理するような方向で支援を行っていく。

Ⅲ　学齢期の支援・治療

　就学後は薬物療法による治療の幅が広がるが，それ以上に学校との連携を構築できると飛躍的に診療の幅が広がり，支援や治療の質の向上を期待できる。ふだんから学校教育や関係機関との連携を構築していると，担当ケースにいざ問題が発生した時にも対応が格段にしやすくなるため，いくらかの労力を割いてでも学校教育との顔のみえる連携を構築しておくことは重要な仕事の一つといえる。医療だけでは診療報酬上の難点も大きく，連携のために診療以外の時間

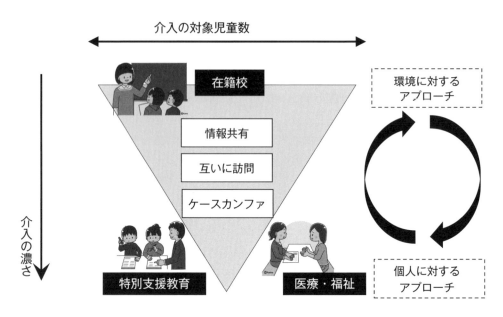

図1　トライアングル連携

を確保することの困難さもある。そのため，で
きれば福祉職も交えた他職種協同チームを組み，
学校との連携システムを構築した中で診療を行
うことができる状況が整っていることが望まし
い。知的な遅れのない ASD の児童は主には通
常学級に在籍しており，在籍校（担任や特別支
援教育コーディネータ）−特別支援教育（通級
指導教室など）−医療や福祉（療育など）のト
ライアングルの連携を構築し（図1），情報共
有・互いに訪問・ケースカンファなどを駆使し
て子どもの学校生活に深く入り込んでいく。こ
の時に最も重要な視点は，いかに子どもの学校
生活を中心に据えることができるかということ
であり，連携の一翼を担う医療についてもその
ような視点が第一に求められる。

　学齢期の支援は，比較的生活が安定している
中で発達状況を親と共有し今後のことについて
助言を行う場合と，子どもに危機的な状況があ
る中でこの事態をどのように切り抜けていくか
をやりとりするための場合とに大別される。前
者はしばしば幼児期の診療の延長で行われ，慣
れてくると年に1回程度の診療等によるフォロ

ーアップでも機能しうる。数年や10年くらい
のスパンの中でフォローアップを行っていると，
発達上の変化やライフステージに沿っていくつ
かの局面が訪れる。中長期的な観点をもってそ
れらの局面を予想しておくと，親との面接でも
予め注意しておくべきポイントとして診療のテ
ーマにあげることができ，家族が生活の中で予
測を持った対応をしていくことで本人が二次的
な障害に至ることを最小限におさえることが可
能である。経過の中で注意欠如多動症（ADHD）
や限局性学習症（LD）など他の神経発達症と
の併存を確認することも必要である。

　不登校や引きこもりなど，ASD に加えて二
次的・三次的な症状をもって初めて来院した場
合，本人も親も ASD そのものの特性が当面の
主訴ではないことがしばしばあり，まずは直面
している課題を共有し POMR（問題志向型診
療記録；plan-do-check-action の PDCA サイク
ル）の考え方にそって治療や支援を進めていく。
ある程度治療関係が形成されてきた段階で本人
の ASD の可能性について触れていくと，環境
調整も含めたその後の支援の展開が進みやすい。

ASDの薬物療法は，主には発達特性に加えて精神症状や心身症が見られ，それに付随する生活上の困難さを認める場合に実施を検討する。ASDの子どもで易刺激性に伴い興奮や攻撃性が強い場合に，AripiprazoleあるいはRisperidoneが適応承認されており，過鎮静や体重増加などの副作用に注意しつつ処方する。

　親に対する面接では少なからず精神療法の要素が求められる。親に対する共感的態度を基礎におきながら同時に具体的な子育ての助言をしていくことを心がけねばならない。相談内容は友達などの対人関係や集団適応，学習面といった多岐にわたるが，知的な遅れのないASDの学齢期に比較的盲点になりがちなものとして3点あげておく。

　①知的な遅れのないASDの場合，小学生になると会話がスムーズになってくることが多く，いつしか親や周囲がASD特有の視覚支援を疎かにする傾向がある。その結果，本人のASD特性に合わない対応を受けることで，本人と家族・学校などとの軋轢を生むことがある。そのため，ことばが伸びてきたとしてもなお視覚支援が必要であることを低年齢のうちから伝えておくよう心がける。

　②さまざまな困難さの背景に感覚特性が関係していることがしばしばある。ところが，熟練した支援者でもうっかりすると「感覚特性から問題点を探る」という観点が抜けることがあるので注意をしておく。生活面で過度な不安や緊張が見られたり，薬物療法を行っても効果不十分な場合などは，感覚特性の視点から情報を集めることで有意義な支援につながることがある。

　③ソーシャルスキルは学齢期の発達支援にかかわる重要な要素であるが，多領域にまたがる多様な概念であり，それを親が正しく解釈し実際の生活場面で適用していくことは意外と難しい。ともするとソーシャルスキルのことを，「問題行動を起こさず周囲とうまくやっていくために鍛えるべきテクニック」と思われがちである。支援者が安易にソーシャルスキルという

言葉を用いると，親が自分の理解できる範囲でそれを解釈し，しばしば支援者が伝えたかったこととはおよそかけ離れたふうに誤解してしまうことがあるので注意を要する。助言を行う際には安易に専門用語を用いるよりもその子と親に即した具体的なことばを用いるように心がける。

　学齢期のうち，小学校中学年（3～4年生あたり）は，幼児期からフォローアップされてきたケースの予後を見積もるには重要な時期と想定される（図2）（岩佐，2020）。幼児期から療育を受け始め，就学後も特別支援教育など必要なサービスを受けて，子どもも親もうまくやっていけそうな見通しが持ててくる時期でもあり，その一方で対人関係や仲間関係が複雑になり学習課題も難しくなることで生活・学習面が破綻してきたり，はたまた精神症状が出てきて持続的な医療が必要になることが見込まれる時期でもある。発達精神医学としても，「このケースがASDにあてはまるかどうか」といった判断（カテゴリ診断）に留まらず，これまでの経過からある程度予後を推測する（予後診断）という新しい挑戦の時代を迎えている。

Ⅳ　青年期の支援・治療

　思春期から青年期にかけての支援・治療は，前項で述べた予防的な観点でフォローアップしてきた場合と，親も子どももこれまでASDの存在を認識しないままに経過し事態が大きくこじれた状態で新規に来院した場合とではかなり様相が異なる。前者の予防的な観点でフォローアップしてきたケースにとっての青年期は，幼児期から学齢期にかけて中長期的に環境調整を含めた精神療法を経て，子どもと親の成長をようやく目に見える形で実感できるいわば収穫の時期である。また，青年期になると，本人と親との関係が変化し，支援のあり方としても親支援よりも本人とのやりとりがいよいよ主になってくる。学校・仕事・余暇などで比較的安定した社会参加が達成できている場合でも，知的な

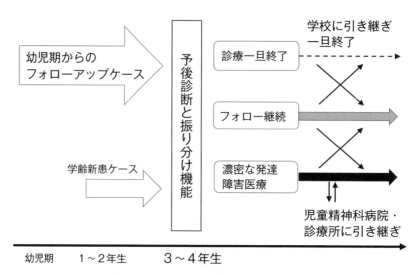

図2　フォローアップケースの重要時期

水準に比べて生活スキルの育ちが著しく弱いことがあり注意を要する。小児期から成人期をつなぐトランジション（移行期）は全国的な課題である。知的な遅れのない ASD の支援は歴史的に見ればまだ新しい分野であり，医療における転科だけでなく，教育・保健・福祉・労働など複数の分野で本人を中心に据えたトランジションを達成するために，行政も巻き込んだシステム作りが必要となっている。

　事態が大きくこじれた状態で新規に来院した場合，不安や強迫などさまざまな精神症状を呈することがあり，ASD の発達特性に加えて精神症状や心身症にかかわる評価を同時に行う（あるいは精神症状にかかわる評価を優先して行う）。必要に応じて薬物療法を検討するが，感覚特性や慣れないことへの不安などから副作用に敏感な人もおり，丁寧な説明を心がけると共に，薬物療法のみで事態が完全に良くなるとは限らないことなど，ある程度の見通しを共有して治療関係の構築を図る。睡眠の問題を抱え薬物療法の適応となることも多いが，知的な遅れのない ASD の場合は生活スキルが弱いために睡眠の問題が起きていることも多く，薬物療法のみならず生活指導や訪問看護などを通して

地道に生活習慣の是正を図る必要がある。不登校や引きこもり状態は薬物療法だけで改善することはなく，心理社会的支援の中で本人が安心できる居場所を模索する。精神科ショート・ケアで，ASD について疾患別等専門プログラム加算の算定が一定の条件のもとに可能である。

　思春期以降は学齢期に比べて相対的に診療における本人とのやりとりの比重が大きくなるが，それでもなお親とのかかわりは重要である。本人の発達特性に対して無理解であるが故に親子の関係がこじれている場合，親に対して懇切丁寧に本人の特徴を説明する必要がある。一方的に本人の特徴を説明するのではなく，共感的態度を基本にすえて，親なりにこれまで試行錯誤してきた労力をねぎらうことを心がける。現在起こっている親からみた問題点についてだけでなくこれまでに生じてきた問題点についても扱うことで，過去と現在がつながり親の理解が深まることがある。PARS（Parent-Interview ASD Rrating Scale）（一般社団法人発達障害支援のための評価研究会，2024）などの親面接評価ツールを用いると，過去や現在の状況を系統的かつ効率的に把握しやすくなり，親とも本人の特性を共有しやすくなる。かつて ASD の診断を

受けしばらく診療が中断されていたケースの場合，診療の中断期間に起きた出来事を振り返り，成長がみられる点と課題となっている点を整理するように心がける。

　小学校高学年から青年期にかけては，本人に対し ASD の特性について診断名を交えて説明する機会が増えてくる。診断名を共有することにより，本人の特性に対する理解が深まり，自らが発達特性にそった対処法を考えるようになり，診察での相談がスムーズになるといった効果が期待できる。ただし，診断名を伝えることは必須ではない。また，医師が直接説明するのではなく親から伝える場合も多い。診断名の伝え方については医師の考え方によりさまざまであるが，筆者の場合 4 つの原則を心がけている。

　①専門用語を用いることに固執せず，本人の生活に即した日常的な言葉を用いる。

　②病気ではなく心配する必要はないこと，悪いことではなく君という人間を構成する大事でしばしば有益な要素でもあることを伝える。

　③診断名だけ伝えるのではなく，診断名があることで本人にとって有益な解決方法が見つかるようにする（例えば，ASD の特性として視覚的な見通しを丁寧に持った方が良いので，メモをとるようにした方がよいなど）。

　④診断名があることで周囲の理解が得られて困っていることを相談しやすくなる利点があるが，重要個人情報であり誰彼構わず伝えることは避けることを伝える。

　実際の臨床では，親と話し合ったり，自分でインターネットや SNS などから情報を得たりなどして，既に本人なりに診断名の当たりをつけていることが多い。診断名を伝える際に，自分で調べたことがあるか，どのように捉えているかを確認した上で，理解が不十分な点や誤解している点などがあれば丹念に説明するようにする。診断名を押し付けることはせずに，むしろ本人がどのように捉えているかを丹念に聞くことで，周囲からはわかりにくかった内的な体験が語られ，場合によっては再評価の上で重複

診断を追加するといった診断名の変更についても検討することがある。

　大学生の ASD は，ここ最近の社会的なトピックスである。大学生はその後の本格的に社会に出て行く前段階のいわば成人期における早期支援に相当し，以前に比べると合理的配慮に関心を持ち本人への支援をする大学も増えてきた。診断書などを通して，大学と連携をとる場合もある。履修科目の選択やレポート提出などの授業関係に加えて卒業後の進路選択や学生アルバイトなどでの出来事を題材にして，ASD 特性について本人と共有し自己理解の深化に努める。対人関係など ASD 特性に関係の深い困りごとに関しては，対処の仕方を場合分けするなどして丁寧にアドバイスする。交友関係で行き詰まると，それまでに培ってきた友人との連絡を一切絶つことでその場をとりあえず切り抜ける対処をする人もいる。状況からしてその方法がやむを得ない場合もあるが，その方法を繰り返すうちに無理が生じ成人期に心理社会的にひっ迫するため，たとえ親密でなくてもそれなりに適度な距離で対人関係を維持する経験を持てるよう助言をすることが望ましい。大学を卒業した後に，就労移行支援や職業能力開発校で経験を積むコースを辿る事例も一定数存在し，数年先を見据えて本人の特性にあわせた方向性についてやりとりすることが求められる。親以外の人に支援を得る経験をすることは，適切な親離れ・子離れを促進することにつながるため有意義である。

V　さいごに―知的な遅れのない ASD の凸凹に着目する

　知的な遅れのない ASD の支援において，本人の得意なことや大事にしていることを社会参加やメンタルヘルスの向上に生かすことは重要である。これは発達障害の分野ではもともと療育やリハビリテーションの視点から生まれた発想であり，本人の弱みだけに注意が向くと診察や面接における生活指導は単調でいつしか窮屈

なものとなるのに対し，本人の強みを生かすことで支援の道筋がだんだんと見えてくる。強みを生かす中で次第に苦手な対人関係などが成長していくこともあるし，たとえ苦手なままだとしても強みがあることでメンタルヘルスが維持されて，その人らしい可愛げがある人格が構築される礎ともなる（ASD に限らず人が周囲の支援をうけながら社会的に生きていく上で，その人らしい可愛げがあることは大きな武器となり得る）。ただし，本人あるいは親の困りごとはコミュニケーションや対人関係など本人の苦手なことに関連しており，そのことを無視して，「得意なことを生かしましょう」とただ述べるだけでは，治療関係の構築には至らない。そのため，凸と凹の両方をバランス良く扱うことが必要となる。

　知的な遅れのない ASD の凸凹に着目することは全ライフステージを通して重要な観点であるが，無治療で経過し失敗体験で精神がズタズタに切り裂かれた ASD 成人ともなると，本人はもとより支援者側も「強みを生かす」という

ことを実感することはすぐには難しいかもしれない。筆者の印象としては，青年期・成人期に比べて小児期あるいは早期の段階の方が本人の強みを探すことは容易であり，そのことを本人や親と共有しやすい。強みを支援に生かすという視点を養うためにも，小児期あるいは早期の段階の ASD に対する臨床経験を積んでおくことには一定の意義があると考えられる。

文　献

一般社団法人発達障害支援のための評価研究会（2024）Available from：https://pars-japan.com/hp/index.php.（2024 年 1 月 30 日閲覧）

Iwasa M, Shimizu Y & Hara I et al.（2019）The earlier, the better? Diagnostic experiences of parents in a community-based early intervention system for preschool children with autism. Autism and Developmental Language Impairments, 4；1-12.

岩佐光章（2020）地域療育センターの現状とこれから―子どもの学校生活を中心にすえた発達障害医療と特別支援教育の連携システム化．発達障害研究, 42（2）；85.

注意欠如多動症の治療と支援

Akira Imamura

今村　明*

I　はじめに

　注意欠如多動症（Attention Deficit Hyperactivity Disorder：ADHD）は，不注意と多動性・衝動性を主症状とする神経発達症の一つである。ADHD は成人期以降にその特性が気づかれることもあるが，基本的には 12 歳までにその症状が発現していることが診断要件となっているため，特に児童期とそれに続く青年期の対応は重要となる。

　本稿では，ADHD に対する児童期（本稿では主として小学生を指す）・青年期（本稿では，主として中学生・高校生を指すが，20 代前半までの大学生・専門学校生も含む）の治療・支援を日常の精神療法の場でどのように行っていくかについて，筆者が重要と考えていることをご紹介したいと思う。

II　ADHD についての理解—ICD-11 より

　ICD-11 では，ADHD の症状（特に報酬系の障害）に対して「持続的な刺激／報酬が得られない課題や精神的努力の持続を要する課題に対して，注意を維持することが困難である」，「リスクや結果を熟慮することなく，目の前の刺激に反応して行動する傾向がある」と記載されて

いる。これは刺激／報酬に反応することで注意が逸れやすいが，逆に強く持続的な刺激／報酬や目の前の刺激／報酬，精神的労力や退屈さを感じさせない（スリルや興奮を感じる）刺激に対しては，そちらへ注意が向きやすく，過集中となる場合もあることを示唆しているように思われる。過集中 Hyperfocusing ／ Overfocusing は，うまく刺激／報酬が設定できれば強い集中力を発揮できることになり（Hyperfocusing），学業やスポーツ，その他の課題で好ましい結果を収めることにつながるが，刺激／報酬に過剰にのめりこむ状態となると（Overfocusing），依存症や不安に関連する負の状態に陥る場合がある。

　また ICD-11 では，ADHD の症状（実行機能系の障害）に対して「目の前の課題と関係のない刺激や無関係な考えに簡単に脱線する」，「計画，管理，整理することが困難」という記載があり，ADHD 児・者の日常生活上「計画，管理，整理」についての対策が最も重要となることが示唆されているように思われる。

　さらに ICD-11 では，いわゆる二次障害として「気分症群」，「不安及び恐怖関連症」や「反抗挑発症」，「素行・非社会行動症」，「パーソナリティ症」やアディクションがみられることが示されている。このような二次障害に至る流れを，「内在化障害」，「外在化障害」に分けて，

＊長崎大学生命医科学域保健学系作業療法学分野
　〒852-8520　長崎県長崎市坂本 1-7-1

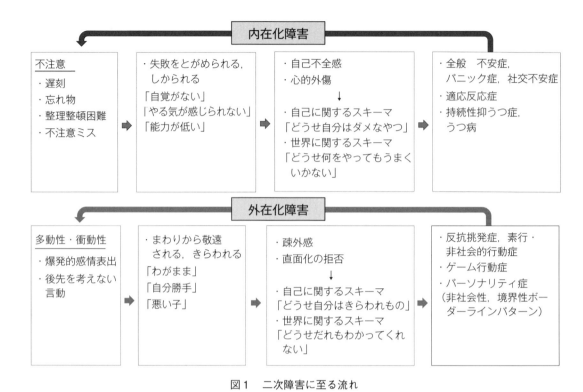

図1　二次障害に至る流れ

図1に示す（今村，2016）。

　ADHD 児・者が精神科を受診する場合には，このような二次障害によって，乳幼児期の愛着形成により一旦形作られた自分や他者に対する「基本的信頼感」やこの世界に対する「安心・安全な感覚」が損なわれ，それによって不適応反応が生じやすくなっているものと思われる。そのため，まず担当医との良好な治療関係が築かれ，「基本的信頼感」が醸成されることが，治療・支援のための最重要点となるものと考える。

Ⅲ　児童期・青年期の ADHD 特性の理解／心理社会的治療・支援

1．心理社会的治療・支援の種類

　ADHD の児童期・青年期の心理社会的治療・支援としては，① ADHD 児・者の親（あるいは主な養育者）を対象としたもの：ペアレント・トレーニングなど，② ADHD 児・者自身を対象としたもの：行動療法（応用行動分析をベースとしたもの），認知行動療法，コーチングなど，に分けられる。一般的には児童期は①が中心で，青年期になると徐々に②の比重が大きくなっていくものと考えられる。またPCIT（親子相互交流療法 Parent-Child Interaction Therapy）のように①と②を連動して行うものもある。

　大切なことは，どの治療・支援に関しても，1クールで終わらず，ある程度の期間を置いて，あるいは節目の時期に，内容を現在の ADHD児・者の状態に合わせて，アップデートすることである。

2．初診・基本的信頼感の醸成

　どのようなケースもそうであるが，児童期・青年期の ADHD 症例においても，初診は重要である。前述のように ADHD 児・者の治療・支援の第一歩が，担当医との良好な治療関係による基本的信頼感の醸成であるため，筆者は以

下のような態度で面接を行っている。

　まず子どもと「よい出会いの場」になることを目指す。どうしても親が主体の面接となりがちであるが，親子どちらにも丁寧なあいさつを行い，「君と出会えたことがうれしい」という気持ちで接する。子どもは，これまで家庭でも学校でも，他の支援機関，医療機関でも，叱責されるばかりでわかってもらえないという傷つき体験を繰り返してきた可能性がある。「誰もわかってくれない」という子どもに対して「わかろうとしてくれる人」，「自分の気持ちを代弁しようとしてくれる人」として理解してもらうことが大切である。また親は，長い紆余曲折を経て，精神科外来にたどり着いたケースも多い。「これまで本当に大変でしたね」と支持的共感的態度で接することが重要である。

　今回の受診についての気持ちを，家族，子ども両方に尋ねる。親子同時面接か別々の面接かは，ケースバイケースである。基本的には，どちらがよいか子どもに尋ねるようにしている。子どもよりも母親の方が不安を強く抱えているケースもある。このような場合は必ず子どもと別に面接を行い，母親の不安を傾聴する。

　子どもを放っておいて，親だけでどんどん話を進めることは避け，特に服薬などが必要な時には子どもの意見は十分聞くべきである。子どもは自分の言葉で自分の内面を語ることに慣れていない。そのため，その子に合った言葉を使い対話する。場合によってはクローズド・クエスチョンで質問を行い，ときどき「〜ということなんだね」と共感的に聞き直し，確認する。子どもの言葉をサンプリングすることも必要である。

　以上のような形で，親と子どもの両方から基本的信頼感が得られることを最優先として，初回の面接を行う。もちろんこの基本的な姿勢は，初回面接以後も継続する必要がある。

3．心理教育

　自己や他者に対する基本的信頼感が欠如している ADHD 児・者とその親に対して，ADHD 特性を「困難さ」だけではなく「強み」も含めて理解を進めていくことは，非常に重要である。児童期には親や教師が子どもの状態を理解することが必要なので，まずは親や教師に対する心理教育が必要となる。子どもに対しては診断名の告知ではなく，自己理解の促進のための特性の告知があった方が望ましい。特性告知と連動して，子どもが理解しやすい内容で視覚的な資料を用いて（筆者は "PowerPoint" を使用）心理教育を行うことは有用である。

　心理教育の内容として，筆者は以下のようなことを伝えている。

① ADHD は一般人口の 5 〜 7 %（14 人から 20 人に一人）にみられる「一般的によくみられる状態（Common Condition）」で，「脳神経発達の多様性（ニューロダイバーシティ：Neurodiversity）」の一つであり，運動の神経発達で言うと「左利き」のような状態である。少数派に属するため困ることもあるが（例：左利きであれば文字を左から右に書く時に書きにくい），特定の場面では，力を発揮する場合がある（例：左利きであれば野球やボクシングなどのスポーツで）こと

② ADHD の不注意症状，多動性・衝動性症状とその背景にあるもの（本人にとっての刺激や報酬に吸い寄せられることが多い。その結果としてプラスの特性とマイナスの特性が生じる→ "Ⅱ" で説明）

③本人が感じている「困難さ（計画・管理・整理の苦手さからくる失敗体験，感情調整の困難さからくる対人トラブルなど）」と本人が持っている「強み（自分が報酬を感じたものには高度の集中が持続できる，活動性が高く積極性がありアイディアが豊富など）」

④内在化障害（不安，うつなど）と外在化障害（行動上の問題，アディクションなど）が起こる機序（図1で説明）。

⑤ ADHD 特性が社会の中で活かされているケースについて〈例：「ADHD 狩猟民族末裔説」

トム・ハートマン（下記），史上最強のオリンピック選手マイケル・フェルプス（水泳選手）〉

ここでトム・ハートマン（2006）の「ADHD 狩猟民族（ハンター）末裔説」について説明する：

　ADHD 児・者は，日常的な課題はすぐに退屈して中断したり先延ばしにしたり（不注意），獲物（報酬・刺激）を探して絶えずきょろきょろ・うろうろし（多動性），危険な状態を強い刺激としてとらえる（報酬系の障害）。獲物が現れると，目の前の獲物に一直線（衝動性），狩りに没頭して周りが見えなくなる（過集中：Overfocusing）。このように ADHD 特性は，狩猟民族（ハンター）としてみると優れた特性となるが，現在の農耕民族（ファーマー）から発展した管理社会では，「障害」として捉えられてしまう。しかし ADHD 特性を「強み」として見ると，普段からさまざまなことに興味を持ち（旺盛な知的好奇心），さまざまなことに積極的に関与し（行動力の高さ），一旦ターゲットが決まるとどんどん新しいアイディアが出て（豊かな創造性），高い集中力を発揮する（過集中：Hyperfocusing）傾向とも考えられる。

　以上がトム・ハートマンの「ハンター・ファーマー仮説」であるが，これには十分な学術的エビデンスがあるわけではなく，トム・ハートマンが ADHD 特性についてできるだけポジティブに受け止められるように，ユーモアを交えて唱えている仮説である。以前ハンターとして獲物を追い求めていた ADHD 児・者たちは，現在ではネット空間でゲーマーとなって刺激や報酬を追い求めるのかもしれない。

　このような心理教育を行うことにより，ADHD 児・者や家族（または教員）が，ADHD 特性とその「困難さ」，「強み」をバランスよく理解し，この世の中に対する基本的信頼感と自己肯定感を回復させて，その後の心理社会的治療や薬物

療法へとつながっていくことが望まれる。

4．ペアレント・トレーニング（Parent Training：PT）

　ペアレント・トレーニングは，1980 年代に UCLA で行われていたものが日本に取り入れられ，さまざまな発展を遂げている。親の子どもに向ける視点を変えることで，子どもの行動が適応的な方向へ変容していくことを目的としている（岩坂，2021）。

　親としてはどうしても問題となる行動に注目しがちであるが，当たり前の行動に注目（肯定的注目）し，相対的に問題となる行動への注目（否定的注目）を減らしながら，適応的な行動の芽生えに着目し，その芽を伸ばしていく（強化していく）。このようなことを続けていくことにより，子どもの行動が変容していく。

　ペアレント・トレーニングはグループで行われることが多いが，筆者はそのエッセンスを日常の外来に取り入れている。親に定期的にワークシートに記入していただき，「好ましい行動（当たり前の行動）：緑色」，「好ましくない行動：黄色」，「許しがたい行動：赤色」と，子どもの行動を 3 つに分類してもらっている。この中で好ましくない行動はなぜ好ましくないのか，許しがたい行動はなぜ許しがたいのかを親に尋ねることによって，親自身がそこまで否定的に見なくてもよいのではないか，と気づく場合がある。また日常の何気ない行動について親に語ってもらっている時に，その一部を取り上げて称賛すると，親の中に肯定的な視線が育っていくようになる。

　このように本来親が持っている「子どもを抱える力」を引き出し，親子ともに自己肯定感が向上するように導いていく。ペアレント・トレーニングは，主として小学生までの子どもが対象であるが，アレンジ次第で，青年期以降の ADHD に対しても効果を上げることができる，と筆者は考える。また同様の手法を使ったティーチャー・トレーニングも学校との連携の中で

その手法を用いることができる。

5．認知行動療法
（Cognitive Behavioral Therapy：CBT）

　青年期（本稿では中学生以上）における心理社会的治療・支援は，親から徐々に子どもの方へとその主体が移行していく。ADHDの認知行動療法は，成人期に集団で行われることが多いが（サフレン，2011），筆者はこれを青年期ADHDの通常外来に取り入れている。

　1回のセッションでは，ホームワークの振り返り，アジェンダの設定，必要なスキルやシステムについての話し合い，次のホームワークの設定などを行う。取り上げられるスキルやシステムは，時間や空間のマネジメント（不注意症状に対して）や怒りのコントロール（多動性・衝動性に対して）など，ADHDの中核症状に関わるものや，不安や抑うつ，アディクションなど二次的な状態に関わるものである。できるだけ子どもにもわかりやすくなじみやすい視覚的な資料を使用することが望ましい。

　ADHD児・者にとって，ホームワークを行うことは困難であることが多いので，それが無理強いにならないように気を配る必要がある。これに関しても，前述の「本人の適応的な行動の芽生えに肯定的な注目を行う」ことが最重要点として挙げられる。また，ADHD児やその親は，受診時の遅刻，土壇場でのキャンセル等が多いが，後日それに対しての振り返りを行う場合は，その本人や親が何とかして時間を守ろうと努力した過程を評価することが必要である。

6．コーチング

　コーチングとは，元々「馬車（Coach）」からきた言葉で，「人が行きたい場所まで送り届ける」という意味だったが，現在は，「人が目標に向かって進むのを支援する」，という意味として使われる。実行機能に問題のあるADHD児・者にとって，実行機能を補う形となるコーチングは有益であることが多く，海外ではADHDコーチという職種も存在する。

　認知行動療法とコーチングの共通点は多いが，認知行動療法は，病的な部分に対して治療の一環として行われることが中心であるのに対し，コーチングはもう少し幅広く，日常生活上のさまざまな課題に対して，バランスのとれた健康的なライフスタイルを形成するための習慣化に焦点を当てる傾向が強い（熊谷他，2019）。

　筆者はADHD児・者へのコーチングとして，①適切な目標設定と動機づけへのサポート，②目標の細分化（スモールステップ）へのサポート，③脱線や先延ばしを防ぐための自己監視機能のサポート（報告義務の設定），の3つを中心に行っている。目標として取り上げるのは，時間と空間のマネジメント（日常的に片付けを行う，遅刻をなくす）やセルフコントロール（食事，睡眠，運動，ネット使用等）などである。

　世の中に対する基本的信頼感が失われた状態のADHD児・者は，自律神経系の変動を起こしやすく，交感神経優位となると過覚醒で過敏性の高い状態となり，特に多動性・衝動性に対する症状が増悪する場合がある。また古いタイプの副交感神経（背側迷走神経複合体）優位となると，低覚醒で意欲・活力の減退が起こり，不注意症状が増悪する場合がある。このような状態となりやすいため，ADHD児・者の支援では，「睡眠 - 食事 - 運動」の3つが，しっかりと歯車がかみ合って安定していくように導くことが大切である。そのために上記のようなコーチングの手法が有効であるものと思われる。

7．学習支援

　ADHD児・者への心理社会的支援として特に大切なことは「学習支援」である。ADHD児・者は，計画的に勉強をすることが苦手で，自分が刺激／報酬であると感じないことについては，徹底してやる気が出ず，勉強をしないので成績は下降し，自己肯定感がさらに低下してしまう。このような悪循環から解放されるために，ADHD児・者にその人に合った学習法を

指導していくことが大切である。

　学習支援では，まず動機づけが大事である。これはどのようにしたら「持続的な刺激／報酬」を設定できるか，言い換えると，どのようにしたらうまく目の前にニンジンをぶら下げることができるか，を検討することである。

　次に大事なのはセッティングである。目の前にゲーム機や漫画の本があったりすると，ADHD 児はすぐにそちらの刺激に気を取られてしまう。そのために，まずは勉強する環境で，ゲーム機や漫画やテレビが視界に入らないようにすることが大切である。また一人で勉強するとどうしても注意が逸れてしまうので，親と対面で勉強できるように，食後に食卓を家族みんなで片づけて，大人は読書や仕事，子どもは勉強，とみんなで課題を持ち寄って行う方法もある。親がスマホをいじっていて，子どもだけ勉強させようとしてもうまくいかないのは当たり前である。

　1 クールの時間を短くして（例：10 分），終わったらちょっとしたご褒美があり（例：一口グミ），また次をスタートするというように，勉強時間と休憩時間を交互に行う方法が有効な場合がある。筆者はこれを「サンドイッチ学習」と呼んでいる。

　また，クイズ形式にしてできるだけ楽しく勉強を行う（それが報酬となる）ことも有効である。理科や社会などの知識を問う問題は，親が子どもに教科書を見ながらクイズ形式で問題を出して子どもが答える方式がいいようである。もちろん一回で終わらせず，その後の復習を行い，知識を定着させることも必要である。算数の計算問題などでは，タイムトライアル式に，時間を計りながら何問できるかと進めていくのも，子どものやる気に繋がる場合がある。

　また，体を動かしながら勉強する方法もある。タイムトライアルに，1 問できるたびに反対側の柱にタッチしてまた戻ってくるという動きを加えると，よりエキサイティングになる。暗記も，座ってではなく立って歩きながら覚えたほうが覚えやすいという ADHD 児もいる。

　このような楽しい勉強法を，親子と担当医とで考え，次回受診の時に報告してもらう。担当医からは肯定的なフィードバックを行い，また次回その成果を報告してもらう。このようにして親子の間や担当医との間で基本的信頼感の醸成がなされ，面接の場が楽しいものとなり，最終的に子どもが自己肯定感を回復していくことが望ましい。

8．問題となる行動への対応

　ADHD 児・者は，リスクや結果を熟慮することなく，危険な行動を行ってしまう場合がある。また，外在化障害の状態で，暴力的になったり，物を盗ったり（自家金持ち出しを含む），ゲームに過度にのめりこんで心身ともに健康的な生活が送れなくなったり，といった問題となる行動を繰り返してしまう人もいる。

　このような，ペアレント・トレーニングでは赤色に分類される行動に対して，ただ「やってはいけない」と強く叱責し，禁止するだけでは，その場では泣いて謝って反省しているように見えても，しばらくするとまた同じような行動が繰り返されることが多い。

　筆者は，基本的には内在化障害には外在化を（不安やうつなどに対してすべて自分が悪いと考えないように），外在化障害には内在化を（起こしてしまったことを自分の問題としてしっかりと受け止められるように）行っていくことが治療上必要であると考えている。特に外在化障害では「心理教育」によって，自分の「困難さ」と「強み」をバランスよく理解し，やってしまったことにしっかりと直面化しながら，親や支援者とともに，同様のことを繰り返さないよう一日一日を過ごしていくことが必要となる。

　行動療法としては，応用行動分析の「分化強化（Differential Reinforcement）」を行う。これは，標的行動以外のあらゆる行動を強化する，つまり何もしていない状態も評価する（クーパー，2013）。

例えば，周期的に万引きをする子どもがいたら，これまでの万引きの頻度から，数カ月ごとに繰り返す子どもに対しては週に一回，毎週のように繰り返す子どもには毎日，「肯定的な振り返り」を行うよう親にコーチングを行う。毎日行う場合には，夕食後に子どもの一日の行動を確認する。その上で，一日，問題となる行動を起こさずに過ごすことができたことを評価し，称賛する。この場合，必ずしも「ほめる」ことにこだわる必要はなく，「約束を守ってくれてありがとう」と笑顔で感謝を示すだけでも効果があることが多い。

また子どもが不登校となり，一日の大半をゲームで過ごしている状態であれば，ゲームをやっていない時間を肯定的に評価するよう，親にコーチングを行う。ゲーム中は目がぎらぎらしていた子どもがちょっと疲れてソファで休んでいたりする時に，「ゆっくりできているね」と笑顔で声をかける（ここで間違っても「勉強しなさい」と言ってはいけない）。そのような声掛けを繰り返す中で，少しずつ親と共有できる活動を探していく。例えば親子でスポーツ観戦をしたり，キャッチボールやバトミントンを行ったり，魚つりや山登りへ行ったり，料理をしたり模型を作ったり，ペットのお世話をしたり一緒に遊んだりすることで，相対的にゲームの時間を減らしていく。このような形で，ゲーム以外の活動を行っているところに肯定的に注目し，強化していく。

IV　おわりに

児童期・青年期の ADHD に対する心理社会的治療・支援について，筆者が日常の臨床で気を付けていることを述べた。

ADHD 児・者は，繰り返される失敗体験や対人トラブルにより，「どうせ自分は何をやってもだめな結果に終わる」，「どうせだれも自分をわかってくれない」というスキーマが生じてしまい，結果として内在化障害（不安，うつ，強迫など），外在化障害（チャレンジング行動，ネット／ゲームへのアディクション）が生じてしまう。このような状態について，基本的には本文に示した通り，親子ともに担当医に対して基本的信頼感が得られるような治療関係を時間をかけて築いていくことが大切である。その上で親子が自己肯定感，自己効力感を取り戻すことができるように導いていく。

本稿によって思春期・青年期 ADHD の心理社会的支援・治療の楽しさを少しでも感じていただければ幸いである。

文　　献

今村明（2016）第 15 章　おとなの発達障害（発達症）―外来での精神療法と短時間化の工夫．（中村敬編集）日常診療における精神療法：10 分間で何ができるか．星和書店．

岩坂英巳編著（2021）困っている子をほめて育てる ペアレント・トレーニングガイドブック第 2 版―活用のポイントと実践例．じほう．

ジョン・O・クーパー，ティモシー・E・ヘロン，ウイリアム・L・ヒューワード著，中野良顯訳（2013）応用行動分析学．明石書店．

熊谷恵子監修，安藤瑞穂著（2019）ADHD のコーチング 実行機能へのアプローチ―わかっていてもやる気が出ない続かないへの対応策．図書文化社．

スティーブン・A・サフレン，スーザン・スピリッチ，キャロル・A・パールマン他著，坂野雄二監訳（2011）大人の ADHD の認知行動療法―本人のためのワークブック．日本評論社．

トム・ハートマン著，嶋垣ナオミ訳（2006）ADHD サクセスストーリー―明るく生きるヒント集．東京書籍．

限局性学習症の合理的配慮と心理的支援

Tomone Takahashi

高橋　知音[*]

I　はじめに

限局性学習症（Specific Learning Disorder；SLD）は学習困難を伴う神経発達症であるが，学習障害（Learning Disabilities；LD：本稿では引用元に合わせて，LD，SLD を使い分ける）の診断がある中学生の 59.5％が不登校であったとの調査結果や（小枝，2002），少年院に在籍する非行少年の 63.9％に LD の疑いがあるとの報告もあり（松浦他，2007），その影響は単なる学習の問題にとどまらない。これらの結果は，SLD に早期に気づき，適切な支援を提供することの重要性を示しているといえる。SLD への対応においては，指導，訓練によって機能障害を改善するというアプローチだけでなく，さまざまなツールの使用や，学校等がやり方を変更・調整する合理的配慮が不可欠である。本稿では，こうしたさまざまなアプローチの概要を紹介する。

II　支援の前提となる SLD の理解

SLD のある児童・青年への支援を考える際には，読み書きや算数・数学を構成する要素のどこにどの程度の困難があるのか，またどのような背景要因が影響しているかを見極める必要

＊信州大学教育学部
　〒 380-8544　長野県長野市西長野 6 のロ

がある。SLD の診断基準を見ると，困難がみられる学業的技能は「読み，書き」ではなく読字（文字・単語の認識と理解），読解（文章の理解），綴字（英語ではスペリングのことであり，日本語であれば仮名文字による正しい表記や漢字が書けることに相当），書字表出（正しい文法や句読点の使用，文章表現など）である。算数・数学に関しては，数字の概念，数値，計算の習得の困難さと，数学的推論の困難さである（American Psychiatric Association, 2023）。読み書きや算数・数学がどのような要素から構成されているかを理解することは，検査の選択や診断に必須である。

次に理解すべきポイントは，読み書き困難を生じさせる疾患は SLD だけではないということである。例えば，言語症，発達性協調運動症，知的発達症，自閉スペクトラム症，注意欠如多動症，外傷性脳損傷などが読み書きに影響を与える。読み書きは視覚的な活動であることから，視機能の障害も影響する。これらの疾患の読み書きへの影響に関するレビューは他の文献を参照してほしい（高橋他，2022）。背景要因は「どれか」ということではなく，複数要因が関わっていることの方が多いかもしれない。主訴が学習に関することであったとしても，効果的な支援のためには，さまざまな可能性を考えた包括的なアセスメントが不可欠である。

Ⅲ　SLD のある児童・青年への支援

支援を考える際には，SLD のある個人への
アプローチと周囲の環境へのアプローチに分け
て考えるとわかりやすい。個人へのアプローチ
は工夫された指導や教材，訓練によって学業的
技能の向上や機能障害の改善を目指す方法と，
ツールの使用によって機能障害による弱さを補
う方法がある。環境へのアプローチでは，対象
となる個人ではなく，周囲が変わることで機能
障害があっても困難を感じないようにする。対
象者が法律上の「障害者」にあたる場合，学校
等にやり方の変更・調整を求めるのが合理的配
慮である。

1．学業的技能の向上，機能障害の改善を目指すアプローチ

読むことに困難がある場合，それを向上させ
ることはできるだろうか。SLD の下位カテゴ
リーの中でもっとも多いと考えられるのは，読
字不全を伴うものである。米国では LD のある
子どもの 90％に読み困難があり（Kavale et al.,
1992），読み困難がある子どもの 95％に読字の
問題が見られたとの報告がある（Leach et al.,
2003）。そのため，SLD の中でも読字不全への
介入研究が多く行われている。これらの文献レ
ビューから，音素と文字列の組合せ，表記ルー
ル，形態素といった単語の読みに関わる要素に
焦点をあて，さまざまな方法（見る，言う，書
く，文の中で使う）を組み合わせて指導するこ
とが有効であるとされている。しかし，こうし
た有効性は読みの習得初期や，読み困難の程度
が軽度である場合で示されている一方，年齢が
上の子ども，困難が大きな子どもでは効果が少
ない。さらに，青年期，成人期では有効性は限
定的である（Fletcher et al., 2019）。

日本語では，読みの習得初期において，多層
指導モデル MIM（海津他，2010），Ｔ式ひらが
な音読支援（小枝，2010）の有効性が示されて
いる。これらは，指導への反応モデル（Re-
sponse to Instruction；RTI）の考え方に基づ
いて開発された方法で，通常学級の子ども全体
に対する効果的な指導から始め，そこで効果が
十分でない子どもを対象に，補足的な指導，個
別的な指導を展開する。多層指導モデル MIM
は，ひらがなの特殊表記の読みに焦点をあてた
指導法に特徴がある。Ｔ式ひらがな音読支援で
は，ひらがなの音読や語彙の学習を目的とした
アプリが提供されている。国内では，これら以
外に有効性が示された介入法は限られている。
介入に関する報告の多くは SLD 等のある対象
者に，検査結果等をふまえて個別に指導したも
のである。これらの報告に見られる介入は，機
能障害を改善するというより，認知特性等をふ
まえて機能障害があっても学びやすいように教
材や指導法を工夫したものとなっている。

読みの習得初期を過ぎると，読解の重要性が
増してくる。読字の流暢性が十分でなければ読
解にも時間がかかるが，言語理解能力の高さが
ある場合，読字の遅さを読解能力の高さで補う
ことで表面的には読むことの困難さがあまり目
立たないケースもある。そのような点から，読
解方略の指導は，読字不全が軽度である場合に
学習困難を生じさせるリスクを低下させる効果
も期待される。読解方略の指導として，アンダ
ーラインや付箋の活用法や，文章における重要
ポイントの見つけ方を具体的に示すことなどが
あげられる。読み取った内容をコンセプトマッ
プやマインドマップなど，視覚化，図式化して
整理する方法も有効である。読み書き困難のな
い大学生が対象だが，マインドマップを用いた
教育実践の事例も報告されている（上田，
2011）。

機能障害そのものへのアプローチとしてはビ
ジョンセラピー（ビジョントレーニング）があ
る。これは，眼球運動，視覚的注意のコントロ
ール，視覚認知の訓練教材を使って，読み書き
の改善を目指すものである。文献レビューの結
果，SLD のある子どもの読み書き困難改善へ
の効果は示されていないが，輻輳不全には有効

であった（Wang et al., 2022）。輻輳不全を含む視機能の障害によって引き起こされる症状として，同じ行や単語の読み直し，複視（ものが二重に見える），文字が動いて見えたりちらついて見えたりする，集中困難，目の疲れなどがあるとされている（García-Muñoz et al., 2014；岡野他，2016）。これらは，SLD がある人の見え方，症状として紹介されることもある。そして，視機能の障害は稀なものではない。小学生からから 19 歳の有病率に関して，輻輳不全は 7.8 ～ 19.8%，調節不全は 4.7 ～ 17.8% であったと報告されている（Nunes et al., 2019）。読み書き困難の背景に視機能の障害がある場合には，ビジョンセラピーの実施について検討の余地があるだろう。

近年増えつつある，視覚処理の速さ，視覚的注意，視覚的ワーキングメモリ等に焦点をあて，コンピュータを使ってそれらを訓練する介入法については，メタ分析により有効性が示されている。これらの中には，言語的要素を含むもの，含まないもの，ゲーム仕立てのものなどがあるが，いずれのタイプでも読み速度において有効性が示され，読解成績の改善が示されたものもある（Peters et al., 2019）。今後，国内でも同様のソフトウエアが開発されることが望まれる。

2．ツールにより機能障害を補うアプローチ

現在のところ，国内で学業的技能を向上させる方法は限られており，関連する認知機能の障害を改善する方法も確立されていない。そのため，機能障害をさまざまなツールで補う方法が必要となる。近年の技術的進歩により，高額な専門の機器等がなくても使えるツールが増えている。

1）読むことに関するツール

言語理解能力に問題のない読字不全に関しては，文字を音声化するツールが有効である。デジタル教科書，マルチメディアデイジー教科書（「デイジー（DAISY）」は印刷物を読むことが困難な人向けに開発された電子書籍の国際標準規格）では，読んでいる部分をハイライトしながら音声化する。音声化に加え，ルビ振り，文字サイズの変更，背景色の変更など，機能障害の状態に合わせて読みやすい表示に調整することもできる。デイジー教科書は診断がなくても，読むことに困難があれば誰でも無償で利用できる。

読書は学習においても余暇的な活動としても重要であるが，読字不全があるとそれはストレスフルなものとなり，本を読もうという意欲は低下する。読字不全があっても読書をしやすくする方法として，書籍の内容を音声化することがあげられる。近年普及が進む電子書籍は，タブレット端末等に標準的に備わる読み上げ機能で音声化することができる。これに対し，オーディオブックは書籍の内容を音声化したものを提供するサービスである。電子書籍の読み上げには合成音声を用いるので不自然さが残るが，オーディオブックは人が朗読したものを録音してあるため，聴きやすい。

紙の書籍しかない場合は，スキャンして電子ファイル化することで読み上げが可能になる。購入した本であれば裁断してシートフィーダー付きのスキャナーを用いると短時間で電子ファイル化できる。裁断できない本の場合は，ブックスキャナーを利用する。ブックスキャナーは，カメラの下でページをめくっていくと，撮影したページ画像の歪みを補正しながら文字認識も行い，読み上げ可能な電子ファイルに変換する機器である。電子ファイル化した文書は，画面上でフォント，文字サイズ，背景色などを調整することも容易にできる。

UD（Universal Design）フォントは SLD のある人，視機能の障害がある人にとって読みやすくなるように工夫された字体である。ただし，日本語では UD フォントが発達性読み書き障害のある子どもにおいて有効ではなかったとの報告もある（後藤他，2023）。海外ではディスレクシアのある人のために開発されたフォントが有効だったとの報告もあり（Bachmann et al., 2018），今後さらに検討が必要である。

紙に印刷された文字を読みやすくする上で効果的なツールとして，リーディングトラッカー，リーディングルーラーなどと呼ばれる，色つきの透明シートがある。見やすい色は人によってさまざまであるが，疲れにくい，速く読めるなどの印象が語られることが多い。これらのシートは色がついているだけでなく，読んでいる場所がわかりやすいように線が印刷されていたり，透明部分がスリット状で数行だけが見えるようになっているものもある。細かい文字がぎっしり詰まっているような印刷物を見ることに強いストレスを感じる人，どの行を読んでいたかわからなくなりやすい人などに効果的である。メタ分析の結果からは，読み困難のある子どもにおいてこうしたツールに効果は限定的であるとされている（Griffiths et al., 2016）。一方，対象を限定した上で，有効性を示す報告もある（Stein, 2019）。これらのツールは比較的安価で，誰でも入手可能であることから，機能障害の有無にかかわらず使用されている。いくつかのタイプを備えておいて，気軽に試すことができるようにすると良いのではないだろうか。

2）書くことに関するツール

書くことに関しては，主に協調運動の機能障害による書字困難，漢字学習の困難によって漢字が書けないこと（主にSLDや視機能の障害），文法処理の弱さによる助詞や語形変化の使用の困難（主に言語症），語彙の不足（主に言語症），文章構成の拙さ（高次の認知機能）などのうち，どこに弱さがあるのかによって支援法は異なる。

書字困難の場合，手書きを求めずにタイピングによる入力や，音声入力が有効である。ただし，タイピングでスムーズに入力ができるようになるためには練習が不可欠である。タイピングの練習を促す際は効果を見極めながら行う必要がある。イスラエルでの研究であるが，練習してもタイピングのスピードが上がらないタイピング困難の報告もある（Rosenberg-Adler et al., 2020）。学習に限らず言えることだが，練習効果が得られにくい方法で反復練習を繰り返

すことは苦痛である。タイピングにこだわらず，本人にとって負担の軽い入力方法を検討すると良いだろう。例えば，定型発達の高校生を対象にした研究で，タイピングよりフリック入力の方が入力速度が速かったとする報告もあることから（登本他，2021），フリック入力による書字を検討しても良いかもしれない。

漢字が書けないケースでも，読むことができるなら，ワープロソフトを使用することで文章作成の問題は軽減する。文法処理の弱さにより文の誤りが多い場合は，ワープロソフトの校閲機能を積極的に使うと良い。語彙が乏しい場合は，イラストや語源の説明などを使って語彙を増やすことを目指すような教材を使用する。文章構成については，文章のパターンを具体的に指導したり，読解と同様にアイディアを整理するためにコンセプトマップ，マインドマップ等のツールを活用することが有効である。

視機能の障害は書くことにも影響を及ぼす。タイピングによる入力であれば，画面の色や明るさ，フォントの調節で読みやすく疲れにくい表示に調整することができる。一方，手書きの場合には読むことと異なりリーディングルーラー等を使うわけにはいかない。このような場合は，遮光眼鏡，カラーレンズ等の使用を検討する。漢字学習の困難があった中学生で羞明があることが確認されたため，遮光眼鏡の処方により，学習困難が改善したという症例報告もある（田中他，2011）。

3．合理的配慮の考え方

合理的配慮は，障害者から社会の中にあるバリア（社会的障壁）を取り除いてほしいと意思表明があった際に，行政機関や事業者が過重な負担とならない範囲で変更・調整を行って対応することである。合理的配慮の本質について理解するためには，まず障害の社会モデルについて理解する必要がある。合理的配慮の対象は，法律で定める「障害者」である。障害者基本法によると，心身の機能の障害のある人が，社会

的障壁によって継続的に生活に相当な制限を受ける状態にある場合，その人は「障害者」であるとする。ここで重要なのは，「障害者」が経験する生活上の制限は，社会的障壁によって生じるとする考え方である。社会的障壁とは，機能障害のある人が生活する上で障壁となるような，社会における事物，制度，慣行，観念のことを指す。例えば，運動機能の障害があり車イスを使っている人が電車に乗れないのは，機能障害が原因なのではなく，電車とホームの隙間をそのままにしている事業者の問題と考える。このように，「障害者」が感じる生活上の制限の原因は社会の側にあるとする考え方を「障害の社会モデル」という。このモデルでは，原因となっている障壁を取り除けば生活上の制限がなくなると考える。個別の要望に応じて障壁を除去するのが合理的配慮であり，一定数の利用者に制限があることを想定して，あらかじめそういった障壁を取り除いておくことを事前的改善措置という。多くの人が制限を感じないで利用できるようなデザインがユニバーサルデザインである。合理的配慮の提供に関しては，さまざまな条件や留意事項もあるが，それらの詳細については別の文献を参照してほしい（川島他，2016）。

4．SLD のある児童・青年への合理的配慮

　授業における合理的配慮として，読字障害がある場合は，まず授業中のデジタル教科書，デイジー教科書の使用許可（すなわちタブレット端末等の使用許可）があげられる。書字障害がある場合は，ノートテイクが難しくなることから，パソコン等によるノートテイクの許可，録音許可，板書の撮影許可などが有効である。また，宿題の調整も重要な合理的配慮となる。漢字学習がうまくいかない SLD の場合，単なる反復練習は苦痛を伴うだけで学習効果がない場合がある。認知特性に合った漢字学習教材の使用や，漢字練習の宿題の軽減，免除などを検討する。

　試験における合理的配慮としては，漢字学習

の困難がある場合，問題文の漢字のルビ振り，ひらがな解答許可が有効である。読字障害がある場合は，補助者や情報端末による問題文の読み上げを行う。リーディングルーラー等の使用が有効であるなら，その使用許可も検討する。書字全般の困難がある場合，不器用さが目立ち解答欄への記入が難しい場合は，解答用紙の拡大，補助者による代筆，パソコン等による解答などが考えられる。読み書きの遅さが主たる困難であるなら試験時間延長を選択肢として考えがちであるが，読み上げやタイピングによる解答の方が適切な合理的配慮となる場合もある。実施者の都合ではなく，受験者の意向を尊重することも求められる。読み書き関係の合理的配慮の中でも，読み上げや時間延長など他の受験者との兼ね合いで別室設定が必要なものもある。試験における合理的配慮に関する研究のレビューは他の文献を参照してほしい（高橋，2022）。

　試験は公平性が強く求められることから，なぜその合理的配慮が妥当なのかについて，明確に根拠を示す必要がある。入学試験では，医師の診断書が求められる場合が多いが，単に診断名を示すだけでは根拠にならない。読み書きや算数・数学のどの要素にどの程度の弱さがあるのか，その背景にどのような機能障害があるのか，その機能障害はどの程度かを示す必要がある。合理的配慮の申請が認められるためには，機能障害の状態と求める合理的配慮に論理的整合性があることも求められる。例えば，ASDの診断があるということだけでは試験時間延長は認められない。「協調運動の障害が併存し，読みやすい字を書こうとすると非常に時間がかかること（どの程度時間がかかるか，標準的な値からの逸脱を示す），試験は狭い解答欄に文字を手書きする形式であること，それゆえ解答欄の拡大と時間延長が妥当である」といった内容を記述し，詳細な検査結果も添付する。

5．SLD のある児童・青年のカウンセリング

　SLD というと，学習に関する支援が提供さ

れれば良いと考えがちだが，メンタル面への支援も必要に応じて考える必要がある。SLD のある児童・青年におけるカウンセリングのテーマとして，自己理解とセルフ・アドボカシーが上げあれる（高橋他，2022）。学校では多くの教科で読み書きを通して学ぶ。そのため，読み書きに困難があると学習はストレスフルなものとなり，学校嫌いにつながることもある。児童期・青年期は学校が生活の大部分を占めるため，学習困難から自分はダメだといった否定的な自己イメージが形成されることも少なくない。そこで，「学習全般の問題ではなく，読み書きの特定の要素がうまくいかないだけであって，方法を工夫したり配慮を受けたりすれば力が発揮できる」という，自身の状態の正しい理解が必要になる。子どもの発達段階に合わせ，早い段階から自己理解が進むよう，説明をしていく。

また，合理的配慮が必要な場合は，将来的に自身で意思表明をすることが求められる。自身の権利を理解し，それを主張していくことをセルフ・アドボカシーと呼ぶ。高等教育機関への進学や卒業後の就労を考えても，セルフ・アドボカシーの力をつけていくことはカウンセリングの重要なテーマとなる。

Ⅳ　おわりに

SLD は教育の問題と捉えられることも多いが，医療に求められることもある。それらを述べて，本稿のまとめとする。まずは，明確な診断である。読み書きや算数・数学の構成要素においてどこがどの程度影響を受けているか評価することは教育領域でも可能である。しかし，試験における合理的配慮を申請する場合などは，医学的な診断が必須となる場合も多い。また，診断名だけでなく，医学的な検査も含めて，どのような機能障害がどの程度，学業的技能に影響しているかを詳しくまとめた検査報告書が本人，家族に提供されることが求められる。そのような報告書は，合理的配慮が必要な場合の根拠資料としても利用できる。SLD のある児童・

青年は合理的配慮があれば学習上の困難が軽減し，能力を発揮できる例も少なくない。見過ごされがちな SLD に早期に気づき，制限なく学べる環境が整えられることを期待したい。

文　献

American Psychiatric Association（2022）Diagnostic and Statistical Manual of Mental Disorders, 5th Text Revision（DSM-5-TR）. American Psychiatric Publishing.（日本精神神経学会日本語版用語監修，高橋三郎・大野裕監訳，染矢俊幸・神庭重信・尾崎紀夫他訳（2023）DSM-5-TR 精神疾患の診断・統計マニュアル. 医学書院）

Bachmann C & Mengheri L（2018）Dyslexia and fonts：Is a specific font useful? Brain Sciences, 8；89.

Fletcher JM, Lyon GR & Fuchs LS et al.（2019）Learning Disabilities：From identification to intervention. Guilford Press.

García-Muñoz Á, Carbonell-Bonete S & Cacho-Martínez P（2014）Symptomatology associated with accommodative and binocular vision anomalies. Journal of Optometry, 7；178-192.

後藤多可志・宇野彰・春原則子他（2023）ユニバーサルデザインデジタル教科書体が発達性読み書き障害児群の音読の正確性，流暢性および読解力に与える影響. 音声言語医学, 64（2）；105-115.

Griffiths PG, Taylor RH & Henderson LM et al.（2016）The effect of coloured overlays and lenses on reading：A systematic review of the literature. Ophthalmic and Physiological Optics, 36；519-544.

海津亜希子・平木こゆみ（2010）多層指導モデル MIM 読みのアセスメント・指導パッケージ―つまずきのある読みを流暢な読みへ. 学研教育みらい.

Kavale KA & Reese JH（1992）The character of learning disabilities：An Iowa profile. Learning Disability Quarterly, 15；74-94.

川島聡・飯野由里子・西倉実季他（2016）合理的配慮―対話を開く，対話が拓く. 有斐閣.

小枝達也（2002）心身の不適応行動の背景にある発達障害. 発達障害研究：日本発達障害学会機関誌, 23（4）；258-266.

小枝達也・関あゆみ・内山仁志（2010）治療的介入 2．鳥取大学方式（特異的発達障害の臨床診断と治療指針作成に関する研究チーム編）特異的発達障害診断・治療のための実践ガイドライン―わかりやすい診断手順と支援の実際．pp.50-54．診断と治療社．

Leach JM, Scarborough HS & Rescorla L（2003）Late-emerging reading disabilities. Journal of Educational Psychology, 95；211.

松浦直己・橋本俊顯・十一元三（2007）少年院における発達障害を視野に入れた矯正教育効果分析（1）少年院生の心的特性と出院時の意識の変容．LD 研究, 16（2）；199-213．

登本洋子・高橋純・堀田龍也（2021）高校生のPC・スマートフォンの文字入力の速さに関する調査．日本教育工学会論文誌, 44（Suppl.）；29-32．

Nunes AF, Monteiro PM & Ferreira FB et al.（2019）Convergence insufficiency and accommodative insufficiency in children. BMC ophthalmology, 19；1-8.

岡野真弓・内川義和・田村省悟他（2016）大学生での調節機能・輻湊機能異常のスクリーニングにおける Convergence Insufficiency Symptom Survey の有用性の検討．日本視能訓練士協会誌, 45；39-46．

Peters JL, De Losa L & Bavin EL et al.（2019）Efficacy of dynamic visuo-attentional interventions for reading in dyslexic and neurotypical children：A systematic review. Neuroscience & Biobehavioral Reviews, 100；58-76.

Rosenberg-Adler T & Weintraub N（2020）Keyboarding difficulties：Frequency and characteristics among higher education students with handwriting difficulties. Learning Disabilities Research & Practice, 35；82-88.

Stein J（2019）The current status of the magnocellular theory of developmental dyslexia. Neuropsychologia, 130；66-77.

高橋知音（2022）発達障害のある大学生へのエビデンスに基づいたテスト・アコモデーション．教育心理学年報, 61；172-188．

高橋知音・三谷絵音（2022）読み書き困難の支援につなげる大学生の読字・書字アセスメント―読字・書字課題 RaWF と読み書き支援ニーズ尺度 RaWSN．金子書房.

田中佳子・小林幸子・関保（2011）書字障害のある発達障害児に対して行ったアプローチ（遮光眼鏡の有効性と連携の必要性）：（遮光眼鏡の有効性と連携の必要性）．日本視能訓練士協会誌, 40；137-144．

上田喜彦（2011）マインドマップの学習ツールとしての可能性に関する実践的研究．総合教育研究センター紀要, 10；1-28．

Wang B & Kuwera E（2022）Vision Therapy：A primer and caution for pediatricians. Children, 9；1873.

発達性協調運動症のメンタルヘルス支援

Akio Nakai

中井　昭夫*

I　発達性協調運動症（Developmental Coordination Disorder：DCD）とは？

　一般的に「不器用」と呼ばれる「協調 Coordination」の極端な発達の問題が，DSM における発達性協調運動症（DCD）に該当する。「協調」とは，視知覚・触覚・固有覚・位置覚など様々な感覚入力を統合し，運動企図や運動計画に基づき，身体各部の動きの速さ，強さ，タイミング，正確さ，姿勢やバランスなどさまざまな要素を適切にコーディネートし，出力である運動の結果のフィードバックに基づき，次の動き対し修正を行っていくという，一連の「脳機能」である（中井，2019）。協調には，走る，ジャンプするなどの「粗大運動」，細かい手先の作業や書字などの「微細運動・書字」，ボールを捕る，バットで打つなど「目と手の協応」，よい姿勢で一定時間座っているなど「姿勢制御・姿勢保持」などがある。

　DSM-5-TR（日本精神神経学会監修，2023）によれば，DCD とは，協調運動技能の獲得が生活年齢や学習・使用の機会に応じて期待されるものより明らかに劣っており，そのことが日常生活活動を妨げ，学業や就労，余暇・遊びに影響を与えている神経発達障害であり，知的能

＊武庫川女子大学教育総合研究所／大学院臨床教育学研究科
　〒663-8558　兵庫県西宮市池開町 6-46

力障害や視力障害，神経疾患によるものではないと定義されている。ICD-10（融他監訳，2005）では，DCD の同義語として「運動機能の特異的発達障害（Specific Developmental Disorder of Motor Function：SDDMF）」が長く用いられてきたが，ICD-11（ICD-11，2024年 2 月 22 日閲覧）では SDDMF から，Developmental Motor Coordination Disorder（DMCD）と名称が変更された。DCD の頻度は，DSM-5-TR では，5 ～ 8 ％，ICD-11 では，DMCD の頻度は約 5 ～ 6 ％であるが，最大で 10％の子どもにその可能性があるとされ，決して少なくない神経発達障害の一つである。

II　DCD の子どもの日常生活・学校生活における困難

　小学校の授業や活動などのうち 30 ～ 60％が手先の巧緻性，微細運動が関与する（McHale & Cermak, 1992）と報告されているが，これらに，いわゆる体育などの粗大運動や目と手の協応，姿勢制御・姿勢保持などを加えると，「協調」は子どもたちのほとんどの日常，学校生活に大きく関与している。体育はもちろん，書字，文具・道具の使用，正確さを求められる理科の実験，図工・技術・家庭科や，楽器操作を行う音楽などの授業に関すること以外にも，きちんと姿勢よく椅子に座る，決められた時間

で着替えを済ませる，給食の配膳など，よりさまざまな場面での「協調」が求められる。

さらに，DCD と学習の関係も重要である。DCD における算数の困難さについてはよく知られており，88％の DCD の子どもが算数の困難さを抱えているとされている（Vaivre-Douret et al., 2011）。算数の能力には，暗算における短期記憶・実行機能，文章題の読解力などさまざまな要因が関与し，DCD と AD ／ HD や ASD は互いに併存することが多いことから，複雑な要因が結びついた結果として，算数の困難さに繋がることが想定される。しかし，一方で，DCD における算数の困難さの要因の特徴として数的事実の検索，計算の手順が報告されている（Pieters et al., 2012）。また，視空間認知能力は，算数では，位取り，数学記号や図形の認識など，また，読字，書字，地図を読むなど様々な学習において重要な脳機能であるが，DCD の約半数に視空間認知能力の低下が認められ，特に，手先の巧緻性と視覚 – 運動時間的統合能力の低さとの関連が報告されている（Nobusako et al., 2018）。協調と学習との関連について，Movement Assessment Battery for Children 第 2 版（M-ABC2），Kaufman Assessment Battery for Children 第 2 版（K-ABCII）を用いた検討では，協調は同時処理，知識，読み書き，算数と関連し，特に手先の巧緻性は，算数，知識，書字と，バランスは書字，算数と関連が強いことが示唆されている（Higashionnna et al., 2017）。

Ⅲ　DCD と子どもの情緒，メンタルヘルスとの関係

このように，協調の発達は子どもの日常生活，算数を中心とする学習や学校生活に密接に関係することから，DCD の子どもは，定型発達の子どもと比べて，情緒，心理社会的，メンタルヘルスの問題をより多く示すことが報告されている（Omer et al., 2019）。例えば，定型発達では，重篤な精神疾患の兆候を示す割合は 7 ％であるのに対し，DCD では 19％と高率であっ

たという報告（Li et al., 2018）や，DCD の子どもの 16 ％が不安症状，9 ％がうつ病の症状を示し，DCD を持たない同年齢の子どもではそれぞれ 1 ％と 2 ％であったという報告がある（Missiuna et al., 2014）。これらの研究結果を受け，ICD-11（ICD-11，2024 年 2 月 22 日閲覧）においても，DCD の子どもは，破壊的な行動の問題，不安，およびうつ病を併発するリスクが高い可能性があると記載されている。学齢期の DCD の子どもは，定型発達の子どもよりも友人が少なく，社会的に孤立し，セルフケアや学校での活動に取り組む際にフラストレーションに直面し，その結果，自信がなくなり，自尊心が低下してしまう（Caçola, 2016）。ICD-11（ICD-11，2024 年 2 月 22 日閲覧）でも，身体的および社会的能力における自己効力感および能力のレベルを低く報告する傾向があるという記載がある。

子どもの強さと困難さアンケート（Strength and Difficulties Questionnaire：SDQ）を用いた検討では，DCD の子どもは，SDQ における「多動・不注意」や「情緒の問題」「仲間関係」「向社会性」の困難を認め，これらは言語 IQ や社会的コミュニケーション能力，自尊心，学力の低下にも関連していたとされている（Lingam et al., 2012）。われわれの，日本人での検討でも，5 歳児において，すでに協調の困難さと日常生活の困難さの間に強い相関を認めたが（三上他，2017），小学 2 年生ではこれらの関連は強くなるだけでなく，「情緒」にも影響することが明らかとなった（戸次他，2016），さらに学年が上がって，5 年生では，協調は，男児は「行為」「多動・不注意」「情緒」など行動面，「友人関係」といった QOL との関連が，女児では「微細運動・書字」が行動特性，自尊感情，QOL を妨げる要因の一つであることが明らかになった（戸次他，2019）。そして，このような就学前からの協調の問題は，就学後の学力や学校不適応に長期に渡り影響することがわかった（Katagiri et al., 2021）。

Ⅳ　DCD の青年期・成人における課題とメンタルヘルス

DSM-5-TR（日本精神神経学会監修，2023）では「長い期間においては改善がみられるかもしれないが，50 〜 70%の子どもで協調運動の問題が青年期になっても続いている」とされている。すなわち，単純計算ではあるが，青年期・成人でも 2.5 〜 5.6%と，かなりの頻度で DCD が存在していることになる。成人では，球技などチームスポーツ，ひげ剃りや化粧などの整容，料理や自動車運転，タイピングなどそのライフステージ特有の協調の課題が存在する（中井，2016）。そして，これらが困難な状況が続くと，社会参加，職業選択，自尊感情の低下などにも影響し，二次障害として，うつ病や不安障害などの精神障害のリスクとなることが知られている。

英国の大規模コホート研究の結果，思春期後期において，DCD の子どもは，多動や仲間との関係の困難，抑うつなどメンタルヘルスのリスクが高いことが明らかとなるとともに（Harrowell et al., 2017），DCD の女性は情緒的な困難や抑うつ症状を訴える可能性が高く，男性は仲間関係の困難をより多く経験するという男女差も見出されている。さらに，これらのメンタルヘルス上の困難は，社会的コミュニケーション能力の低さが重要な一因であるとしていることから，協調と社会的コミュニケーションの発達の深い関係性が示唆される。

Ⅴ　DCD における子どもと養育者との関係

DCD は，子どもと養育者との関係や，養育行動にも影響を与える可能性がある。DCD の子どもの養育者を対象に，子どもの協調と問題行動，育児ストレスなどについて調査した研究によれば，養育者の 3 分の 2 が臨床的に有意なストレスを抱えていることが報告されている（Jijon & Leonard, 2020）。また，DCD の子どもの養育者に対し，子どもが DCD と診断を受ける際の経験，診断が，子育てや養育者自身に与える影響について検討したところ，DCD の子どもの子育てはやりがいがあるとする一方で，イライラ，疲れ，罪悪感を抱え，他の家族のために使える時間がほとんどないことが報告されている（Novak et al., 2012）。さらに，子どもの協調と養育者の養育スタイルとの関連についての検討では，子どもの協調の発達に問題があると「肯定的働きかけ」に代表されるポジティブな養育スタイルを示す得点が低くなり，「叱責」や「育てにくさ」「対応の難しさ」といったネガティブな養育スタイルを示す得点が高まることが報告されている（瀬野他，2012）。また，Developmental Coordination Disorder Questionnaire（DCDQ）日本語版（Nakai et al., 2011）の下位尺度ごとの検討では，「動作による身体統制」すなわち，いわゆるスポーツや運動ができるかという問題よりも，食事や着替え，道具操作・書字などに関連する「微細運動・書字」，姿勢制御などに関連する「全般的協応性」という，日常生活全般に関わることに困難さがある方が，ネガティブな養育スタイルになりやすいこと，逆に，DCDQ のスコアが高いほどポジティブな養育スタイルになりやすいことが明らかとなった（瀬野他，2012）。一方，子どもに DCD 特性がなくても，養育者に DCD があると，子育てに必要なスキル，整容，料理や洗濯などの家事，就業を含め，さまざまな場面で日常生活，社会生活にも支障をきたし，ストレスや養育スタイルに影響する可能性も示唆される。このように，子どもの DCD 特性，養育者の DCD 特性は複雑に関連し，親子関係や養育態度にも大きく影響することから，子どもの虐待予防の観点からも親子関係についてのアセスメントやサポートが必要となる。

Ⅵ　DCD のメンタルヘルス支援のために

これまで述べてきたように，小児期の DCD において，その特性は多動や社会性，学習のみならず，自尊心，情緒などのメンタルヘルス，QOL，養育者との関係や養育態度にも大きな

影響を与えることが明らかであり，さらに，青年期・成人の DCD においても，メンタルヘルスの低下は非常に重要な課題である（Harrowell et al., 2017）。また，DCD の子どもは，定型発達の子どもと比較して，運動の苦手感，社会参加機会の減少などから体重過多や肥満になるリスクが高いことが知られている（ICD-11，2024 年 2 月 22 日閲覧；Caçola, 2016）。成人では，肥満から（Blank et al., 2019）糖尿病，高血圧などの生活習慣病，さらに脳卒中や狭心症・心筋梗塞などの心血管障害（Philips et al., 2016），骨粗鬆症（Tan et al., 2022）などのリスクが増加することが知られている。

　すなわち，小児期の DCD はメンタルヘルスのみならず，生命予後にもつながることから，より早期の気づきと適切な介入，特別支援教育，合理的配慮が必要となる。Giagazoglou ら（2011）は，運動能力の低下は，子どもの全体的な発達に長期的な悪影響を及ぼす可能性があるため，運動発達を損なう可能性のある危険因子を早期に特定することが極めて重要であるとしている。コホート研究から，メンタルヘルスに影響を与える要因は，社会的コミュニケーション能力，ピアサポート，いじめ，自尊心であることが明らかとなっているため（Harrowell et al., 2017），メンタルヘルスのアセスメントとともに，これらの要因に関するスクリーニングやアセスメントが必要である。さらに，国際推奨では DCD と診断された子ども全員に介入することが謳われているが（Blank et al., 2019），早期介入は DCD に関連するネガティブな発達曲線や心理社会的影響を防ぐ可能性があると報告されている（Zwicker & Lee, 2021）。

　これらのことより，DCDQ 日本語版（Nakai et al., 2011）などを用いた DCD 特性への早期の気づきと Cognitive Orientation to Daily Occupational Performance（CO-OP）など活動指向型・参加指向型（課題指向型）アプローチと身体機能指向型（障害指向型）アプローチを適切に組み合わせた DCD に対する介入（Blank

et al., 2019）とともに，情緒，自尊心などメンタルヘルス，学習，QOL のアセスメントに加え，社会的コミュニケーション能力，肯定的な仲間関係を促進する介入を組み合わせることが重要である。

文　献

戸次佳子・中井昭夫・榊原洋一（2016）協調運動の発達と子どもの QOL および精神的健康との関連性の検討．小児保健研究，75；69-77．

戸次佳子・中井昭夫・榊原洋一（2019）子どもの協調運動の発達と行動特性および QOL との関連—小学 2 年生と 5 年生を対象とした養育者記入による質問紙調査．チャイルド・サイエンス，18；42-48．

Blank R, Barnett AL & Cairney J et al.（2019）International clinical practice recommendations on the definition, diagnosis, assessment, intervention, and psychosocial aspects of developmental coordination disorder. Developmental Medicine and Child Neurology, 61；242-285．

Caçola P（2016）Physical and mental health of children with Developmental Coordination Disorder. Frontiers in Public Health, 4；224．https://doi.org/10.3389/fpubh.2016.00224

Giagazoglou P, Kabitsis N & Kokaridas D et al.（2011）The movement assessment battery in Greek preschoolers：The impact of age, gender, birth order, and physical activity on motor outcome. Research in Developmental Disabilities, 32；2577-2582．

Harrowell I, Hollén L & Lingam R et al.（2017）Mental health outcomes of developmental coordination disorder in late adolescence. Developmental Medicine & Child Neurology, 59；973-979．doi: 10.1111/dmcn.13469.

Higashionna T, Iwanaga R & Tokunaga A et al.（2017）Relationship between motor coordination, Cognitive sbilities, and academic achievement in Japanese children with neurodevelopmental disorders. Hong Kong journal of occupational therapy, 30；49-55．

ICD-11 for Mortality and Morbidity Statistics 2024-01．https://icd.who.int/browse/2024-01/mms/en#148247104（2024 年 2 月 22 日閲覧）．

Jijon AM & Leonard HC（2020）Parenting stress

in parents of children with developmental coordination disorder. Research in Developmental Disabilities, 104：103695．doi: 10.1016/j.ridd.2020.103695.

Katagiri M, Ito H & Murayama Y et al.（2021）Fine and gross motor skills predict later psychosocial maladaptation and academic achievement. Brain and Development, 43；605-615．

Li YC, Kwan MY & Clark HJ et al.（2018）A test of the environmental stress hypothesis in children with and without Developmental Coordination Disorder. Psychology of Sport and Exercise, 37；244-250．

Lingam R, Jongmans MJ & Ellis M et al.（2012）Mental health difficulties in children with developmental coordination disorder. Pediatrics, 129；e882-891．doi:10.1542/peds.2011-1556.

McHale K & Cermak SA（1992）Fine motor activities in elementary school: preliminary findings and provisional implications for children with fine motor problems. American Journal of Occupational Therapy, 46；898-903．

三上美咲・斉藤まなぶ・高橋芳雄他（2017）幼児期における協調運動と行動及び情緒的問題との関連．保健科学研究, 8；17-24．

Missiuna C, Cairney J & Pollock N et al.（2014）Psychological distress in children with developmental coordination disorder and attention-deficit hyperactivity disorder. Research in Developmental Disabilities, 35；1198-1207．

中井昭夫（2016）発達性協調運動症のそだち．そだちの科学, 26；54-58．

中井昭夫（2019）医学・脳科学から見た DCD．（辻井正次・宮原資英監修）発達性協調運動障害―不器用さのある子どもの理解と支援. pp.45-70．金子書房.

Nakai A, Miyachi T & Okada R et al.（2011）Evaluation of the Japanese version of the developmental coordination disorder questionnaire as a screening tool for clumsiness of Japanese children. Research In Developmental Disabilities, 32；1615-1622．

日本精神神経学会日本語版用語監修, 髙橋三郎・大野裕監訳, 染矢俊幸・神庭重信・尾崎紀夫他訳（2023）DSM-5-TR 精神疾患の診断・統計マニュアル. 医学書院.

Nobusako S, Sakai A & Tsujimoto T et al.（2018）Deficits in visuo-motor temporal integration impacts manual dexterity in probable developmental coordination disorder. Frontiers in Neurology, 9；114. https://doi.org/10.3389/fpsyg.2018.00948

Novak C, Lingam R & Coad J et al.（2012）'Providing more scaffolding'：Parenting a child with developmental co-ordination disorder, a hidden disability. Child Care, Health and Development, 38；829-835．doi: 10.1111/j.1365-2214.2011.01302.x.

Omer S, Jijon AM & Leonard HC（2019）Research review：Internalising symptoms in developmental coordination disorder：A systematic review and meta-analysis. Journal of Child Psychology and Psychiatry, 60；606-621．

Philips NE, Chirico D & Cairney J et al.（2016）Arterial stiffness in children with and without probable developmental coordination disorder. Research in Developmental Disabilities, 59；138-146．

Pieters S, Desoete A & Van Waelvelde H et al.（2012）Mathematical problems in children with developmental coordination disorder. Research in Developmental Disabilities, 33；1128-1135．

瀬野由衣・岡田涼・谷伊織他（2012）DCDQ 日本語版と保護者の養育スタイルとの関連．小児の精神と神経, 52；149-156．

Tan J, Murphy M & Hart NH et al.（2022）Association of developmental coordination disorder and low motor competence with impaired bone health：A systematic review. Research in Developmental Disabilities, 129；104324．doi: 10.1016/j.ridd.2022.104324.

融道男・中根允文・小見山実他監訳（2005）ICD-10 精神および行動の障害 臨床記述と診断ガイドライン（新訂版）. 医学書院.

Vaivre-Douret L, Lalanne C & Ingster-Moati I et al.（2011）Subtypes of developmental coordination disorder：Research on their nature and etiology. Developmental Neuropsychology, 36；614-643．

Zwicker JG & Lee EJ（2021）Early intervention for children with/at risk of developmental coordination disorder：A scoping review. Developmental Medicine & Child Neurology, 63；659-667.

生物 - 心理 - 社会的観点と 発達的観点からみるチック症

Yukiko Kano

金生　由紀子*

I　はじめに

　チック症のある人の児童期・青年期における メンタルヘルスを理解して，それに対応する心理 社会的治療・支援を目指すにあたっては，生物－ 心理－社会的観点と発達的観点が重要である。

　チック症は，神経生物学的基盤を有する神経 発達症であり，発達の経過に沿って症状が一定 の傾向をもって推移していく。しかもチック症 は主症状であるチックの種類や重症度が多様で あると共に，併存症を高率に伴って，さらに複 雑な状態像を呈する。

　そういうチック症と共に生活することがメン タルヘルスにどのように影響するかについては， 本人の認知や情緒の発達や家族をはじめとする 環境なども影響する。チックが目に見える症状 であるだけに，チック症自体の経過のインパク トは大きいと思われる一方で，メンタルヘルス のありかたがチックに影響して時に悪循環を来 すこともある。

　以上のような包括的な理解を踏まえた治療・ 支援につながるように，チック症の基本的な事 柄を記してから，メンタルヘルスに重点を置い て述べたい。

＊東京大学大学院医学系研究科
　脳神経医学専攻 統合脳医学講座 こころの発達医学分野
　〒 113-8655　東京都文京区本郷 7-3-1

II　チック症のある人の メンタルヘルスの理解に向けて

1．チック症

1）チックの定義と概要

　チックは，突発的，急速，反復性，非律動性 の運動または発声であると，DSM-5-TR で定義 されている。典型的なチックはこの定義どおり に持続時間が短くて明らかに無意味な運動また は発声であり，単純チックと呼ばれる。一方， それよりも持続時間がやや長くて意味があるよ うに見える複雑チックもあり，強迫行為などと の鑑別が問題になりやすい。

　チックの中では単純運動チックが最も一般的 であり，特に瞬きなどの目のチックをはじめと する顔面のチックがよく認められる。単純音声 チックとしては，喉鳴らし，咳払い，鼻鳴らし， 鼻すすり，さらに，「ア」などと声を出すこと がある。複雑運動チックは，複数の動きが組み 合わさったり一連の動きになったりする。複雑 音声チックは，語や文などを発する。特異的な 複雑音声チックには，耳にした言葉を発してし まうエコラリア（反響言語）や言ってはいけな い言葉を口にしてしまうコプロラリア（汚言 症）がある。

2）チックの特徴

チックは不随意運動とされているが，短時間であれば少し抑えられたり，出すとすっきりしたと感じたりするので，半随意と考えられるとの指摘がある。この半随意性は，チックか否かの判断の参考になると共に，チックのコントロールを目指す心理的治療の可能性を高める（金生，2024）。

チックは，種類，部位，回数，強さなどが経過中でしばしば変動することも特徴の一つである。変動のきっかけが不明で，自然の経過と考えられることがある。また，チックは，**I　はじめに**で述べたように，環境や内的な状態に伴って変動することもある。チックの増加は，不安，興奮，疲労に伴うことが多い。不安や緊張が解けた時にも増加する傾向がある。チックについて考えたりチックを意識したりして増加することもある。他者の運動や発声で誘発されることもある。一方，チックの減少は，平静，作業への集中で起こる傾向がある。運動や音楽の演奏でも減少するという。

チックにはしばしば感覚の問題（感覚現象）を伴い，時にはチックよりも苦痛や困難を来すことがある。代表的なものが前駆衝動であり，チックが起こる直前に，ムズムズするとかチクチクするとか，身体の中でエネルギーが高まって放出せずにいられないとか感じる。チックが起こるとすっきりして軽快・消失することが少なくない。9歳以上になると，前駆衝動を明確に認識するようになる傾向があるとされる。チックの診断や治療を考える上で有用な特徴とされている。

感覚現象には，“まさにぴったり”という感覚を求めることもある。チックを伴う強迫症（OCD）（チック関連OCDともいう）の強迫症状の特徴として知られているが，典型的なチックであっても“まさにぴったり”と感じるまで繰り返さずにいられないとの訴えがある。また，“まさにぴったり”感覚が得られるまで繰り返し触るとか叩くとかして，時に自傷行為になり，

チックと強迫行為との境目としか言いようのないこともある。

感覚過敏も感覚現象の一つである。感覚過敏の強さはチックや前駆衝動の重症度と相関せず，別個のものと考えられる。DSM-5-TRで自閉スペクトラム症（ASD）の診断基準に感覚の偏りが含まれるので，感覚過敏はASDに特有と思われがちだが，チック症の中でもトゥレット症では約80%で感覚過敏を認めるとの報告がある。

3）チック症の診断分類と位置づけ

チックで定義される症候群が，チック症である。DSM-5-TRでは，18歳以前に発症したチック症を持続期間とチックの種類で分類している。すなわち，持続期間が1年未満であれば，暫定的チック症となる。持続期間が1年以上であり，運動チックのみを認めると，持続性（慢性）運動チック症，音声チックのみを認めると，持続性（慢性）音声チック症となる。多彩な運動チック及び1つ以上の音声チックを認めると，トゥレット症となる。いずれの場合も，物質の生理学的作用または他の医学的状態によらないことが必要である。ICD-11では，運動チックも音声チックも1つ以上でトゥレット症候群と診断されるところが，DSM-5-TRと若干異なる。なお，トゥレット症の名前の由来となるジル・ド・ラ・トゥレットの論文では，エコラリア及びコプロラリアが強調されたが，現在，それらはトゥレット症の診断に必須ではない。

DSM-5-TRでは，チック症は，神経発達症に含まれる一方，ICD-11では，神経系の疾患の中の運動障害にパーキンソン病などと並んで分類されている。同時に，ICD-11では複数の上位概念を持つことができ，チック症群のうちの一次性チックまたはチック症群は，神経発達症群でもある（金生，2020）。さらに，一次性チックまたはチック症群のうちのトゥレット症候群は，強迫症または関連症群でもある。

DSM-5-TRでは，チックは児童期によくみられるが，たいていの場合は一過性であるとされ

ている。青年期まで問題になるのは、トゥレット症を含めた持続性（慢性）チック症の場合であり、その割合は約 1%かそれ以上と思われる。

4）併存症

　チック症には多様な精神疾患が高率に併存し、特にトゥレット症では、その頻度は 80 〜 90%に及ぶとされる。チックよりも併存症の方が全般的機能や QOL への影響が大きいことがある（金生，2024）。併存症としては OCD と注意欠如多動症（ADHD）が代表的であり、その他にも強迫性や衝動性を有する疾患が少なくない。その中でも ASD とトゥレット症は相互に併存しやすい。どちらもやってはいけないと思うと余計にやってしまう点が類似していると考えられる。

　また、うつ及び不安もしばしば伴う。元来のなりやすさと二次的な起こりやすさが関わると考えられる。さらに、些細な挑発や欲求不満に反応して突発的に怒りが起こるという"怒り発作"が問題になることも少なくない。

2．発達の経過における生物−心理−社会的観点からの検討

1）生物の観点：神経生物学的基盤をもつ症状

　チック症のある人のメンタルヘルスを検討する際には、発達の経過の中でこれまで述べてきたようなチックや併存症がどのような状態であるかが重要である。

　DSM-5-TR によると、チックの発症は 4 〜 6 歳であることが多い。典型的な初発症状は瞬きなどの目のチックである。このような単純運動チックから始まり、その後に単純音声チックや複雑運動チックが加わってくることが多い。10 〜 12 歳が重症度のピークで、青年期の間に重症度が減弱することが多いとされる。しかし、少数例では成人後も重症なチックが持続したりチックが再増悪したりすることがある。

　チックと密接に関連する症状では、前駆衝動が、10 歳頃に気づかれるようになり、14 歳頃にその認識が明確になる。強迫症状は、10 歳

頃に急速に増加し始め、14 歳頃に顕在化し、時にチックよりも問題になることがある。ADHD 症状は、チック発症前から認められることが多いとされるが、チック発症後に明らかとなることもある。

　なお、発達に伴って本人の認識や環境が変化すると、チックや併存症をより気にしやすくなったり負担に思ったりすることがあり、結果的にストレスが高まって症状が増悪して悪循環をきたすこともある。

2）心理の観点から：本人の認知や情緒

　幼児期後期から児童期の始まりの頃は、本人がチックに気づかないとか、チックを普段と違うと感じつつも特に気にしたり困ったりしていないことがあり、家族の心配とはしばしばずれを生じる。チックが持続しても家族や教師から叱責されたり、他児などからからかわれたりするという嫌な体験を積み重ねなければ、この状態は何年間も続くことがある。

　児童期の中でも 9，10 歳の発達の節目を迎えると、他者の視点で自分を振り返ったり、他者と自分を比較したりするようになり、チックを気にするようになる傾向がある（金生，2017）。以前よりも恥ずかしがるようになったり、平気で行っているように見えた活動への参加をためらったりして、自己評価の低下がうかがわれる。その後、14，15 歳頃まで、この傾向が顕著になっていき、チックを思うようにコントロールできないことへの悔しさや怒りが目立つこともある。15 歳以降は、時間の経過に応じて、チックがあっても活動に再び参加するようになる傾向があり、完全にはコントロールしきれない状況を本人なりに受け止める方向にあることがうかがわれる。先述したようなチックが軽快に向かう経過を反映している面があるものの、本人の成長も関与していると思われ、このような変化を促すような支援が望まれるとも言えよう。

　なお、認知や情緒の発達に沿ったチックの捉え方の変化を全般的に述べたが、不安が強くてなかなか受け止めきれないとか情緒がコントロ

ールしづらく怒りが他者に向かいがちなどと，一人一人でいくらか異なっている部分もある。生来の気質と環境との相互作用がパーソナリティの形成に関わること，神経発達症と連続する発達特性が物事の捉え方に影響することを考えると，生物と心理の両方の観点を組み合わせることも大切であると思われる。

３）社会の観点から：家族，学校，そして社会全体

　家族も本人と共にライフステージに沿って変化していく。本人をどのように理解してどのようになってほしいかも変わるだろうし，家族が本人からどのような影響を受けるかも変わっていくと思われる。家族全体のダイナミックスが変化すると，家族内における本人のチックや併存症の意味合いも異なってくるだろう。

　本人に発達特性があったり家族の不安が強かったりすると，チックの発症前や発症したての頃から本人をめぐって家族内で緊張感が高まっている場合がある。一方で，家族がおおらかに受け止めていて，チックが重症化したり本人がチックについて気にし出したりして初めて問題になる場合もある。両親の関係がぎくしゃくしていると，チックの顕在化に伴って子どもへの対応の齟齬が目立ってきて，本人がより不安定になるかもしれない。

　学校については，教師や他児などとの対人関係，学業など多側面からの検討が望まれる。チックが目に見える症状なので，学校における集団生活で周囲に気づかれて，からかいやいじめに発展することも考えられる。多様な児童生徒が受け入れられる学校環境なのか，いじめに早い段階で対応できるのかなどによって，本人が学校で安心して過ごせるかが異なるだろう。同級生をはじめとする他児も発達し，それに伴ってチックのある本人への対応もいくらか異なってはくるだろうが，低学年時やチックの顕在化前から良好な関係を持っていると，それが続くことが多いと思われる。部活動を含めて理解のある仲間がいると，青年期に激しいチックが続いて，しかも児童期のように親に頼れないまた

は頼りたくない場合に，大きな支えとなることがある。

　チック自体が集中や書字を妨げたり，チックを抑えようとすることにエネルギーを使い果たしてしまったりして，学業の困難を来す場合もあるだろうし，ADHDなどの併存症が学業に影響する場合もあるだろう。チック症，特に持続性（慢性）チック症のある人は，通常学級で学ぶことが多いと推測されるので，なおさら合理的配慮を行うことが望ましいと思われる。

　学校以外でも塾や習い事をはじめとして他児と一緒に活動する機会が少なからずあり，チックがある本人が参加しやすい状況かを把握しておくと参考になると思われる。

　そもそも社会全体がチック症のある人をどのように理解しているかも重要である。以前よりは知られるようになってきたものの，例えば，公共交通機関の利用にあたって，チック症のある人を避けるような行動をとられたなどの話を聞くことはまれではない。また，年齢が上がるにつれて，社会制度の活用について検討されるようになるかもしれない。高校卒業後の高等教育機関への進学や就労に向けて，例えば，共通テストにおける発達障害に関する合理的配慮を受けるか，就労支援を受けるかなどが考えられる。それまではチック症を避けてきた場合でも，取り組まなくてはならないと突きつけられる機会になるかもしれない。

Ⅲ　包括的な理解に合わせた心理社会的治療・支援

1．治療・支援の基本的な構成

　チック症の治療・支援の基本は，重症度に関わらず，家族ガイダンス，心理教育及び環境調整である（金生，2013，2024）。実施にあたって，チックを不適切に意識させないようにすることを基本としつつ，チックと上手に付き合っていけるように理解を促すというバランスのとれた対応が望まれる。

　チック及び併存症の重症度の組み合わせによ

って，治療・支援を大まかに分けて考えることができる。すなわち，チックも併存症も軽症な場合には，基本的な対応を行って経過を見る。チックに対してより積極的な対応を求められたら，認知行動療法を検討する。チックが軽症で併存症が重症な場合には，チックを考慮しつつ併存症の治療を優先する。チックが重症で併存症が軽症な場合には，チックに対して環境調整をより積極的に行うと共に，認知行動療法を検討する。その実施が困難であったり効果が不十分であったりした場合は，薬物療法を行う。チックも併存症も重症な場合には，全体を見渡して優先順位付けをして，必要に応じて薬物療法も含めて対応する。

2．家族に対する心理社会的治療・支援

　チックの発症から比較的早い時期には，家族の心配に共感しつつ，チックは育て方や本人の性格に問題があって起こったものではないことを確認する。チックの特徴や一般的な経過を伝えて，チックを本人の特徴の一つとして理解することを促す。チックを含めて本人らしく前向きに生活することが大切であると伝えて，長所を含めた本人全体を考えて対応するように勧める。チックのある本人を受け入れると同時に，生活リズムの安定や適度の運動などの基本的な生活の枠組みを大切にするように伝える。

　チックが増悪して周囲の理解をより積極的に求める必要が生じると，やがて改善するのではないかという期待が裏切られて，家族も本人も動揺することがある。家族が改善を焦って本人への負荷が高まらないように，先述したチックの変化や本人の認知や情緒の変化について改めて説明して支えていく。

　チックを含めて本人について家族が言及することに反発を示す時期には，それに対する不安や不満を受け止めつつ，冷静な態度を取って見守ることを勧める。

　さらに，チックが軽快するはずの時期になってもなかなか改善しない場合や，チックが軽快

の方向に向かっていてもチックと密接にかかわる併存症によって困難が生じている場合は，そういう経過もあり得ることを改めて伝えて，本人のほうが焦ったりがっかりしたりしているはずであり，家族の寄り添いが本人の支えになると伝える。

3．本人に対する心理社会的治療・支援

　本人が低年齢であったりチックをあまり苦にしていなかったりして治療・支援の場に来たことを呑み込めていない場合もあるが，家族が本人を大切に思って受診などをしたと確認したい。

　本人の感じ方，考え方を尊重すると明らかにした上で，主なチックについて本人がどのように捉えているか具体的に尋ねながら共感を示していく。単なる情報収集ではなくて，本人が「チックが理解されている」と安心を得る過程となるように留意する。

　こうして把握された本人のチックに対する思いや理解力に配慮しながら，本人にわかりやすくチックの特徴を伝える。本人を尊重すると共に，家族などの情報を総合して治療・支援を進めることに理解を求める。経過に沿って，このようなやり取りを適宜繰り返すことを通じて，本人のチックに対する理解が深まると思われる。

　チックに対する認知行動療法の代表は，チックのための包括的行動的介入（Comprehensive Behavioral Intervention of Tic Disorders：CBIT）であり，その有効性が小児及び成人を対象とした大規模研究で支持されている（金生，2024）。CBIT は，ハビットリバーサルを中心として，親及び本人への心理教育，機能分析，リラクセーション法を組み合わせた治療パッケージである。ハビットリバーサルは，チックや前駆衝動に気づいて，チックが出そうになったらチックと同時には行えずかつより目立たない行動（拮抗反応）を行ってチックが出ないようにする。機能分析は，チックを維持する方向に作用している要因を明らかにして，それを変えていく。リラクセーション法は，不安を低減さ

せて，チックが起こりにくくする。OCD に対する代表的な認知行動療法である曝露反応妨害法（Exposure and Response Prevention：ERP）もチックに対して行われている。前駆衝動に意識的に曝露しながらチックの出現を妨害することによって，前駆衝動への馴化を目指すものである。

認知行動療法は家族が援助して行われることもあるが，家族の意向が優先していたり，本人がチックのある自分を受け入れていなかったりすると，本人が前向きに取り組みにくい。本人がチックを自分事として受け止めて，うまく付き合えるようにコントロール力を高めていこうと思えるようになっていることが望ましい。

4．学校などの環境を考慮した心理社会的治療・支援

学校などにチックの理解を求めるにあたっては，本人や家族がチックをどのように捉えていてどのように伝えたいかを確認して相談を進めることが大切である。チックに関する本人の思いとして，例えば，誰にも伝えたくない，教師にだけは伝えてもよい，同級生に伝えたい，学校全体に伝えたいなどの場合が考えられる。本人が完全にはコントロールできないことに困りつつ頑張っていると必ず伝えるとして，その内容が，状態のみか，チックという症状であるか，チック症という病気であるかは，本人の思いによって異なってくるだろう。同級生に伝えるとして，その方法が，本人のいない場で教師から，本人のいる場で教師から，本人からなどに分かれることもあるだろう。

いずれにしても，こうして本人や家族と学校でチックについて共通の理解を得る目的は，チックでからかわれたりいじめられたりする恐れを減らすことや，チックが迷惑ではないかと心配になったりチックで疲れきったりしたら教室を離れることなどを可能にして，本人が安心して学校で過ごせるようにすることである。まずはそのことに留意したい。

学校における理解を進めるにあたっては，担任教師が軸になるだろうが，全校の教職員で認識を共有することが望まれる。チックは運動でも音声でも比較的目立つので，事情を知らない教職員からの叱責や指摘によって本人が傷つかないようにしたい。また，養護教諭，スクールカウンセラー，スクールソーシャルワーカーという学校内でメンタルヘルスに携わる職種が情報を共有していることで，本人や他の児童生徒や教師などを適切に支援できるかもしれない。

福祉や就労に関係する機関の活用にあたっても学校の場合と同様に本人や家族と協働できるように配慮することが重要である。

5．薬物療法

チックに対するエビデンスがあり，最も古くから使用されてきた薬物は，抗精神病薬である。特にアリピプラゾールは，効果と副作用のバランスから，欧州トゥレット症候群研究会による診療ガイドラインで推奨されており，米国食品医薬品局からトゥレット症の治療薬として承認されている（金生，2024）。わが国の専門医の調査でも，チック症に対して最もよく使用されており，リスペリドンがそれに次いでいた。わが国の小児チック症ガイドライン（2024）でもアリピプラゾールとリスペリドンは強く推奨されている。チックに対してエビデンスがある薬物としては，α_2 アドレナリン受容体作動薬もある。わが国ではクロニジン，グアンファシンが使用でき，後者は，ADHD の治療薬として承認されている。α_2 アドレナリン受容体作動薬は，ADHD を併存するチック症で効果がより期待できるという。なお，わが国ではいずれの薬物もチックに対する保険適用はない。

Ⅳ　おわりに

チック症は神経発達症であり，育て方や本人の性格が根本的な原因ではないが，チック症のある人の治療・支援にあたっては，生物－心理－社会的観点と発達的観点を組み合わせてメンタルヘルスを理解することが重要と考えて，問

題の整理を試みた。チックは目に見える症状なので，家族を含めた環境にインパクトを与えて，そちら側の反応が本人に跳ね返ってくることが考えられる。こういうチックならではの特徴を意識して述べたが，感覚現象や併存症によってさらに問題が複雑になることも少なくないだろう。それを含めて，本人と環境，さらにその相互作用を考慮しつつ一人一人に合わせた治療・支援を行うことが重要であると改めて強調しておきたい。

文　献

American Psychiatric Association（2022）Diagnostic and Statistical Manual of Mental Disorders, 5th Text Revision（DSM-5-TR）. American Psychiatric Publishing.（日本精神神経学会日本語版用語監修，髙橋三郎・大野裕監訳，染矢俊幸・神庭重信・尾崎紀夫他訳（2023）DSM-5-TR 精神疾患の診断・統計マニュアル. 医学書院）

金生由紀子（2013）子どものチック障害および強迫性障害. 児童青年精神医学とその近接領域，54（2）；175-185.

金生由紀子（2017）反復行動とライフコース：トゥレット症候群を中心に. 日本社会精神医学会雑誌，26（2）；117-123.

金生由紀子（2024）一次性チックまたはチック症群.（本田秀夫編）講座精神疾患の臨床 第 8 巻神経発達症群. 中山書店.

小児神経ガイドライン・日本小児神経学会（監修）チック症診療ガイドライン策定ワーキンググループ（編集）（2024）小児チック症診療ガイドライン. 診断と治療社.

World Health Organization（2023）ICD-11 for Mortality and Morbidity Statistics（Version：01/2023）（https://icd.who.int/browse11/l-m/en）

知的発達症・境界知能

▶ 症状の連続性と診断・支援の課題

Junichi Furushou

古荘　純一*

I　はじめに

　現在の医学診断では，知的発達症は神経発達症のサブタイプに分類されている。しかし，歴史的には前者の概念や福祉が先行した。このような歴史的背景と，関連分野での用語使用の現況から，本稿では表記を「知的発達症を知的障害」，「神経発達症を発達障害」と記載する。

　小児神経領域では，発達障害を，脳に器質的または機能的異常が生じた病態をととらえてきた。すなわち，発達障害を知的障害と類義的にとらえてきた。その一方で，精神科領域では「自閉症」を主眼とした病態を示してきた背景がある（加我，2023）。自閉症は 1943 年の報告であるが，知的障害が精神薄弱として 19 世紀以前から認識されていたのである。

　知的障害は単に知的機能を示す IQ 値だけで線引きされる概念ではなく，適応機能も合わせて評価することになる。しかし，日本では，IQ70 で線引きを行い，それ以上であれば適応機能が悪くても知的障害と診断されない一方で，70 未満であれば適応機能を適切に評価せずに知的障害と診断する現状がある。

　教育や保育の分野では，発達が気になる子どもに対して，「グレーゾーン」「ボーダー」という用語を使用することがある。前者は発達障害とは診断がつかないもののその特性が残るもの，後者は IQ がおおむね 70 ～ 84 のいわゆる「境界知能」を示す用語であるが，曖昧さがあり，しばしば混同される。

　グレーゾーン，ボーダーも特性はあるが診断基準をみたさない（診断閾値下）ということでは共通である。発達障害では，診断閾値下の人にも支援の対象が広がる傾向にあるが，知的障害では，ICD-11 における診断要件で，知的機能が− 2SD 以下での線引きが明示されており，より診断が厳格になることも危惧される。

　筆者は小児科医，小児神経科医として，大学病院や療育機関，小児医療機関に現在も非常勤として勤務しているが，不登校の子，思春期の問題を抱えた子には，境界知能の子が多いことに気づいた（古荘，2024a）。そもそも病院を受診するのは，周りに支援者がいるからであり，境界知能を主訴として受診することはない。一方，軽度知的障害児は，学校や社会で支援を受けることができ，併存症がみられても早期支援につながりやすい。

　本稿では，軽度知的障害と境界知能の類似性も含めて，診断や支援の現況や課題についても述べていく。

＊青山学院大学教育人間科学部教育学科
　〒 150-8366　東京都渋谷区渋谷 4-4-25

Ⅱ　知的障害の概念の変遷

　発達障害は，アメリカで福祉的な概念として 1970 年に合衆国公法 PL-517 で「精神遅滞，脳性麻痺，てんかん，または精神遅滞と同様の状態にある。個々人によって要求される治療・処置と同じ治療・処置を必要とし，保健・教育・福祉長官によって認知された神経学的症状に限定した障害を意味する。その障害は 18 歳までに生じ，現在から将来にわたって本質的なハンディキャップを構成するもの」と定義された。1975 年には「自閉症，さらに全般的知的機能や適応行動の障害の結果，精神遅滞と同様の機能状態にあるもの」を含めると改定されている。福祉，行政の分野においても，発達障害が知的障害と類義的な概念から広がっていった，と考えることもできる。

　他方で医学的には，知的障害が，精神薄弱，精神遅滞と用語の変更を経て，全般的知的機能が平均以下であり，そのために適応行動に困難があることと定義されていった。ICD-11 では用語が神経発達症に変更される。発達障害は福祉的概念から，知的障害は医学概念から出発し，相互に影響を及ぼしているが，いずれにしても発達障害の有する生物学的側面だけではなく，社会における適応上の困難や支援ニーズの存在を重視しているといえよう。

　知的障害の福祉では，アメリカ大統領委員会としての活動実績がある団体である，米国知的・発達障害協会（American Association on Intellectual and Developmental Disabilities：以下，AAIDD）が，医学の診断基準にも大きな影響を与えている。AAIDD は，1876 年に AAMD（〜 Mental Deficiency）として設立され，1988 年 に AAMR（〜 Mental Retaardation）の名称変更を経て 2007 年に現在の名称になった。同団体は，定期的にマニュアルを発刊し，最新のものは Intellectual Disability Definition, Diagnosis, Classification and System of Support 12th edition（AAIDD, 2021）である。

　日本では，1960 年に知的障害者福祉法が交付されて支援が行われてきたが，発達障害者支援法は 2005 年に公布された。発達障害者支援法では，「自閉症，アスペルガー症候群その他の広汎性発達障害，学習障害，注意欠陥多動性障害その他これに類する脳機能の障害であってその症状が通常低年齢において発現するものとして政令で定めるもの」と定義されており，知的障害は「これに類する脳機能の障害」に該当するが，この法律では，知的障害のない発達障害者を主な支援対象とし，知的障害は依然として，知的障害者福祉法で支援の対象となっている。

　このような歴史的な背景に加えて，用語や診断基準の変更があり，医療だけでなく，教育，福祉，心理など関連分野において若干の混乱や混同がみられている。

Ⅲ　知的障害の定義

　知的障害の国際的な定義としては，医学診断基 準 で あ る DSM-5（APA, 2013），ICD-11（WHO, 2018 年より web 上で適宜更新）と，先述 の Intellectual Disability Definition, Diagnosis, Classification and System of Support 12th edition の三種がある。それぞれの用語，診断，知的機能の評価，重症度分類について表 1 にまとめた。

　三者とも，知的機能と適応機能を合わせて評価し，4 段階に重症度分類を行うことは共通である。ICD-11 ではパーセンタイルで診断の線引きの記載があるが，DSM-5 は線引きは評価者に委ねる傾向がある，AAIDD は発達期を 22 歳に達するまでと明記し重症度はまず支援の強度による分類とする，などの相違点もある。

　そのほか，DSM-5 も ICD-11 も 4 〜 5 歳以下の年齢で知能検査が適切に実施，評価できない場合は「Global Developmental Delay（DSM-5）」，「Provisional（ICD-11）」が用いられることになる。

Ⅳ　IQ のカットオフラインの変遷と境界知能

　表 2 に IQ のカットオフラインの主な変遷を示した。

表1 3つの診断テキストの比較

	DSM-5（2013，2022年改定）	ICD-11（2018年，webで適宜更新）	AAIDD（第12版，2021年発行）
英語用語 （日本語）	Intellectual Disability Intellectual Developmental Disorder （知的能力障害，知的発達症）	Disorders of Intellectual Development （知的発達症）	Intellectual Disability （知的障害）
診断基準 （DSM-5） description： 診断描出 （ICD-11） 定義 （AAIDD）	概念的，社会的，実用的領域において，知的機能と適応機能の両方が不十分な障害である。以下の基準を満たす。A；知的機能が不十分であり，臨床的アセスメントと個別の標準化された知能検査によって確認される。B：個人の自立と社会的責任について発達水準と社会文化的水準を満たすことができない適応機能の不足があり，支援なしには日常生活の一つ以上の機能を制限する，C：発達期に生じる。	多様な原因により発達期に生じる一群で，平均より約2標準偏差以上（約2.3パーセンタイルより）低い知的機能と適応機能で特徴づけられる。それは適切に標準化された個別のテストにより測定される。テストが不可能な状況では相応の行動指標に基づいた適切なアセスメントを行い高度の臨床的判断が求められる。	知的機能と適応行動（概念的，社会的および実用的な適応スキルによって表される）の両方の明確な制約によって特徴づけられる。この障害は発達期に生じ，操作運用上は個人が22歳に達するまでと定義する。
知能検査についての記載	測定誤差も含めて，標準化された検査で母平均よりも約2標準偏差またはそれ以下（概ねIQ65〜75）	知能検査のパーセンタイルに基づき，診断および重症度の線引きを行う。正常との境界は−2SD以下。	標準化された個別式の知能検査において，測定誤差も考慮し，全IQが平均よりも約2標準偏差またはそれよりも低い。
重症度分類	3領域の実態に基づき，軽度，中等度，重度，最重度に分類	パーセンタイル値に基づき，軽度（0.1〜2.3）中度（0.003〜0.1），重度（0.003未満），と最重度（適応行動で重度から分類）。	支援ニーズの強度のパーセンタイル値を中心にintermittent, limited, extensive, pervasiveの4段階に分類。

−1SD値であるIQ84を線引きラインとする条件とする（Heber, 1959）が1970年代まで用いられ，Borderline Intellectual Disabilityとされていたが，−2SDを線引きラインとする（Grossman et al., 1973）の基準が現在まで，IQ値の線引きラインとして用いられている。

それ以降，知能検査の数値が−2SDから−SD（70から84）をBorderline Intellectual Functioning（BIF；境界知能）という用語が使用されるようになった。境界知能は約14％が該当するとされるため（Schalock et al., 2021），日本の総人口約1億2千万人の中でおよそ1,700万人が境界知能の人と推定される。

V 日本における知的障害者支援の課題

図1に，厚生労働省の，知的障害重症度判定基準を示した。

IQの数値と，日常生活能力水準がa〜dのいずれに該当するかを組み合わせて判定を行う

ものである。日常生活能力はaが最も低く順に高くなる。同じIQであっても，aであれば，重症度は1ランクあがり，dであれば1ランク下がる。しかし，軽度知的障害においては，dであっても1ランク下げず，ⅠQ70で線引きされている。端的に考えれば，ⅠQが51〜70であれば生活能力が高くても軽度知的障害とされる一方で，生活能力が低くてもⅠQが71以上であれば，軽度知的障害とされないということで，依然としてIQ値での線引きが行われている。

日本では，知的障害者支援に療育手帳制度がある。昭和48年（1973年）に都道府県知事および指定都市長宛になされた厚生事務次官通知（厚生省発児第156号）に基づき，現在まで運用されているが，この制度は法制化されておらず，療育手帳の判定方法および障害等級の基準は都道府県／指定市ごとに定められており，未だ療育手帳の判定・交付基準の統一化はなされていない。また，その判定方法も医学の診断と

表2　IQ のカットオフラインの主な変遷

年	書籍・報告者など	カットオフ値とその内容
1959	Heber. R.	84（1 標準偏差）以下 70 ～ 84 を境界性知的障害とした
1973	AAMR;7thedition Grossman HG	IQ69（2 標準偏差）以下
1992	AAMR;9thedition Luckaason ct al	一つ以上の標準化した検査で 70 ～ 75 以下
2013	DSM-5	誤差範囲もふくめておおむね 65 ～ 75
2018	ICD-11	標準化された知能検査で，平均より 約 2 標準偏差以上低下（約 2.3 パーセンタイルより低い）
2021	AAIDD 　12thedition Schalock, R. L et al	全 IQ が平均よりも約 2 標準偏差またはそれよりも低い

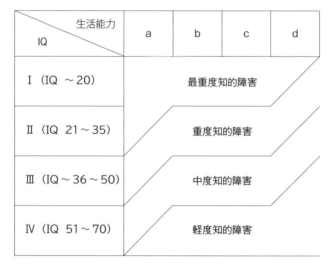

図1　知的障害程度の基準（厚生労働省）
（https://www.mhlw.go.jp/toukei/list/101-1c.html　から一部改変）

溝があり，その統一に向けた準備が進められている（村山，2023）。

　AAIDD の第 12 版では，22 歳に達するまでを「発達期」としているが，「療育」という用語は青年・成人をイメージしにくい。また青年期以降知的障害を適切に診断できる医師が限られている（内山，2021）。ICD-11 と整合性のある評価法を用いると，統計学的な線引きが明示され判定基準が厳格になることも予想される。

Ⅵ　軽度知的障害と境界知能の類似性

　知的機能において IQ のわずかな違いで知的障害と境界知能は線引きされているが，実際の生活上の困難さについては多くの類似性が指摘されている。

　表3 に両者の類似した特性をまとめた（Snell et al., 2009；宮口，2023；古荘，2024a をもとに一部改変し作成）。

　医療機関受診例は，著者の自験例をまとめたものだが，軽度知的障害も境界知能も，適切な支援や配慮を受けられないことによる二次障害をとして生じたものが目立つ。受診時に境界知能であることを告げることはまれで，逆に特性を隠そうとすることもある。

表3　境界知能者にみられる，軽度知的障害と類似した特性

〈境界知能の特性によるもの〉
　　語彙は豊富で理解がいいが，理解は表面的である。
　　作業スピードが遅い。
　　数的処理が苦手なため，高度な作業が難しい。
　　友人に話しかけられても，適切に答えることが苦手である。
〈二次的に生じるもの〉
　　現実認識が甘い。
　　主体性がなく，周りに流されやすい。
　　課題や作業の習熟性に問題がある。
　　自己肯定感が低い。
　　支援を受ける（特別扱いされる）ことに抵抗がある。
〈他者からの評価〉
　　日常生活を送るうえでは特に支障はない。
　　第一印象で能力の低さを感じさせない。
　　忍耐力に欠ける。
　　持続力や集中力に欠ける。
　　本人が話すことに行動が伴わず，低評価を受けやすい。
〈医療機関受診例にみられる特徴〉＊正常とされる知能の人と比較して
　　いじめの被害にあっている。
　　不登校，ひきこもり状況にある。
　　ゲームに没頭しやすい。
　　身体の不調を訴えている。

　宮口（2023）によれば，境界知能の人は一般的な人に比べて精神疾患の有病率が高いとされるが，精神科入院の割合は，1970年代から90年代までの調査で，軽度知的障害者の比率は減少しているが境界知能の人は変わらないことから，境界知能の人に対する支援があまり行われていないままであるとされている。

Ⅶ　架空事例提示

　提示する事例は，複数の事例の特徴を合わせて細部に修正を加えた架空事例である。1例は，小児期には境界知能であることがわかるも支援対象とならず，22歳で知的障害と診断された事例，もう1例は，小学2年生で軽度知的障害と診断され，就労後現在まで一貫して支援を受けた事例である。

　事例A：21歳男性。大学の卒業のめどがたつものの，就職の見込みがなく社会性も低いことを知り合いの公認心理師に相談したことで紹介受診に至った。受診に至るまでの経過は以下のとおりである。乳幼児期発達は全体に遅めで

あったが，健診では経過観察とされた。通常クラスに在籍するも，授業についていくことが難しくWISC検査を受けたところ，74という結果であったため，そのまま通常クラスに在籍となった。高校進学を危惧した両親が，出席と授業態度がよければ高校を卒業できる中高一貫校に進学。中学入学時に，再度WISC検査をうけてIQは72であったが，入学，在籍はできた。宿題や提出物は家族が手伝うことで高校入学後も単位を取得しAO入試で大学に進学することもできた。大学に入学後も，高校までと同じように提出物は家族の援助を受け，休まずに通学した。一般教養科目で，定期試験ではなくレポートの提出する科目で卒業までの単位の見込みはたったが，就職に関してエントリーシートが書けない，面接で自己PRや質疑応答ができない状況であったという。

　両親と本人が受診。上記の経過についても母親が説明するのみで，本人は発言せず，本人に確認すると否定することなく「その通りです」と答えた。一方，本人に大学の授業について尋ねると「大丈夫です」，困っていることを尋ね

ると，「特にありません」と両親と問題意識を共有していないようであった。母は，金銭の管理ができないこと，大学では友人もなく交流もないこと，ネットを利用することはできるが，情報を取捨選択できず活用できない現状を説明したが，本人は否定も肯定もしなかった。外来でWAIS検査を施行したところIQが63であった。特に言語理解が55と低く，診察室のなかでのやり取りを示唆する結果であった。ASD特性も持ち合わせているため，ASDと軽度知的障害で精神障害者福祉手帳を取得し，公的に就労支援を受けることとなった。

　事例B：20歳女性。軽度知的障害で他の小児科医から継続診療のため紹介。就学相談では明らかな発達の遅れは指摘されていなかった。しかし，小学校の授業についていけないということで，小学2年時にIQを測定し68あったため，家族が支援学級に在籍することを希望した。小学3年生から支援学級となり，小学，中学は支援学級に在籍し，学校も休まずに通学した。高校は特別支援学校に進学した。高校在学中に卒後の進路もふまえて実習を行い，就職が決まった。家族は本人の自主性を尊重し，学校や家庭での適応は良好であった。就労に向けて，学校での実習など支援に加えて，家族が規則正しい生活，金銭の管理，電車の乗り換え，振り替え輸送など，実用的なことを教えていた。内服治療もなく，現時点では特段の助言も行っていないが，就労開始後も，半年から年1回程度相談を受けたいという親子の希望があり，診察を継続している。最近の診察には本例が一人で受診し，契約継続や昇給なども希望があると話していた。

Ⅷ　考察

1．事例A・Bから支援の重要性を考える

　就学時の学習および生活上の困難さは事例AもBもほぼかわらないと予想できるが，当時受けたWISC検査で70をわずかに上下した数値で，支援を受けられるか受けられないかが

分かれて，経過が大きく異なった。成人期に達した状況では，生活適応能力は事例Aよりも Bが高い。Aは青年期に受けた知能検査で63と軽度知的障害レベルであった。内山（2018）が指摘するように10歳頃に田中ビネーでIQ80（本例はWISCであるが）であっても，成人期の知的障害を否定することはできないこと示した具体例であろう。小児期にIQが境界知能とされても，生活の困難さがある事例は，成人期に知的障害の再評価を行うことが求められる。

2．診断学的な方向性

　ICD-11ではDisorder（症）を，AAIDDではDisability（障害）を，DSM-5は両者を用いた表記であったが，DSM-5TRではICD-11に合わせることになった。Disabilityは機能障害を示しており，AAIDDの診断に「支援ニーズの強度」に基づく分類を，まず推奨することとも理にかなった方法である。一方，ICD-11では他の神経発達症診断と異なり，標準化された知能検査に基づく診断基準が記載されており，知的障害を医学診断に位置付けることを明確に意図していると考えられる。統計学的なカットオフを示した診断学的な線引きを明確にしていることは，知的障害を医学的な診断支援が必要な一群と規定し，診断概念のむやみな拡大を認めず，基準としては厳しくなることも予想される。一方，DSM-5は，2つの中間に位置する診断基準と思われる。

3．支援に結び付きにくい現状

　宮口（2023）は，令和4年度『障害者白書』（内閣府）の報告から知的障害の割合は0.86％であり，診断基準をもとに推定される2％程度よりもかなり低いとして，知的障害があったとしても気づかない，気づかれていない，そして療育手帳の取得に至っていない人もいることを懸念している。さらには，軽度知的障害者や境界知能の当事者自身も，呼称にスティグマを感じていて，支援を求めにくいのかもしれない。

境界知能は，診断名でもなく，それだけでは医療の対象ではない。小児医療領域では，身体不調や不登校状態で受診するケースの中で知的には境界知能領域であることが少なくない（古荘，2024a）。このようなケースは，医学的に適切な診断名がつけられることもなく，小児医療から成人医療へのつなぎもスムースでない。

4．支援する側の課題

知的障害者は医療支援の対象であることを理解する。一方，境界知能の人を全員を支援対象とする必要はないし現実的ではない。障害の有無に関わらず多くの人がアクセスしやすく，使いやすいように社会のユニバーサル化をすすめることである。境界知能に関わらず，社会が弱者に歩み寄ることで，それぞれの人の生活の困難さが改善するだろう（古荘，2024b）。

知的障害は，社会的領域，実用的領域に適応機能の障害がある（DSM-5，2013）。家族や学校では，このことを念頭においた教育はほとんど行われていない。事例Bは，社会的，実用的なことを具体的に教えていたと考えられる。学校在籍中に社会生活に適応することを身に着けることは，極めて重要であり，すべての支援者が念頭に置くべきである。

医療従事者は，知的障害・境界知能が，成人期以降の身体疾患や精神疾患発症のハイリスクとして認識することである。当事者は，特性を隠す，病歴を適切に説明できない，助言を理解できない，などの特徴がある。身体疾患の治療は身体各科との連携が求められ，発達障害や併存精神の併存診断の有無を早めに評価することである。診察時に精神科の診断基準を満たしていなくても，生活の困難さがあれば経過観察や再診の門戸を閉ざさないように心がけたい。

文 献

American Psychiatric, Association, and American Psychiatric Association, D. S. M. Task Force (2013) Diagnostic and Statistical Manual of Mental Disorders：DSM-5. 5th ed. American Psychiatric Publishing.

古荘純一（2024a）境界知能—教室からも福祉からも見落とされる知的ボーダーの人たち．合同出版

古荘純一（2024b）境界知能—知的障害と発達障害の狭間で支援や理解を受けられない人たち．人権のひろば，156；1-5．

Grossman HJ et al.（1973）A manual on terminology and classification in mental retardation（Rev ed.）. American Association on Mental deficiency.

Heber R（1959）A manual on terminology and classification in mental retardation. American Journal on Mental Deficiency, 64（2）；1-111．

加我牧子（2023）自閉症をめぐって．（古荘純一編集）発達障害医学の進歩，34；52-61．

Luckasson R, Coulter DL & Pollaway EA et al.（1992）Mental Retard：Definition classification and system of support 9th edition. American Association on Mental Retardation.

宮口幸治（2023）知的障害と発達障害．（古荘純一編集）発達障害医学の進歩，34；1-11．

村山恭朗（2023）療育手帳の判定・交付基準の現状と統一化に向けた課題．さぽーと，794；38-43．

Schalock RL, Luckasson R & Tass´e MJ et al.（2021）Intellectual Disability：Definition, diagnosis, classification, and systems of supports (12th Ed.). American Association on Intellectual and Developmental Disabilities.

Snell ME, Luckasson R & Borthwick-Duffy WS et al.（2009）The characteristics and needs of people with intellectual disability who have higher IQs. Intellectual and Developmental Disabilities, 47；220-233．

内山登紀夫（2018）現在の知的障害に関する国際的な診断基準と，最近の知的障害概念の検討．厚生労働科学研究費補助金 障害者政策総合研究事業．（研究代表者辻井正次）療育手帳に係る統一的な判定基準の検討ならびに児童相談所等における適切な判定業務を推進させるための研究．pp.21-31．

World Health Organization（2018）ICD-11 for Mortality and Morbidity Statistics. https://icd.who.int/browse11/lm/en#/http://id.who.int/icd/entity/ 605267007（2024年2月27日閲覧）

金剛出版 図書案内

〒112-0005 東京都文京区水道1-5-16　Tel. 03-3815-6661　Fax. 03-3818-6848
URL https://www.kongoshuppan.co.jp/

発達障害支援者のための標準テキスト
幼児期から成人のアセスメントと支援のポイント

[監修]辻井正次　[責任編集]髙柳伸哉　[編集]西牧謙吾　笹森洋樹　岡田 俊 ほか
A5判／並製／324頁／定価3,850円

発達障害児者の多様な側面への理解を深め，アセスメントやアセスメントツール，発達段階で起こりうる課題などに対する必要な知識，具体的な支援技法について学べる支援者向けテキスト。保健・医療・福祉・教育等の全領域に対応し，この1冊で発達障害支援の全体像をとらえることができる構成となっている。また「発達障害ナビポータル」（https://hattatsu.go.jp/）の研修コンテンツ動画とともに学ぶこともできる。

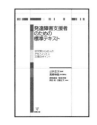

おとなの自閉スペクトラム
メンタルヘルスケアガイド

[監修]本田秀夫　[編]大島郁葉
B5判／並製／220頁／定価3,080円

本書では，「自閉スペクトラム症（ASD）」ではなく「自閉スペクトラム（AS）」をキーワードとし，近年拡がりつつあるASの特性を疾患ではなく多様なヒトの変異のあり方と捉える価値観に基づいて，成人期のメンタルヘルスの意味を構築していく。各章ではASの人達の臨床像の広さや魅力，診断と具体的な支援などについて紹介され，読者のニーズに応じて多様な観点から学べるガイドとなっている。

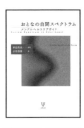

ASDとカモフラージュ
CAT-Qからわかること

[著]ハンナ・ルイーズ・ベルチャー　[訳]藤川洋子　三好智子
A5判／並製／168頁／定価3,520円

本邦初訳のCAT-Qを手がかりに，偽りの自分を解放し，精神的な安定を手に入れるための一冊。「……カモフラージュは必ずしも悪いものではありません。あらゆる人間が成長のために取り入れ用いるスキルであり，そうやって私たちは種としての社会性を身に着けてきたのです。それは多くの点で私たちが生き延びる助けとなりました。私たちは幼くしてそのことを学んだ賢さと驚くほどの強さを賞賛するべきでしょう」（「はじめに」より）

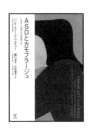

愛着トラウマケアガイド
共感と承認を超えて

[監修]岩壁 茂　[著]工藤由佳
A5判／並製／240頁／定価3,520円

事例と逐語でわかりやすく学べる「トラウマケアガイドブック」。心のケアに携わる支援者には，相談者が安心して心の内を打ち明けられるアタッチメント対象となり「安全基地」を提供することが求められる。相談者の心と境界を守り，その怒りに深く共感し，承認していく姿勢，それと共に変わりゆく相談者の主体性・自律性の回復をサポートする「セキュア・ボンディング」アプローチを紹介する。

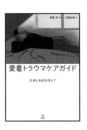

価格は10%税込です。

III

アタッチメントと
トラウマ

アタッチメントの障害への心理社会的治療

Hiroshi Yamashita

山下 洋*

I はじめに

アタッチメントは日常的にはひっつく，取り付ける，結びつく，絆，交流など近接や拘束の意味をもつフランス語と英語の中で形成された言葉である。ボウルビーの定義では「人が特定の他者との間に築く情緒的な絆」となる。国内の日本語を用いた臨床では「愛着」を対応する言葉として用いるが，同様に特定の他者との関係性を表す日本固有の表現として「甘え」との異同については多くの論考がある。1930 年代より主として欧米の心理学や精神分析学の領域で発展し，動物行動学や進化心理学など多領域の視点を取り込みながら生涯を通じた人間関係や社会的行動に影響を及ぼす臨床概念として中心的な位置を占めるに至った。児童・青年期の臨床では発達途上にある存在である子どもの情緒・行動の問題，とりわけ学齢前期の子どもの臨床においては中心的な臨床概念であり，その外延として青年期や成人期の対人関係の困難においても有用な治療と処遇の枠組みを提供している。

本稿では精神医学・心理学におけるアタッチメントの問題の診断・アセスメントの定式化，関連する治療概念の広がりと臨床場面への実装について述べる。

＊九州大学病院子どものこころの診療部
〒 812-8582 福岡県福岡市東区馬出 3-1-1

II アタッチメントの障害の Bio-Psycho-Social な定式化

アタッチメントの障害の診断概念は，「アタッチメント」という乳幼児期の心理発達と家族の精神保健に関連する広汎な理論的・実践的背景とする用語を含み多様な臨床的意義がある。一般人口における比較文化的研究に始まり近年は政治的あるいは災害による孤児や難民あるいは不適切養育など発達早期に過酷な逆境下におかれた子どもたちへの縦断的な介入研究の知見にもとづき，Bio-Psycho-Social の各側面を含む包摂的な概念にアップデートされている。これに対応して DSM-5 と ICD-11 では大幅な改訂がなされ臨床実践において実用的で明確な記述が加えられた。ここでは DSM-5 で用いられる反応性アタッチメント障害（Reactive Attachment Disorder；以下 RAD）および脱抑制型対人交流障害（Disinhibited Social Engagement Disorder；以下 DSED）を中心に，さらに広義のアタッチメントの問題についての Zeanah らの定式化も含めて概説する。

1．早期発達過程とアタッチメント

まず愛着障害行動や対人交流の障害が生じる背景にある養育者－子どもの早期関係性発達の過程を概観する。

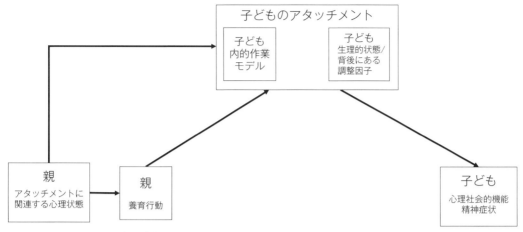

図1 児童・青年期のメンタルヘルスにおけるアタッチメントの障害の定式化
（Gregory et al., 2020 を元に改変）

泣き声，笑顔など安全基地行動の中のアタッチメント対象に近接するための行動の基本要素は出生後早期に現れ定位反応として特定の対象に向かう（6〜9カ月）。移動と探索が可能になり，意図や注意の共有が可能になるタドラー期には特定の対象とのあいだに探索と近接のパターンが形成される（1〜3歳）。安全基地行動は探索と接近がつながった輪のようにパターンを形成し，危機や脅威につながる状況で生じた否定的な情動や生理学的状態がアタッチメント対象との近接により制御され安心感が生まれる。探索と接近のパターンのバランスが取れ，輪が状況に応じて柔軟に伸び縮み出来るとき，安定した安心型のアタッチメントが形成されていく。アタッチメント対象と目的を共有し協調し合う行動の相互作用が発展すると共に，保護や慰めの体験の感覚，認知，行動の記憶を統合した表象やイメージが形成される（3〜5歳）（図1）（Gregory et al., 2020）。

その後も表象機能は発展・変化を遂げながら，他者の心の状態（気持ち，欲求，考え）の推測（4〜5歳）や他者の視点に立った思考（7歳）などを通じてアタッチメント関係を超えて，フレンドシップ，パートナーシップを支えるものへと拡大する。

このように養育者との選択的な相互交流のパターンが形成される過程は社会認知に関わる神経回路の早期発達の過程でもある。対人交流と社会認知に加えて注意や行動のコントロール，覚醒水準の調整など自己制御に関わる神経回路でも生後の2年間に重要な発達過程があり，これらも同様に前述の選択的アタッチメントの形成期とも重なる。このため早期発達の過程における不適切な養育環境への曝露の影響は，それが重篤であるほど愛着行動のみに留まらぬ幅広い神経認知機能にも影響を与えることを考慮する必要がある。

2．アタッチメントの適応レベルと臨床問題

アタッチメントの問題を臨床診断として記述する場合，発達途上にある子どもと養育者の二者の関係性を記述するという課題がある。現在の診断基準では重篤な社会的ネグレクトへの持続的な曝露によって生じる対人交流と情動制御の障害を反応性アタッチメント障害という診断カテゴリーとして定義している。しかし臨床的には不適切な養育環境の重篤度や曝露のタイミングと期間は多様であり関係性の適応レベルにも連続性が見られるため，ディメンジョナルな事象として記述する必要が生じる。すなわちア

表1　アタッチメントの適応レベル^(注)と関連する臨床問題

アタッチメントの適応レベル 　病態水準（疾患・領域横断的）	関連する臨床問題
安全型（レベル1）	レジリエンス
非安全型（回避型・抵抗型　レベル2）	反抗挑戦症　分離不安症　抑うつ傾向
非安全型（無秩序・無方向型　レベル3）	解離症状　自傷行為　破壊的行動
安全基地の歪み（レベル4）	物質依存　摂食障害　反社会傾向
反応性アタッチメント障害（レベル5）	神経発達症　成長不全

注）アタッチメントの適応レベルは Boris & Zeanah（1999）を参考とした

タッチメント行動の問題には，バランスに偏りはあれ，特定の対象とのあいだでは機能している関係性のパターン（安全型 vs 非安全型）から，関係性が機能不全に陥り，養育者に留まらない多様な他者との関係性や幅広い状況での不適応につながる臨床的障害までさまざまな適応レベルがある。Boris & Zeanah ら（1999）は無秩序・無方向型のアタッチメント・パターンや極端に偏った安全基地行動，さらには選択的な愛着を形成できていない反応性アタッチメント障害を臨床的障害として定義し記述した。ここで用いられる適応レベルとは疾患・領域横断的な概念であり，力動精神医学のフォーミュレーションで従来から用いられている病態水準に近い。

　まず安定型のアタッチメントはレジリエンス要因として定義される。一般に用いられている広義の「愛着障害」は臨床的障害に直結する上記の適応レベル3〜5はもとより，特定の養育者や環境では機能的である非安全型のアタッチメント分類（レベル2：回避型・とらわれ型）についても，それらに伴って生じやすい臨床問題と合わせて包括的に用いている場合が多い（表1）。

　レベル2の回避型のアタッチメント・パターンでは一貫して厳格で拒絶的な養育行動を示す養育者に対して分離・再会場面でも子どものアタッチメント・ニーズのシグナルは最小化（回避，無視）されるが，これは後の抑うつなどの心理的問題のリスク要因となる。同じく抵抗型においては一貫性の乏しい養育態度に対し子どものシグナルは最大化され（苦痛，怒り，抗議），反抗挑戦症や分離不安症などの臨床問題のリスク要因となる。レベル3の無秩序型のアタッチメント・パターンはストレンジシチュエーション法を用いた研究では以下のように記述される。"探索や再会場面でまとまりのある行動パターンが欠如している。養育者のいる前での未統合で無方向な行動から怖れや混乱が示唆される（例：体を揺する，顔を覆う，凍り付く，接近行動と回避行動が予期せず切り替わる）"。このような交流パターンでは養育者の側にも以下のような非定型の養育行動がある。"養育行動は脅かすようであるか予測不能である。子どもが出すキューに応答しない。子どもからのコミュニケーションや目標を無視して関わる。矛盾する二重のメッセージを出す（例：腕を差し出しながら，後ずさる）"。無秩序・無方向型のアタッチメントは一般人口でも 15% と高頻度にみられる。縦断的研究では思春期以降の解離症状，自傷行為，破壊的行動障害との関連が見られる。レベル4の安全基地の歪みでは，抑制された愛着（不安・警戒・しがみつき・過服従），自己を危険にさらす（無鉄砲，事故を起こしやすい，攻撃的），役割逆転（養育者などの世話，命令的，懲罰的態度）などの極端に病理的な愛着行動が記述される。これらは，思春期以降の物質依存，摂食障害，反社会傾向など困難な臨床問題との関連がある（Lyons et al., 2013）。未統合型のアタッチメントは青年期に

いたるまでのさまざまな臨床的問題と関連があり，子どもの支配的・世話役的行動（安全基地の歪み）は青年期の親子二世代の役割混乱から自傷行為や境界パーソナリティなどの問題へと関連付けられる。

精神医学的な診断カテゴリーとして定義されるのは，選択的なアタッチメントが形成されていないレベル5の病態である。反応性アタッチメント障害（RAD）と脱抑制型対人交流障害（DSED）はアタッチメントの障害のサブタイプ（抑制型 vs 脱抑制型）の二分法として記述されてきたがDSM5ではストレス関連障害に含められ独立した診断カテゴリーとして記述されている。2つの病態はRADでは対人相互反応で過度に抑制，警戒的で開始できない，陰性の情緒反応を示し，DSEDでは拡散した愛着で適切に選択的な愛着形成の欠如と無分別な親密さと両極の病態を示す。RADとDSEDはあくまで概念化の両極であり多くはルーマニア孤児など重篤な剥奪環境への曝露が確認されたサンプルでの縦断的介入研究の知見に基づいている。臨床ケースでは病理的な養育環境の質や曝露の程度，持続性やタイミングの多様性を考慮し，さらに幅広く連続したスペクトラムとしての状態像を把握する必要がある。またDSEDはアタッチメントの障害から対人交流の障害へと再定義されたが，ルーマニア孤児のケースのストレンジシチュエーション法などを用いたアタッチメント・パターンのアセスメントを再検証するとDSEDの子どもの60％以上が無秩序型のアタッチメントと判定されており，アタッチメントの問題として捉える必要性も指摘されている。

3．養育的ケアの剥奪（Deprivation）と特異的発達パターン

アタッチメントのみに限定しない幅広い視点から発達早期の逆境が生物−心理−社会的発達に与える影響についての臨床研究として英国のラターらのグループは先述のルーマニアの政治的孤児に対する国際里親ケア研究と並行して発達の最早期の剥奪的環境の影響について成人期にいたるまでの縦断的研究を行い21歳までの転帰が分析されている。その結果，乳児が選択的なアタッチメントを形成し始める6カ月を超えて剥奪的環境への環境の曝露が続くとき，認知，行動，対人関係の領域の発達に否定的な影響がみられることが明らかになった。これらを英国の研究グループは剥奪環境に特異的な神経発達のパターン（Deprivation Specific Patterns；DSPs）として概念化した（Sonuga-Barke et al., 2017）。縦断的な経過として思春期までに，①認知発達の全般的なおくれは著明にキャッチアップしていたが，②自閉症スペクトラム様，および③脱抑制的で無差別な対人関係の問題は徐々に軽減しながらも残存した。④一方不注意多動などのADHD症状は成人期に向けてむしろ増加していくという転帰を示した。ADHD症状については別のエビデンスとして発達早期に重度の剥奪を経験した人では思春期，成人期のADHDの頻度は増加しており，これはADHD症状の新たな発達経路として注目されている。これら一連のエビデンスはまさしく，ボウルビーのアタッチメント理論の上に，Bio-Psycho-Socialな相互作用の視点をもたらしアタッチメント形成以外の神経発達などの領域への影響を臨床的介入においても重視する必要性を示すものである。

Ⅲ　アタッチメントの障害に対する発達的視点にもとづく介入

RAD，DSEDおよび無秩序型のアタッチメントはその後の発達過程でうつ病や心的外傷後ストレス障害からADHDをふくむ破壊的行動障害まで幅広い情動−行動の次元の問題のリスク因子となる。このため①アタッチメント形成過程の歪みの修復の過程および②アタッチメントの障害を生じるような重篤な剥奪環境への曝露が生む神経発達や広範囲の制御困難の問題，③さらに発達経路における生物−心理−社会的なエコシステムとの相互作用の視点から長期的

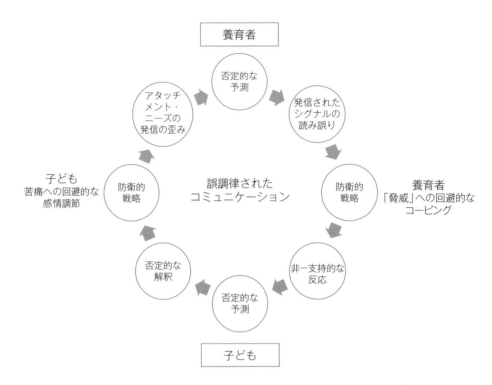

図2　アタッチメントの困難と情緒行動の問題の形成過程－非安心のサイクル（insecure cycle）
（Bosmans et al., 2022 を改変）

で包摂的な心理社会的介入をデザインする必要
がある。

1．乳幼児期のアタッチメント形成過程への介入

　アタッチメントの障害と関連する臨床問題は前
述のように子どもと特定の養育者との安心――
安全をめぐる関係性の歪み――形成不全および
その結果生じた感情調節不全と定式化すること
ができる。これらに対して子どもに継続的な養
育的ケアと安心感－安全性を増す関係性の提供
を行うことが心理社会的介入の基本要素であり
アタッチメントに基づく介入（Attachment
Based Intervention）と総称されるがさまざまな
介入経路をもったプログラムが開発されている。

　アタッチメントの障害は養育者と子どもそれ
ぞれの行動レベルと表象レベルの相互作用過程
で形成－維持される誤調律されたコミュニケー

ションの悪循環と定式化することができる。こ
のため介入の主なターゲットとして養育者と子
どもの表象レベルと行動レベルが想定される
（図2）（Bosmans et al., 2022）。

　養育者が子どもにとって安心と信頼を得られ
る安全基地として機能するために，養育者の感
受性（Sensitivity）を高める治療プログラムが
開発されている。Video Intervention to pro-
mote Positive Parenting and Sensitive Disci-
pline（VIPP-SD）（Juffer et al., 2017）はア
タッチメントに焦点づけて，感情調節不全や破壊
的行動を示す乳幼児の親に対して子どもの情緒
的ニーズのサインへの敏感性（感受性）を高め
る働きかけによって子どもの問題行動の減少を
図るアプローチである。乳幼児期の親への家庭
訪問で日常的な養育者と子どもの関わりのビデ
オフィードバックを行うことで，養育者が子ど

もからのアタッチメント・ニーズのシグナルに気づき，非支持的な反応が減少し肯定的な養育行動が増加する社会学習の過程を促進する。Clinician Assisted Videofeedback Exposure Session（Schechter et al., 2015）もまた対人間暴力に曝された母親を対象とする内省機能を高める乳幼児期の養育者への家庭訪問プログラムであり構造化された相互交流をビデオフィードバックすることで母親の内省機能と感情制御が高まり子どもの行動への否定的な——誤った——意味付けが減少する。安心感の輪（COS）プログラム（北川，2013）もまた親の情緒的応答性を高める介入プログラムである。グループセッションを基本として親子のアタッチメントの評価し心理教育を行う。ビデオフィードバックを通じて相互交流と親の心的状態への注目を促す（曝露）ことにより観察力と内省力を高め，感情調整と内的作業モデルに変化をもたらす。介入プログラムにより無秩序型のアタッチメントの減少と安心型の増加が得られている。

　以上の養育者のアタッチメントと養育体験に関する表象や認知レベルへの介入方法に対して養育者の子育てや相互交流のパターンに直接働きかけるのが親子相互交流療法（Parent Child Interaction Therapy）である。タドラー期から学齢期までの子どもと親への通所によるライブコーチングを用いた治療であり，子ども中心の遊び——子ども志向相互交流による関係性強化のフェーズと親の指示で導かれる活動——親志向相互交流による問題行動の減少と養育スキルの習得のフェーズが含まれる。親（情緒的応答性）－子（肯定的な相互作用・感情制御）それぞれのアタッチメントの指標においても，改善のエビデンスが積み重ねられている。マルトリートメントや代替養育システムなどアタッチメントの課題に直面する児童福祉の当事者への適用が広がっている（Onovbiona et al., 2023；小平，2019）。

　いずれのプログラムも二者関係の双方のアタッチメント行動および表象レベルそれぞれを介入経路として（多層性・多次元性）関係性とアタッチメント・ニーズに焦点づけられているなどの共通する特徴をもっている。

２．学齢期以降のアタッチメントの障害と関連する問題への介入

　学齢期以降はアタッチメントの障害のみならず引き続いて生じる発達パターンの偏りや自尊心，感情調節など自己組織化の障害による不安，抑うつ，破壊的行動などの臨床的問題が介入の対象となる。思春期を迎える子どもが心理社会的困難に直面したとき，それらに気づき，理解する家族との受容的で温かい関係性のもとで，自らの心身の変化を肯定的に受け止めることができるように見守りとケアを提供することが不可欠である。その心理社会的文脈は第二分離個体化期と呼ぶように乳幼児期と共通しており，思春期の不安・抑うつの発症と回復に対してもアタッチメントが寄与するところは大きい。親子間の世代間境界の確立と共に安定したアタッチメントを再形成する，アタッチメントにもとづく家族療法（ABFT）は，思春期のうつ病や希死念慮に対する予防および治療的介入の１つである（Waraan et al., 2021）。また前思春期の子どもと養育者にも適用を広げた Middle Childhood Attachment Based Family Therapy（MCAT）も開発されている。いずれも児童思春期の子どもたちの関係性のニーズについての啓発（関係性へのリフレーミング）とともに親子の関係性強化（アタッチメントの再組織化）に焦点づけられた包括的な治療アプローチに位置づけられる。養育者と家族が関係性や情緒的苦難への気づきを高め，脅威となっている刺激への対処を共感的かつ権威ある態度で助けることで子どもに安全を提供し，親の予測可能性と応答性を高めていく。年長の養育者と子どもではアタッチメントに関連する情報処理過程のバイアス（歪み）が誤調律されたコミュニケーションの連鎖（非安心のサイクル）により強化されているため，養育行動の変化による安全基地機能の強化のみでは十分でない場合がある。関

係性の困難－脅威を生じる課題状況に対して子どもが回避的行動に頼らず対処する経験（曝露）を重ね新しい相互作用パターンによりバイアスを修正する認知行動的－トラウマ処理的介入が要請される。これらについては本特集の八木，亀岡による論考を参照されたい。

3．アタッチメント・システムへの予防的介入

アタッチメントは親子の関係性のみならず，親族関係，地域，社会などのエコシステムにおいて形成・維持される。アタッチメントの障害のリスク因子－保護因子に注目しハイリスクの人口に予防的介入を行う包括的なアプローチが社会実装されつつある。フォスタリングチェンジプログラムは，社会的養護のもとにある子どもへの質の高い家庭的養育－プログラムを受けた里親による里親養育の提供により児童福祉システムにおけるハームリダクションを図るアプローチである。治療的里親による介入後，多くの子どもで不安定型のアタッチメント・パターンが安定型に変化する，再組織化が見られる。

周産期からスタートする予防的介入として，全米各地で展開しているナース・ファミリー・パートナーシップ（Nurse Family Partnership）プログラムからは，さまざまな次元での有効性の強固なエビデンスが示されている。社会的逆境下にある若年妊婦などハイリスク家庭をターゲットとする家庭訪問による二次予防プログラムであるが，周産期から思春期から成人期までの発達のプロセスを視野においており虐待や不適切養育の世代間連鎖を止めることを最終的な目標となる転帰としている。ここでは養育者が応答性のある有効なペアレンティングを提供することが介入の要となっており，もっとも成功したアタッチメントに基づく介入として挙げられている（Olds et al., 1998）。

このようにアタッチメントにもとづく介入の土台として介入経路を整備するためには発達的視点にもとづく養育環境のマネージメントが不可欠である。養育者の心理社会機能の回復の重要性はもとより，剥奪的環境に多様な経路（拡大家族・里親・保育師・教師・治療共同体）を通じて介入し，複数のアタッチメント対象が提供される必要がある。剥奪・喪失・心的外傷などの脅威となる体験による愛着形成のニーズの高まりを介入の入り口とする環境のマネージメントにより，安定した生活環境での予測可能性・自己制御感の経験が得られる。情動の調律と一貫性の体験は感情調整の機能を育み，対人関係の問題に対処するコンピテンシーにつながる。

Ⅳ　おわりに

アタッチメント理論にもとづく治療と支援として第一には，エビデンスにもとづく実践（EBP）におけるアタッチメントの視点の導入（アタッチメント・インフォームド）が挙げられる。その一環として併存する精神医学的問題への疾患特異的な介入（認知行動療法など）における技法の選択において，アタッチメント・パターンと適応レベルのアセスメントを含めたフォーミュレーションを行うことがある。また複雑性をもつ病態に対する治療の転帰のアセスメントにおいて，アタッチメントの安定性を含めることで疾患横断的視点が得られる。

メンタルヘルスにおける世代間伝達については放任虐待や養育困難，心的外傷や抑うつなど否定的な転帰の親子間での伝達が強調され，そのメカニズムについて不安定型のアタッチメント・パターンやアタッチメントの障害を媒介要因として説明する報告も多い。しかしながらアタッチメント・パターンの親子間の一致率すなわち世代間伝達は安定型がもっとも高く，不安定型では不一致－再組織化と考えられる事例の方が多くみられる。このようにアタッチメントにもとづく介入においては，アタッチメントのレジリエンスの側面こそが世代間で伝達されることや再組織化－可塑性のエビデンスを踏まえ，親子二世代への早期介入により悪循環を反転し良好な転帰を創出する包摂的な取り組みを目指すべきであろう。

文　献

Boris NW, Zeanah CH（1999）Disturbances and disorders of attachment in infancy：An overview. Infant mental health journal, 20(1)；1-9.

Bosmans G, Van Vlierberghe L & Bakermans-Kranenburg MJ et al.（2022）A learning theory approach to attachment theory：Exploring clinical applications. Clinical child and family psychology review, 25(3)；591-612.

Gregory M, Kannis-Dymand L & Sharman RA（2020）Review of attachment-based parenting interventions：Recent advances and future considerations. Australian Journal of Psychology, 72(2)；109-122.

Juffer F, Bakermans-Kranenburg MJ & van IMH（2017）Pairing attachment theory and social learning theory in video-feedback intervention to promote positive parenting. Current Opinion in Psychology, 15；189-194.

北川恵（2013）アタッチメント理論に基づく親子関係支援の基礎と臨床の橋渡し. 発達心理学研究, 24(4)；439-448.

小平かやの（2019）虐待事例への支援と治療的介入―PCIT の実践. 小児の精神と神経, 59(2)；184-190.

Lyons-Ruth K, Bureau J-F & Easterbrooks MA et al.（2013）Parsing the construct of maternal insensitivity：Distinct longitudinal pathways associated with early maternal withdrawal. Attachment & human development, 15(5-6)；562-582.

Olds D, Henderson CR Jr. & Cole R et al.（1998）Long-term effects of nurse home visitation on children's criminal and antisocial behavior：15-year follow-up of a randomized controlled trial. Jama, 280(14)；1238-1244.

Onovbiona H, Mapes AR & Quetsch LB et al.（2023）Parent-child interaction therapy for children in foster care and children with posttraumatic stress：Exploring behavioral outcomes and graduation rates in a large state-wide sample. Children and Youth Services Review, 145；106797.

Schechter DS, Moser DA & Reliford A et al.（2015）Negative and distorted attributions towards child, self, and primary attachment figure among posttraumatically stressed mothers：What changes with Clinician Assisted Video-feedback Exposure Sessions (CAVES). Child Psychiatry & Human Development, 46(1)；10-20.

Sonuga-Barke EJ, Kennedy M & Kumsta R et al.（2017）Child-to-adult neurodevelopmental and mental health trajectories after early life deprivation：The young adult follow-up of the longitudinal English and Romanian Adoptees study. The Lancet, 389(10078)；1539-1548.

Waraan L, Rognli EW & Czajkowski NO et al.（2021）Effectiveness of attachment-based family therapy compared to treatment as usual for depressed adolescents in community mental health clinics. Child and adolescent psychiatry and mental health, 15(1)；1-14.

精神療法 増刊第 11 号 2024

子どものPTSDへの心理的社会的治療と支援

Junko Yagi

八木　淳子*

I　はじめに

　子ども虐待やドメスティックバイオレンス，いじめ，大規模自然災害，事件・事故など，子どもが体験するトラウマ的出来事は多岐にわたり，多くの子どもたちがそれらを体験していることが内外の研究で示されている（Copeland, 2007；Lewis et al., 2019；Gilbert et al., 2015；Fujiwara, 2022）。小児期のトラウマ的出来事の体験は，成人期以降，生涯にわたり心身の健康に影響を及ぼすことが明らかにされているが（Felitti, 1998），わが国では虐待対応件数やいじめの認知件数は近年増加の一途をたどり，各地で起こる大規模自然災害後の深刻な影響の遷延も看過できない（八木他, 2022；Landolt et al., 2013）。

　トラウマ的出来事を体験した子どものすべてが病理性を示すわけではないが，一部の子どもたちは心的外傷後ストレス障害（Posttraumatic Stress Disorder：PTSD）を発症することも知られており，中でも対人間トラウマを体験した女子においては約3分の1がPTSDを発症していたとの報告がある（Alisic et al., 2014）。また，トラウマを体験した子どもは18歳まで

＊岩手医科大学医学部神経精神科学講座／
　附属病院児童精神科
　〒028-3695　岩手県紫波郡矢巾町医大通 2-1-1

に，うつ病，行動障害，物質依存，自傷・自殺未遂，暴力などを高率に呈するとされる（Lewis et al., 2019）。子ども虐待などの対人間トラウマ，過去のトラウマ体験，家族の精神病理などがPTSD発症のリスクを高める可能性があり，さらにトラウマ後のサポートの少なさや家族の機能不全などがより大きな影響を及ぼすこともわかっている（Trickey et al., 2012）。

　トラウマの影響を受けた子どもへの適切な支援や治療が時宜を得てなされることは，公衆衛生上の観点からも極めて重要であり，トラウマインフォームドケア（亀岡編, 2022a）を基盤として，その上に一定の専門性をもってリスクのある人に対応するケア，さらにトラウマに特化した専門的介入・治療というように，トラウマケアを重層的モデル（図1）で考えるのが一般的である。本稿では，子どものPTSDへの心理的社会的治療と支援について，トラウマケアの3つの段階の頂点に位置する効果の実証された専門療法を概観し，治療ガイドライン（Forbes et al., 2020）で強く推奨されている治療モデルに共通する要素を挙げ，トラウマに焦点化した認知行動療法について概説する。効果の実証されたPTSD治療の専門的なプログラムは，トラウマの影響と症状出現のメカニズム，治療の要点，回復に有効な対応についての実証的根拠に基づく説明を含み，日常臨床や支

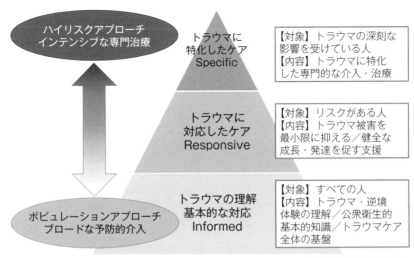

図1　重層的トラウマケア　3つの段階

（野坂（2019）より引用改変）

援において重要なトラウマインフォームドアプローチの考え方も同じ理論的基盤に立脚しているためである。加えて、子どもの治療や支援において欠かせない発達面への配慮や包括的支援の重要性について触れる。

Ⅱ　トラウマ曝露とその影響とPTSDの診断

1．PTSD診断の前に

　トラウマに曝露された影響はさまざまな形で現れ得るものであり、トラウマの影響を受けた子どもに対して、PTSDの診断をすることだけに拘泥すべきではない。子どもが今を過ごす環境の安全確保は、精神医学的診断や治療の手続き以前に最優先でなされるべきことである。また、トラウマの影響を受けた子どもが、うつや不安、不注意や落ち着きのなさ、かんしゃくや粗暴行為、自傷、学校不適応など、日常臨床で遭遇する"よくある"症状や問題を表現型として呈することはしばしばあり、PTSDの診断基準に完全に合致しないからといって、トラウマに対応したケアを必要としないということにはならない。トラウマインフォームドの視点で、支援や治療を要する子どもをできる限り早期に発見し、トラウマへの曝露とその影響を包括的

かつ多角的にアセスメントすることが、子どものニーズに即した効果的なケアを提供するために欠かせないステップである（亀岡，2022b）。そのうえで、子どものPTSDに対して効果が実証された治療法が存在することを踏まえ、診療ニーズを有する当事者が最大限にその恩恵を受けられるように準備することが必要である。

2．子ども期のPTSD治療の重要性

　成人期のPTSDにおいて、ガイドラインで強く推奨される治療であっても最適な治療反応を示さないPTSD患者が相当数いることがわかっており、軍人・退役軍人、難民と並んで、子ども期に発症した成人のPTSD患者は、確立された治療法のいずれにも良好な反応を示さないとの報告ある（Karatzias et al., 2019）。このような成人期の患者においてしばしば見受けられるのは、重度の抑うつや怒りの症状、解離症などを併存し、それらの性質上も症状の広がりにおいても複雑を極め、治療介入が非常に難しくなってしまうという事態である。明らかな重篤な合併症、特に解離症やそれに伴う問題行動を呈する患者は、臨床的理由から専門治療の対象から除外されてしまうことも少なくない

(Forbes et al., 2020)。それ故に，子ども期のトラウマ体験を見逃さず，その影響と診療ニーズを見極め，有効とされる治療を適時に届けることは，生涯の精神健康や医療経済的側面から見ても極めて重要なことである。

3．診断とトラウマ焦点化治療の選択

　国際疾病分類第 11 版（ICD-11）（2018）に基づく PTSD の診断は，①再体験，②回避，③生理的な反応性の亢進（脅威感）の三領域での中核症状が認められること，DSM-5 においてはこれらの三領域に加えて，④認知と気分の陰性変化が認められることによって診断されるが，いずれも原因となるトラウマ（特定されるストレッサー）が存在し，それが症状と明確に結びついていることが診断の要件となる。トラウマ曝露がないのに PTSD 症状が認められる場合や子どもが何らかの苦痛を訴えている場合，ケアを要することは自明だが，トラウマの存在と臨床的に明らかなトラウマ後ストレス症状の双方がなければ，トラウマに焦点化した治療を適用するには及ばない。ただし，子どもの苦痛に対するケアや非特異的症状に対する治療の過程で，子どもと治療者の間に信頼関係が構築されるにしたがい，トラウマ体験を打ち明けるということも臨床ではしばしば経験される。この点からもトラウマインフォームドケアが徹底されることの意義は大きい。

Ⅲ　子どもの PTSD 治療

1．治療ガイドラインで推奨される心理的治療

　国際トラウマティック・ストレス学会（ISTSS）の PTSD の予防と治療ガイドライン（2018）と最新の治療ガイドライン第 3 版（2020）では，子どもの PTSD や重篤なトラウマ後ストレス症状を明確な標的として主要転帰に据えた研究に基づき，トラウマに焦点化した認知行動療法（CBT-T）を子どもと養育者，あるいは子どものみを対象として実施する場合を強い推奨としており，眼球運動による脱感作と再処理法

（EMDR）も強く推奨されている。養育者のみを対象とした CBT-T，家族療法，グループ CBT-T（養育者と子ども対象），KidNET（子ども向けナラティブエクスポージャーセラピー），非指示的カウンセリング等は推奨するエビデンスは不十分とされており，子どもを対象としたグループ CBT-T やグループ心理教育，親子関係の強化は萌芽的エビデンスがあるものとして位置づけられている。早期の予防的介入や早期治療については，治療法として推奨レベルのものはなく，個人の心理的デブリーフィングは早期の予防的介入としては推奨されない，とのレビュー結果が出されており注意を要する。

2．PTSD の認知行動モデルと認知理論

　前述のガイドラインで推奨されている介入のほとんどは，認知行動理論に基づくものであり，トラウマの影響を理解し，トラウマに焦点化した介入をするための基礎をなす。認知行動療法（CBT）は，思考・感情・行動が相互につながって影響し合っていることに着目し，これらを標的として介入することによりポジティブな変化をもたらすという考え方に基づく。子どものトラウマ領域における認知理論モデルの考え方は，PTSD の発症と維持には「トラウマ的出来事の記憶処理の障害」「トラウマやその後遺症に対する否定的な評価や解釈とそれらの広範囲で過度な汎化」の 2 つのプロセスが主体となって関わっているというものである。圧倒されるような出来事の記憶が人生の文脈の中に納まらず，他の自伝的記憶とうまく統合されずに分断されている場合，トラウマ記憶は感覚的なものとして保存されたままになり，その結果，トラウマ・リマインダー（トラウマを想起させる刺激となるあらゆるもの）が苦痛や不快感情をともなう感覚的な記憶（身体反応や覚醒，心理的反応）を容易に呼び覚ましてしまう。このようにして，トラウマ記憶の想起は侵入的で自己制御困難なものとなり，このことが苦痛や恐怖の再体験を増加させ，症状を長引かせると考えら

れている（Ehlers, 2000）。このモデルのもう一つのポイントは，子どもが合理的な説明のつかない圧倒的な出来事に遭遇した際，自己の予測・理解可能な範囲で世の中を理解しようと試み，結果的に不正確で非機能的な認知や思考を発達させてしまうという点である。自己価値や世の中への信頼が揺らぎ，恥の感覚や罪悪感，無力感や絶望感を抱くに至り，トラウマ後ストレス症状の発症／維持，さらにはうつや不安を引き起こすことにつながるとされる（Beck, 2005）。トラウマ記憶やリマインダーに触れることの苦痛を回避し続けることは，否定的な評価を強化し，日常生活の機能を狭め，不適応的な対処行動を生み出し続ける。これらの認知のプロセスに働きかけることによって非機能的な認知が適応的に変化することがPTSD症状を軽減するメカニズムとして重要であることが実証されている。

CBTに基づくアプローチに共通する要素としては，一般的に「心理教育」「対処スキル」「曝露と認知再構成」「行動マネジメント」「親のサポートとペアレンティングスキル」などが挙げられる。推奨されるモデルのほとんどは，これらの共通の要素を含み，それらを組み込む順序や方法，どの要素により重きを置くかという点で異なっている。

3．強く推奨される治療

子どものPTSDの心理的治療において，治療ガイドライン（2020）で強く推奨されているのは，いくつかのトラウマに焦点化した認知行動療法（学校や集団の場で行うものを含む），青年期のための持続エクスポージャー（PE-A），EMDRであるが，ここでは，子どものトラウマ治療において，無作為化比較試験（RCT）研究が最多で幅広く，わが国においても効果の実証と実践応用が進んでいるトラウマフォーカスト認知行動療法（TF-CBT）についてその概要を紹介する。

〈トラウマフォーカスト認知行動療法（TF-CBT）〉

TF-CBT（Cohen et al., 2017；コーエン他, 2014, 2015）は，トラウマ的出来事を体験し，PTSDやトラウマ後ストレス症状を呈して生活に支障をきたしている子どもとその養育者を対象とする治療プログラムであり，過去30年間にわたり効果の実証と改良が重ねられている。子どもが体験するさまざまなトラウマに適用可能であり，CBTを基盤として，さまざまな治療技法（アタッチメント理論や神経発達理論，人間主義的心理療法等）の優れた要素を統合した構造化された短期治療モデルである。

概ね3歳から25歳（RCT研究では3～18歳）の子ども／青年と養育者への8～25回のセッションで，トラウマに関連するさまざまな転帰を効果的に改善する。子どもと養育者それぞれの個別セッション，親子合同セッションからなり，同じひとりの治療者によって毎週1回50～90分で実施される。"PRACTICE"の頭文字で現わされる治療要素で構成され，大きく3つの相（安定化，トラウマの語り，統合とまとめ）に分けられる時間経過の中で段階的曝露が進行し，認知処理の過程を経て非機能的認知・思考が適応的なものに修正される（図2）。トラウマという予測不能な体験により混乱している子どもにとって，プログラム全体と各セッションが構造化されていることそのものが，予測可能性や場の安全と心理的安心を体感する重要な機会となる。治療者と子ども，養育者の双方向の肯定的なやりとりの中で，子どもがトラウマを理解し対処スキルを獲得してゆく。プログラムの中盤では，治療者との信頼関係を基盤に，回避していたトラウマ記憶と向き合い，ネガティブな感情や思考を十分に表出して受け止められ，出来事が頭の中で再現されながら詳細を語る。このとき治療者は，「子どもに尋ね（Ask），耳を傾け（Listen），繰り返して承認し（Repeat），書き留める（Write down）」作業を繰り返しながら，子どもの気持ちに共感し，励まし，トラ

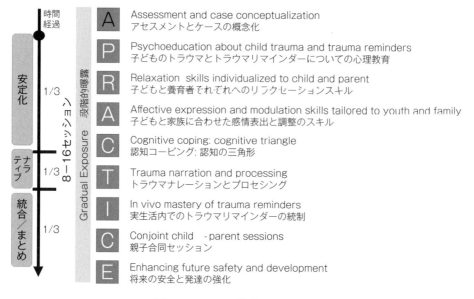

時間経過

安定化　1/3

ナラティブ　1/3

統合／まとめ　1/3

8-16セッション

段階的曝露

Gradual Exposure

A Assessment and case conceptualization
アセスメントとケースの概念化

P Psychoeducation about child trauma and trauma reminders
子どものトラウマとトラウマリマインダーについての心理教育

R Relaxation skills individualized to child and parent
子どもと養育者それぞれへのリラクセーションスキル

A Affective expression and modulation skills tailored to youth and family
子どもと家族に合わせた感情表出と調整のスキル

C Cognitive coping: cognitive triangle
認知コーピング: 認知の三角形

T Trauma narration and processing
トラウマナレーションとプロセシング

I In vivo mastery of trauma reminders
実生活内でのトラウマリマインダーの統制

C Conjoint child - parent sessions
親子合同セッション

E Enhancing future safety and development
将来の安全と発達の強化

P Parenting component including parenting skills
ペアレンティングスキルを含む養育に関する要素

図2　TF-CBT　構成要素と段階的曝露の進行

ウマに向き合う勇気を褒め，エンパワーすることを心掛ける。次の段階では，十分に詳細化されたトラウマナレーションの中に潜む，非機能的認知を抽出し，CBT で一般的に使用される技法（ソクラテス式質問，心理教育の引用，証拠集め，責任のパイ，ロールプレイなど）を駆使してプロセッシングを行う。トラウマナレーションとプロセッシングの過程は，TF-CBT の根幹をなし，治療効果を左右する重要な治療要素であるが，開発者らはすべての治療要素があくまでも一連のなだらかなつながりの中で実施されることが望ましいとしている（亀岡，2021）。プログラムの終盤には，親子合同セッションの場で，子どもが作成したトラウマナレーションを養育者と共有し，肯定的に受け止められることで，子どもはつらい体験を乗り越えたという前向きな実感を得ることができる。将来の安全や発達促進的な実生活上のとりくみを確認して，プログラムは終結となる。

　また，プログラムを通して養育者の治療参加と養育スキルの醸成に重きが置かれ，アタッチメントの絆とメンタライジングに基づく親子の関係性が子どもを効果的に支え回復を促すと同時に，子どものトラウマ体験に関する親や養育者の苦痛をも改善する。

　TF-CBT は青少年の心的外傷後ストレス障害（PTSD）の症状や診断の改善に非常に効果的であるが，この治療を受けるために PTSD の診断が必須なわけではなく，抑うつや不安などの感情，認知，行動の問題を含む他の多くのトラウマの影響にも効果を発揮する（https://tfcbt.org/about/，2023）。しかし，前述したように，トラウマの存在と臨床的に明らかなトラウマ後ストレス症状（侵入症状）の双方が存在することを確かめることなしに，見切り発車的にプログラムを開始することは避けなければならない。亀岡（2021）は，初学者が陥りやすい過ちとして「虐待症例での加害養育者の治療参加」と「PTSD の適切なアセスメントの不足」の2つを指摘している。

Ⅳ　発達への配慮と合併症への対応

　子どもの治療とそのための評価においては，発達面への配慮が不可欠である。例えば，トラ

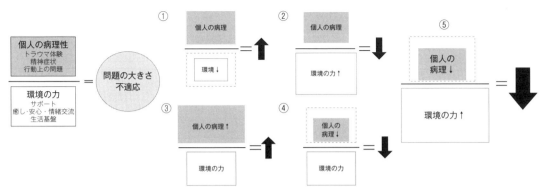

①と②の比較では，個人の病理性が同等であれば，環境の力が弱まれば適応上の問題は大きくなり，環境の力が強まれば，結果的に適応上の問題が小さくなることを示す。③と④の比較では，環境の力が同等の場合，個人の病理性が高まれば適応上の問題は大きく，同じく病理性が小さくなれば適応上の問題は小さくなることを示す。したがって，⑤のように，治療介入によって個人の病理性が小さくなり，環境の力が強化されれば，適応上の問題はより小さくなることを示す。

図3　包括的なトラウマケア　環境の重要性

ウマの影響を受けた子どもがしばしば示す「行動上の問題」や「落ち着きのなさ」は，年少の子どもでは正常な発達過程でもみられるものである一方，思春期青年期の子どもでは病理性を帯びたものとされることなど，年齢や発達段階によって評価の物差しを替える必要がある。トラウマの影響を的確に評価するには，何が異常でどこからが「症候」とされるべきものなのかを適切に判断する必要があり，そのためには，子どもの定型的な発達段階や社会的規範，地域に根差した文化的背景や慣習などについても熟慮し，トラウマ的出来事に対する発達段階や年齢ごとの反応の特徴を把握しておくことが求められる。治療・介入の計画を立てる上でも，発達段階や発達特性に適した方法，治療の量と頻度などに配慮する必要がある。

また，子どものPTSDによくみられる合併症として，うつ病，全般性不安症，素行症，アルコール乱用などが知られており（Lewis et al., 2019），これらはPTSDの子どもには通常みられる症状を含んでいる。合併症による症状は治療目標の設定や予後に大きく影響するため，トラウマ的出来事以前の子どもの機能や性質の把握と共に，合併症の適切な評価がなされることが重要である。

V　生活全般を支える包括的支援
─エコロジカルモデル

ここまで見てきたように，子どものPTSDへの心理的治療や支援においては，効果が実証された専門療法も複数存在し，日本においてもその普及・啓発が進んできている。しかし，子どものトラウマケアにおいて，名前を冠したPTSD専門療法が絶対的に万能ということではなく，治療は子どもを包括的に支えるケアシステム全体の中の一部を担っているに過ぎない。子どもがトラウマから回復していくためには，心理面への専門的介入ももちろん有効で大切だが，身体の健康や生活の安定が得られることも同様に不可欠であり，それらは地域の力や個人の強みを生かして包括的に支えられるものなのである。個人の病理による問題（症状）を軽減するための治療が奏功すれば，適応上の問題も縮小することにはなるが，仮に病状（症状）は不変でも，それを支える環境面の力が増強すれば，相対的に子どもの適応上の問題は小さくなると考えられる。治療介入によって個人の病理性が軽減し，環境の力が強化されること，その双方の実現によって適応上の問題はより小さくなる（図3）。

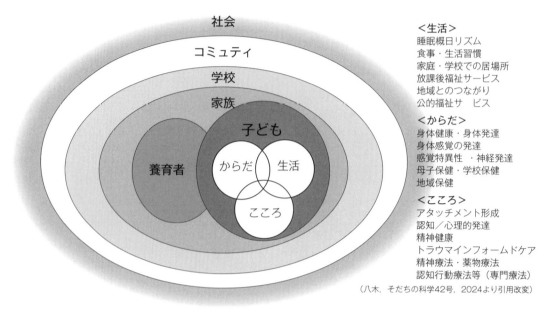

図4　子どもとその家族を地域で支える重層的支援モデル

コロナ禍や大規模自然災害などによるコミュニティの分断や地域力の低下は，さまざまな形でその地に暮らす人々に影響を及ぼした。傷ついた子どもがトラウマから回復し再び成長発達の軌道を取り戻すためには，身近な信頼できる大人による保護，受容，慰め，癒しが不可欠である。子どもを支える養育者や家族もまた，学校や地域社会，さらには国のさまざまな支援システムによって支えられ，生活の安全と心理的安心感が得られることが必要である（図4）。

トラウマ専門療法の基盤となるトラウマ理論や回復のメカニズムは，トラウマインフォームドアプローチの延長線上にあり，その理論的基盤は共通のものである。TIC の視点からの適切な関わりを通して傷ついたこころを癒し，子どもの生活全般を支え，子どもの発達の潜在的可能性に働きかける時宜を得た援助をすることが求められる。

文　献

Beck AT（2005）The current state of cognitive therapy：A 40-year retrospective. Archives Of General Psychiatry, 62(9)；953-959 ．doi：10.1001/archpsyc.62.9.953.2005

Copeland WE, Keeler G, Angold A & Costello EJ（2007）Traumatic events and posttraumatic stress in childhood. Archives Of General Psychiatry, 64(5)；577-584．

David F, Jonathan IB & Candice M et al.（2020）Effective Treatments for PTSD. Third Edition：Practice guidelines from the international society for traumatic stress studies. The Guilford Press.（飛鳥井望監訳，飛鳥井望・亀岡智美訳（2022）PTSD 治療ガイドライン第 3 版．金剛出版）

David T, Andy PS & Richard M-S et al.（2012）A meta-analysis of risk factors for post-traumatic stress disorder in children and adolescents. Clinical Psychology Review, 32(2)；122-138．

Ehlers A & Clark DM（2000）A cognitive model of posttraumatic stress disorder. Behaviour Research and Therapy, 38(4)；319-345．doi:10.1016/s0005-7967(99)00123-0.2000

Felitti VJ, Anda RF & Nordenberg D et al.（1998）Relationship of childhood abuse and household dysfunction to many of the leading causes of death in adults. The adverse childhood experiences (ACE) study. American Journal of Preventive Medicine, 14(4)；245-258．

International Society for Traumatic Stress Studies（2018）New ISTSS Prevention and Treatment Guidelines. https://istss.org/clinical-resources/treating-trauma/new-istss-prevention-and-treatment-guidelines

Judith AC, Anthony PM & Esther D（2017）Treating Trauma and Traumatic Grief in Children and Adolescents, Second Edition. Guilford Press.

ジュディス・A・コーエン，アンソニー・P・マナリノ，エスター・デブリンジャー著・白川美也子他訳（2014）子どものトラウマと悲嘆の治療—トラウマ・フォーカスト認知行動療法マニュアル．金剛出版．

ジュディス・A・コーエン，アンソニー・P・マナリノ，エスター・デブリンジャー編・亀岡智美他監訳（2015）子どものためのトラウマフォーカスト認知行動療法—さまざまな臨床現場における TF-CBT 実践ガイド．岩崎学術出版社．

亀岡智美(2021) 子どものトラウマと PTSD—エビデンスとさまざまな現場における実践．誠信書房．

亀岡智美編（2022a）実践トラウマインフォームドケア—さまざまな領域での展開．日本評論社．

亀岡智美（2022b）子どもの PTSD のアセスメント—UCLA 心的外傷後ストレス障害インデックスの手引き．誠信書房．

Leah KG, Matthew JB & Melissa TM et al.（2010）Childhood adversity and adult chron-ic disease：An update from ten states and the district of columbia. American Journal of Preventive Medicine, 48(3)；345-349．https://doi.org/10.1016/j.amepre.2014.09.006

Markus AL, Ulrich S & Thomas M et al.（2013）Trauma exposure and posttraumatic stress disorder in adolescents：A national survey in Switzerland. Journal of Traumatic Stress, 26(2)；209-216．

野坂祐子（2019）トラウマインフォームドケア—"問題行動"を捉えなおす援助の視点．日本評論社．

Stephanie JL, Louise A & Avshalom C et al.（2019）The epidemiology of trauma and post-traumatic stress disorder in a representative cohort of young people in England and Wales. Lancet Psychiatry, 6；247-256．

Takeo F（2022）Impact of adverse childhood experience on physical and mental health：A life-course epidemiology perspective. Psychiatry and Clinical Neurosciences（PCN Frontier Review）．https://doi.org/10.1111/pcn.13464

Thanos K, Philip M & Marylene C et al.（2019）Psychological interventions for ICD-11 complex PTSD symptoms：Systematic review and meta-analysis. Psychological Medicine, 49(11)；1761-1775．

八木淳子・桝屋二郎・福地成他（2022）東日本大震災後に誕生した子どもとその家庭への縦断的支援研究—ベースライン調査，第 1 回・第 2 回追跡調査の結果から．精神神経学雑誌，124(1)；36-46.

複雑性 PTSD の概念と治療

Satomi Kameoka

亀岡　智美*

I　はじめに

「複雑性外傷後ストレス障害（Complex Post-traumatic Stress Disorder；CPTSD）」という診断名は，1992 年に Herman が提唱したことに起源を発する。Herman は，子ども虐待や DV，性暴力などの持続的なトラウマを体験した人たちの病態は，当時の PTSD 概念ではとらえきれないと考え，①感情制御の変化，②意識の変化，③自己感覚の変化，④加害者への感覚の変化，⑤他者との関係の変化，⑥意味体系の変化，の 6 つのカテゴリーからなる診断基準を提唱した（Herman, 1992）。

その後，1994 年の DSM-IV 作成時に，Herman が提唱した 6 つのカテゴリーに「身体化」を加えた 7 つのカテゴリーからなる「他に特定不能の極度のストレス障害（Disorders of Extreme Stress Not Otherwise Specified；DESNOS）」という病態が提唱されたが，正式な診断カテゴリーとしては認められなかった。CPTSD は，2013 年の DSM-5 でも認められなかったが，2018 年の ICD-11 で初めて公式診断として認められたのである。

ここに至って，「複雑性 PTSD 問題」は一応の決着を見た形だが，児童青年のトラウマの研究者や臨床家たちは，いまだに決着がつかない課題に挑んでいる。それが，発達性トラウマ障害（Developmental Trauma Disorder；DTD）をめぐる問題である。DTD も，複雑性 PTSD と同様に，独立した診断カテゴリーとして正式に認められることを目指しているが，現段階でそれは叶えられていない。

ここでは，ICD-11 で正式採用となった CPTSD の概念と治療を主軸に据えながら，DTD の概念にも触れていきたい。

II　複雑性 PTSD

ICD-11 で正式に認められた CPTSD の診断基準は，表 1 に示すとおりである（World Health Organization, 2018）。先述の歴史的流れとは裏腹に，Herman の提唱した複雑性 PTSD とも，DESNOS とも内容が異なり，PTSD の基本 3 症状を含んだ基準となっている。

ICD-11 では，科学的妥当性に基づいた臨床的実用性が重んじられているが，重要ポイントは 3 つある。第一に，PTSD と CPTSD との併存診断は認められていない，つまり，常にどちらか一つの診断になること，第二に，CPTSD の診断には自己組織化の障害（Disturbances in Self-Organization；DSO）とそれに関連する機能障害が必要なこと，第三に，PTSD と CPTSD の鑑別は症状によってなされる，つま

＊兵庫県こころのケアセンター
〒 651-0073 兵庫県神戸市中央区脇浜海岸通 1-3-2

表1　複雑性PTSDの診断基準（World Health Organization, 2018より抜粋）

● 極度の恐怖と脅威をもたらす出来事に曝露した後に生じる病態。多くの場合は子ども期に繰り返された性的ないしは身体的虐待，DV，拷問，ジェノサイドなど長期にわたり繰り返される対人的出来事だが，単回性の出来事の場合もある。
● PTSD症状（再体験，回避，脅威が持続している感覚）の3項目すべてを満たす。
● 自己組織化の障害（Disturbances in Self-Organization, DSO）の3項目すべてを満たす。
　◇ 感情制御困難
　　　些細なストレッサーによる精神不安，激しい怒りの爆発などの過剰反応，あるいは，感情麻痺，陽性の感情体験の困難，解離傾向
　◇ 否定的自己概念
　　　自分自身が卑小で無価値だという持続的信念と，それに伴う深く広汎な恥，自責，挫折の感覚
　◇ 対人関係障害
　　　人間関係を維持することの持続的困難，他者に親近感を持つことの困難，対人関係の忌避，葛藤が生じると関係を断絶する
● PTSD症状とDSO症状のそれぞれに起因する機能障害が，個人，家族，社会，教育，職業などの領域で生じている。

りDSOの有無によってなされるのであり，トラウマ的出来事のタイプによるものではないということである（Forbes et al., 2022）。実際にCPTSDは，長期にわたり繰り返される対人間のトラウマ的出来事の後に生じることが多いが，単回性の出来事によっても生じることがあるし，PTSDが慢性反復性のトラウマ的出来事の後に発症した例もあるからだ。このような原則を踏まえて，PTSDとCPTSDが，臨床場面で果たして簡単に線引きできるかどうかは，実践上の課題である（飛鳥井，2021）。

一方DSMでは，DSM-ⅣからDSM-5への改訂の際に大きな変更がなされ，PTSDが不安障害のサブカテゴリーから「トラウマ及びストレス関連因障害群」の一つの疾患として位置づけられた。また，症状構成にもDESNOS寄りの変更が加えられ，「トラウマ的出来事に関連した認知と気分の陰性変化」という新たなクラスターが導入された（American Psychiatric Association, 2013）。さらに，解離症状を伴うサブタイプをあわせると，ICD-11のDSOの症状とかなり重複している。つまり，DSM-5のPTSD基準でも，ある程度CPTSDの診断は可能であると考えられている（表2）。

もう一つ，DSM-5では，6歳以下の子どものPTSD診断基準が示されるという画期的な改訂がなされた（American Psychiatric Association, 2013）。児童青年期のメンタルヘルスを考

えるうえで，発達的視点が加味されたことの意義は大きい。一方，ICD-11のCPTSD基準は，概ね子どもにも適用できると考えられているものの（Forbes et al., 2022），幼少期から慢性反復性にさまざまなタイプのトラウマを持続的に被ってきた児童青年の病態を表すには不十分であるという根強い主張がある。それが，DTDをめぐる問題である。

Ⅲ　発達性トラウマ障害という視点

発達性トラウマ障害（DTD）は，幼少期から主に対人間トラウマに曝露されたことによる，生物心理社会的後遺症を説明するために，米国子どものトラウマティック・ストレスネットワークの複雑性トラウマ専門委員会より提唱された概念であり（van der Kolk, 2005），先述のDESNOSの原型として提案された病態である。持続的な対人トラウマに曝されると，多くの機能領域に影響が及ぶため，PTSDの概念ではこれらの発達的影響をとらえきれないと考えられたからである。また，PTSDの症状のほとんどは，主観的な内在化症状であるため，言語表出力の未熟な低年齢児では，PTSDの診断が困難であるということもある（Schmid et al., 2013）。

1. DTDと発達的異型性

現段階でDTDの定義は，表3のように集約されている（van der Kolk et al., 2019）。つま

表 2　DSM-5 と ICD-11 の PTSD の関係
（American Psychiatric Association, 2013；World Health Organization, 2018 より抜粋して作成）

DSM-5　PTSD	ICD-11　PTSD	ICD-11　CPTSD
実際に危うく死にそうなできごとや重篤なけが，性的暴行を体験。	極度の恐怖と脅威をもたらす出来事を体験。	極度の恐怖と脅威をもたらす出来事。単回のこともあれば複数回にわたることもある。多くの場合は逃れることのできない長期間にわたる反復性の出来事を体験。
【基本三症状】	侵入（再体験）症状 回避症状 過剰覚醒症状（持続する脅威の感覚）	
認知と気分の陰性変化		【自己組織化の障害】 　感情制御の困難 　否定的な自己概念 　対人関係の困難

り，対人間トラウマを体験しアタッチメントが障害され，感情・身体・注意・行動・対人関係・自己などの領域で調節障害が認められるというものである。これは，CPTSD（ICD-11）の DSO の症状と重なり合う部分もあるし，DSM-5 の PTSD 症状とも共通部分が認められている（Ford et al., 2022）（表 4）。しかし，DTD は，身体・注意・行動の調節障害をも含む，より幅広い病態を提案している。

　さらに，DTD 概念の幅広さは，これにとどまらず，基本となる調節障害が，発達段階によって，多様で深刻な病態を併発すると考える点にある（D'Andrea et al., 2012；Schmid et al., 2013；van der Kolk et al., 2019）（図 1）。例えば，DTD による注意の調節障害や自己防衛の障害に起因する無謀な行動は，ADHD の不注意や衝動性の亢進と類似している。しかし，DTD の場合は，トラウマ的出来事による情緒不安定な状態を自分で何とかなだめようとするために衝動行動をとるという点で，トラウマ歴のない ADHD とは異なっている（Ford et al., 2022）。また，DTD に特徴的な感情・身体・対人関係の調節障害は，トラウマ歴のない ADHD には認められない。このように，トラウマ歴のない ADHD と DTD から派生する病態は，症状の一部分を機械的なカテゴリカル診断に当てはめると，一見同じ疾患に見えるのだが，その起源やメカニズム，病態の全体像は異なっているというのである。

　したがって，トラウマ起源の病態を従来のカテゴリカル診断に当てはめ，その診断名に有効であるとされる治療を施しても，当然のことながら効果が見込めない。DTD 推進派の主張は，まさにこの点にある。DTD の視点を持つことによって，図 1 に示すような従来診断がついている子どもに対しても，トラウマ焦点化治療を提供することで，救える子どもが増えるのではないか，というのである（Ford et al., 2022）。診断名の如何に関わらず，幼少期からの慢性反復性の複合的なトラウマ歴のあるケースは，治療が困難で予後が不良である，ということは臨床的肌感覚からも異論はないので，DTD 推進派の主張は一見魅力的ではある。しかし，一方で，幅広い病態を DTD という一つの診断名に押し込めることに対する懸念が根強くあるのも事実である（Schmid et al., 2013）。

2．DTD の独自性についての主張

　DTD の独自性を検証するべく研究は続いている。そのうちの一つは，DTD 診断のために開発された半構造化面接によって DTD を診断し，確認的因子分析によって，PTSD 症状（DSM-Ⅳ）と DTD 症状の相関を見たものである。その結果，PTSD と DTD は相互に相関しているが，区別できることが示唆された（Ford et al., 2022）。

　もう一つの研究は，PTSD と DTD の併存症を比較することで，DTD の独自性を検証しよ

表3　発達性トラウマ障害の基準（van der Kolk et al., 2019 より引用。著者訳）

A．次の両方のタイプの発達性トラウマへの同時期の生涯曝露
・A1．対人被害：
　　身体的または性的暴力や虐待の被害者または目撃者，家庭内の暴力（DV）の目撃者
・A2．主たる養育者へのアタッチメントの崩壊：
　　主たる養育者との長期間の分離，ネグレクト，暴言や心理的虐待
B．現在の感情または身体機能の調節障害（4 項目のうち 3 項目必要）
・B1．感情調節障害
　　B1a．極度の否定的感情状態，B1b．否定的感情状態からの回復障害，のいずれか
・B2．身体機能の調節障害
　　B2a．触覚嫌悪，B2b．音嫌悪，B2c．医学的に説明／解決できない身体的苦痛／病気，のいずれか
・B3．感情または身体的感覚へのアクセス障害
　　B3a．感情の欠如，B3b．医学的に説明／解決できない身体的麻痺，のいずれか
・B4．感情または体性言語の伝達／表現の障害
　　B4a．アレキシサイミア，B4b．身体感覚／状態を認識／表現する能力の障害，のいずれか
C．現在の注意または行動の調節障害（5 項目のうち 2 項目必要）
・C1．脅威に対する注意の偏り，または，脅威から遠ざかる注意の偏り
　　C1a．脅威に関連した反芻，
　　C1b．実際の危険または潜在的な危険に対する過剰な警戒または過小な警戒，のいずれか
・C2．自己防衛の障害
　　C2a．極端な危険行動または無謀，C2b．葛藤や暴力の意図的な誘発，のいずれか
・C3．不適応な自己鎮静化
・C4．非自殺的な自傷行為
・C5．目的指向的行動を始めたり維持したりする能力の障害
D．現在の関係性の調節障害または自己調節障害（6 項目のうち 2 項目必要）
・D1．自己嫌悪（自己を取り返しがつかないほど傷ついた欠陥品であるとみなすなど）
・D2．不安定で無秩序なアタッチメント
　　D2a．養育者の過保護，D2b．主たる養育者との分離後の再会に耐えられない，のいずれか
・D3．裏切りに基づく関係性のスキーマ
　　D3a．裏切りの予期，D3b．強制や搾取の予期に基づく反抗挑戦，のいずれか
・D4．反応的な暴言や身体的な攻撃（危害／傷害を予防したり反応したりすることに主に動機づけられた能動的な
　　道具的な攻撃など）
・D5．心理的境界線の障害
　　D5a．見境のないエンメッシュメント，D5b．安心への渇望，のいずれか
・D6．対人共感能力の障害
　　D6a．他者の苦痛への共感欠如または不寛容，D6b．他者の苦痛に過剰に反応する，のいずれか

表4　DSM-5 の PTSD と DTD の症状の関連（Ford et al., 2022 より作成）

DSM-5 の PTSD	DTD
D2：自分自身や他者，世界に対する持続的で過剰に否定的な信念や予想	D3：裏切りに基づく関係性のスキーマ
D5：重要な活動への関心または参加の著しい減退	C5：目標指向的行動を始めたり維持したりする能力の障害
E1：人や物に対する言語的または身体的な攻撃性で示される易刺激性と激しい怒り	D4：反応的な暴言や身体的な攻撃
E2：無謀なまたは自己破壊的な行動	C2：自己防衛の障害 C4：非自殺的な自傷行為 D5：心理的境界線の障害
解離を伴うサブタイプ	B：感情または身体機能の調節障害

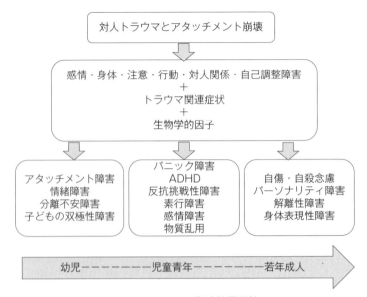

図1　トラウマの発達的異型性
（D'Andrea et al., 2012 ; Schmid et al., 2013 ; van der Kolk et al., 2019 を参考に作成）

うとしたものである（van der Kolk et al., 2019)。その結果，PTSD と DTD は互いに併存しあい，それぞれの併存疾患が重なり合うことが多いが，パニック障害，分離不安障害，破壊的行動障害（ADHD，反抗挑戦性障害，素行障害）は，DTD に有意に多く認められることが報告された。

　DTD 推進派は，幼少期から複合的な対人トラウマに曝されてきた子どもに対しては，PTSD 症状だけではなく DTD 症状も評価されるべきであること，成人の CPTSD に DSO が追加されたのと同様の診断オプションとして，DTD を追加すべきであると主張している（Ford et al., 2022 ; van der Kolk et al., 2019)。ともあれ，DTD の複雑な症状群が，合理的にまとめられた DSO の症状セットと比較して，十分な臨床的有用性を持つのかどうか，今後のさらなる研究が望まれる。

Ⅳ　複雑性 PTSD への治療

　PTSD に対する治療法は，国際的に数種類のトラウマ焦点化治療の有効性が確立されており，PE 療法（Prolonged Exposure Therapy）と TF-CBT（Trauma-Focused Cognitive Behavioral Therapy）は，わが国でも効果が実証されている（Asukai et al., 2010 ; Kameoka et al., 2020)。これらの治療では，過去のトラウマ的出来事の記憶に向き合い，その出来事はもう終わったことで今は安全であることを確認すること，トラウマ記憶にまつわる非機能的認知（自責感，無力感，孤立無援感，恥の感覚など）を修正し，健全な自分を取り戻すことが目標となる（飛鳥井，2021)。

　一方，CPTSD は新しく採択された診断基準なので，有効な治療法の厳密な検証は今後盛んになってくるものと思われるが，CPTSD の治療では，PTSD 症状に加えて DSO 症状への対応と配慮が求められる。

1．安全の確認と確保

　複雑性 PTSD の治療では，通常の PTSD よりもさらに入念に現在の安全が確保されているかをアセスメントすることが重要である。加害者との接触や現在の被害行為の有無も慎重に評

価する必要がある。過去に身体的虐待があり，今は虐待行為そのものは影を潜めているものの，加害養育者からの強圧的しつけや支配が依然として続いているケースには，注意が必要である。このような加害養育者は，現在の子どもの問題行動を「治してほしい」と要望してくることがあり，治療者がうっかりそれに乗ってしまうと，治療全体が加害養育者に支配されてしまうことがある。これでは，不潔な手術場で手術をするようなもので，いくら部分的に良い関わりをしても，子どもの安全が確保できず，治療効果は望めない。

　もう一つ，子ども自身の行動の危険性の査定も必要である。自傷行為や自殺企図，無謀な性行動，物質乱用や摂食上の問題など，子ども自らを危険にさらす行為がある場合には，まずそれらをある程度軽減することが目標になる。その際には，子どもをそれらの行動に駆り立てる否定的な感情に寄り添い，十分に共感することで，子どもの心理的安全感を高めることが求められる。

2．TF-CBT の有効性

　子どものトラウマ関連障害への第一選択治療として推奨され，国際的にその効果が実証されている TF-CBT は，もともと，性的虐待を受けた子どもを対象に開発された心理治療プログラムである（Cohen et al., 2017）。したがって，当然 CPTSD の病態像を示すケースも治療対象としてきた。これまで各国から報告された TF-CBT のランダム化比較試験にも，CPTSD ケースは含まれると推察されている。これらの臨床研究のデータを事後解析し，PTSD 群と CPTSD 群を弁別し，TF-CBT の治療効果の差異を見た研究が報告されている（Jensen et al., 2022；Sachser et al., 2017）が，TF-CBT が CPTSD 群に対しても有効であったことが報告されている。ただし，CPTSD 群では，治療前後の症状の程度がPTSD 群よりも高かったため，CPTSD 群でより多くの治療量が必要なのか，

それとも別の治療モデルが必要なのかは，今後の研究課題であると考えられている（Forbes et al., 2022）。

3．治療同盟の確立
―トラウマとアタッチメントの相乗的回復

　CPTSD ケースは，トラウマに起因する PTSD 基本三症状と，アタッチメント不全に起因すると考えられる DSO 症状を併せ持つために，PTSD 症状の改善に加えて，アタッチメントの再構築が求められる。さらに，CPTSD では，本来アタッチメント対象となるべき養育者から虐待された経験を持つケースも多く，アタッチメントの発動自体が，子どもにとってトラウマ的出来事を想起する刺激となる場合もあるため，治療関係の構築には細心の注意が必要である。

　一方，一般臨床では，治療困難なケースほど，「まだ治療関係が万全ではないから，トラウマについて扱うのは時期尚早である」などのトラウマ回避的な姿勢をとってしまいがちである。しかし，治療の場でトラウマについての問題が扱われないと，子どもはトラウマによるつらさや痛みをたった一人で抱えざるを得ず，それを行動上の問題として噴出するしかなくなる。そして，行動上の問題を抑制することだけに治療が傾いてしまうと，さらに子どもの苦痛は増大し，問題行動が激化するという悪循環に陥ってしまうこともある。トラウマ関連症例では，トラウマへの焦点化が治療同盟を強め，治療の転帰も良くなることが報告されている（Ormhaug et al., 2014）。また，トラウマ関連症状と子どものアタッチメントが相乗的に回復していくケースも報告されている（亀岡，印刷中）。それだけに，まず「子どもに認められる症状が過去のトラウマ的出来事に関連している」ことを共有することから治療を始めることが重要である。

V　おわりに

　CPTSD への治療的支援では，対人間トラウ

マに曝露され，さまざまな臨床ニーズを有する
子どもを特定することが最も重要な課題である。
児童青年のメンタルヘルスを守るためには，す
べてのケースのトラウマ歴を把握し，子どもの
心身の安全を守ることが不可欠である。

文　献

American Psychiatric Association（2013）Diagnostic and Statistical Manual of Mental Disorders: DSM-5. American Psychiatric Publishing.（高橋三郎・大野裕監訳（2014）DSM-5 精神疾患の診断・統計マニュアル．医学書院）

Asukai N, Saito A & Tsuruta N et al.（2010）Efficacy of exposure therapy for Japanese patients with posttraumatic stress disorder due to mixed traumatic events：A randomized controlled study. Journal of Traumatic Stress, 23（6）；744-750. doi:10.1002/jts.20589

飛鳥井望（2021）複雑性 PTSD の臨床実践ガイド ―トラウマ焦点化治療の活用と工夫．日本評論社.

Cohen JA, Mannarino AP & Deblinger E（2017）Treating Trauma and Traumatic Grief in Children and Adolescents. Second Edition. Guilford Press.

D'Andrea W, Ford J & Stolbach B et al.（2012）Understanding interpersonal trauma in children：Why we need a developmentally appropriate trauma diagnosis. American Journal of Orthopsychiatry, 82（2）；187-200. doi:10.1111/j.1939-0025.2012.01154.x

Forbes D, Bisson JI & Monson CM et al.（2020）Effective Treatments for PTSD, Third Edition. Guilford.（飛鳥井望監訳，飛鳥井望・亀岡智美訳（2022）PTSD 治療ガイドライン（第3版）．金剛出版）

Ford JD, Shevlin M & Karatzias T et al.（2022）Can developmental trauma disorder be distinguished from posttraumatic stress disorder? A confirmatory factor analytic test of four structural models. Research on Child and Adolescent Psychopathology, 50（9）；1207-1218. doi:10.1007/s10802-022-00916-2

Herman JL（1992）Trauma and Recovery. Basic Books.（中井久夫訳（1999）心的外傷と回復．みすず書房）

Jensen TK, Braathu N & Birkeland MS et al.

（2022）Complex PTSD and treatment outcomes in TF-CBT for youth：A naturalistic study. European Journal of Psychotraumatology, 13（2）；2114630. doi:10.1080/20008066.2022.2114630

亀岡智美（2024）TF-CBT の実践によるアタッチメントとトラウマの回復．精神神経学雑誌，126（4）；280-286.

Kameoka S, Tanaka E & Yamamoto S et al.（2020）Effectiveness of trauma-focused cognitive behavioral therapy for Japanese children and adolescents in community settings：A multisite randomized controlled trial. European Journal of Psychotraumatology, 11（1）；1767987. doi:10.1080/20008198.2020.1767987

Ormhaug SM, Jensen TK & Wentzel-Larsen T et al.（2014）The therapeutic alliance in treatment of traumatized youths：Relation to outcome in a randomized clinical trial. Journal of Consulting and Clinical Psychology, 82（1）；52-64. doi:10.1037/a0033884

Sachser C, Keller F & Goldbeck L（2017）Complex PTSD as proposed for ICD-11：Validation of a new disorder in children and adolescents and their response to trauma-focused cognitive behavioral therapy. Journal of Child Psychology and Psychiatry, 58（2）；160-168. doi:10.1111/jcpp.12640

Schmid M, Petermann F & Fegert JM（2013）Developmental trauma disorder：Pros and cons of including formal criteria in the psychiatric diagnostic systems. BMC Psychiatry, 13（3）. doi:10.1186/1471-244x-13-3

van der Kolk BA（2005）Developmental trauma disorder：Toward a rational diagnosis for children with complex trauma histories. Psychiatric Annals, 35（5）；401-408.

van der Kolk BA, Ford JD & Spinazzola J（2019）Comorbidity of developmental trauma disorder（DTD）and post-traumatic stress disorder：Findings from the DTD field trial. European Journal of Psychotraumatology, 10（1）；1562841. doi:10.1080/20008198.2018.1562841

World Health Organization（2018）ICD-11 for mortality and morbidity statistics. Retrieved from https://icd.who.int/browse11/l-m/en.

IV

不安, うつ, 強迫, 解離

精神療法 増刊第 11 号 2024

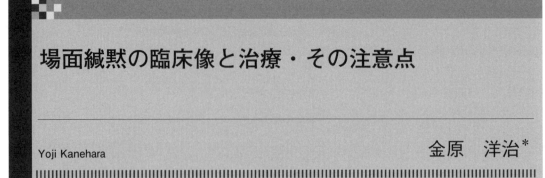

場面緘黙の臨床像と治療・その注意点

Yoji Kanehara

金原　洋治*

I　はじめに

　場面緘黙は，話す能力には問題なく，家庭では話すのに保育園や幼稚園，学校などでは話すことができないことが続く状態を指す。Selective Mutism（DSM-5，ICD-10）の日本語訳である選択性緘黙は，「話さないことを自ら選んでいる」という誤解を受ける可能性があるため本稿では場面緘黙を用いる。ICD-11 では，Anxiety of Fear or Fear-Related Disorders 不安または恐怖関連症群に分類されている。幼児期の発症が約 80% であるが，小中学校やそれ以降に発症する例もある。数年間で話せるようになる場合もあるが，成人期になっても話せない例や，話せるようになっても不安症やうつ病などの併存症のため社会生活に適応できない例も少なくない。本稿では，主に，臨床像，発症要因とプロセス，診察方法や診断上の注意点，予後，治療について述べる。

1．疫学

　大規模な疫学研究は少ないが，発現率は 0.03 〜 1.89% の幅がある。近年の本邦における大規模な小学生を対象とした調査では 0.21%（男子 0.15%，女子 0.26%）の報告がある（梶・藤田，

2015）。発現率の差は，診断基準やその解釈，対象年齢，調査地域や調査方法などが考えられる。男女比は 4：6 程度が多い。

II　臨床像

　発話の程度はさまざまである。典型例は，園や学校では大人にも子どもにも全く話せずバイバイなど非言語的な形のあいさつもできない。数人の子どもとなら小声で話せるが保育士や教師には全く話せない子もいれば，逆に担任の質問には小さな声で「はい，いいえ」の意思表示はできる，音読や算数の解答など答えが決まった質問なら発話が可能な子もいる。話せないことだけが問題ではなく，集団活動など他の子どもと同じ活動ができない子や眼球や顔を動かすなどの意思表示もできない子もいる。中には，不安と緊張のため，トイレに行くことができない，給食が食べられない，水が飲めない，手足が動かなくなり他者の介助が必要な子もいる。幼児期に，特に保育所や幼稚園入園後に顕在化することが多いが，人見知りや恥ずかしがり屋と誤解され，適切な支援が受けられないまま症状が長期間持続することが多い。

III　発症要因とプロセス

　下地要因，引き金要因，固定化要因が関係する（かんもくネット，2008）。下地要因として

＊医療法人社団かねはら小児科
　〒751-0832　山口県下関市生野町 2-28-20

表1　選択性緘黙の診断基準
（DSM-5：不安症／不安障害群に分類）

> A. 他の状況で話しているにもかかわらず，話すことが期待されている特定の社会状況
> 　（例：学校）において話すことが一貫してできない。
> B. その障害が，学業上，職業上の成績，または対人コミュニケーションを妨げている。
> C. その障害の持続期間は，少なくとも1カ月（学校の最初の1カ月だけに限定されない）である。
> D. 話すことができないことは，その社会的状況が要求されている話し言葉の知識，または話すことに関する楽し
> 　さが不足していることによるものではない。
> E その障害は，コミュニケーション症（例：小児期発症流暢症）では説明されず，また，自閉スペクトラム症，統
> 　合失調症，または他の精神病性障害の経過中にのみ起こるものではない。

場面緘黙の発症に最も大きな影響を与えるのが，家族以外の人に対して不安や緊張を抱きやすい行動抑制的気質（Kagan et al., 1987）である。この気質を持つ子どもは10%〜15%程度いるが，入園や入学など発話が期待される状況に身を置いた時（引き金要因），不安が高まり発話できなくなることがある。これが緘黙状態である。緘黙することで不安が回避できることを心と身体が学習し固定化したのが場面緘黙である（リンジー・バーグマン，2018）。下地には，行動抑制的気質の他に，言葉の問題，自閉スペクトラム症（以下，ASD），コミュニケーションの問題などもある。家族に同じような気質を有する場合も多い。発症前のトラウマ体験は少ないが，小学生以降の発症例の中には，いじめや転校などの環境要因が主因と考えられる例もある。症状を長引かせる要因として，緘黙症状を強化する家族や周囲の態度や関わり方が関与する。周囲の子どもや大人には，緘黙当事者が園や学校に長い間通っているのにも関わらず，なぜ発話できないのか理解しにくいと思う。場面緘黙経験者に話せなくなる理由を尋ねると，「声を聞かれるのが怖い」，「話そうと思うとノドがぎゅっとしまった感じになる」，「人の反応や他者からの否定的評価が怖い」と答える人が多い（かんもくねっと，2008）。

Ⅳ　診察方法および注意点

1．診断の手順とポイント

　日本語訳が発行されているDSM-5の診断基準（表1）（American Psychiatric Association,

2013）を用いて診断する。最重要項目は，A「他の状況で話しているにもかかわらず，話すことが期待されている特定の社会状況（例：学校）において話すことが一貫してできない」である。一貫してとは，全く話せないのではなく，人，活動，状況などの特定な場面になると，いつも同じように話すことができないという意味である。園や学校で少し話せる場合や診察室では話している場合もあるが，「場面緘黙ではない」と即断してはいけない。SMQ-R（場面緘黙質問票）やSMQ-J〈場面緘黙（SM）児の発話行動を評価する日本版〉（角田他，2022）を用いて，各生活の場や状況での発話の有無や程度を評価する（表2）（かんもくネット，2024）。家での得点は高いのに園や学校，地域での各項目の得点が0点や1点が多い場合は，場面緘黙の可能性が強い。Bの項目は，家庭外でしゃべれないことだけでなく，対人コミュニケーションを必要とする場面での困難さの評価である。Dの「話すことができないことは，その社会的状況が要求されている話し言葉の知識，または話すことに関する楽しさが不足していることによるものではない」とは，異文化異言語や知的障害のために話せない場合や園や学校が嫌いなために話せないのではないという意味である。Eの「その障害は，コミュニケーション症（例：小児期発症流暢症）では説明されず，また，自閉スペクトラム症，統合失調症，または他の精神病性障害の経過中にのみ起こるものではない」の下線の部分解釈が難しい。AからDの診断基準に該当し，家では普通にしゃべってい

表2　場面緘黙質問票　SMQ-R
(Selective Mutism Questionnaire-Revised:Bergman.　かんもくネット，2011)

A 幼稚園や学校	C 社会的状況　（学校の外）
① （　）　必要に応じて，たいていの同級生と学校で話す	⑬ （　）　必要に応じて，知らない子どもと話す
② （　）　必要に応じて，特定の同級生（友達）と学校で話す	⑭ （　）　必要に応じて，家族の知り合いだが知らない大人と話す
③ （　）　先生の問いに，声を出して答える	⑮ （　）　必要に応じて，医者や歯医者と話す
④ （　）　必要に応じて，先生に質問する	⑯ （　）　必要に応じて，買い物や外食でお店の人と話す
⑤ （　）　必要に応じて，たいていの先生や学校職員と話す	⑰ （　）　必要に応じて，おけいこごとや学校外のサークル活動で話す
⑥ （　）　必要に応じて，グループの中やクラスの前で話す	C 計 （　）点
A 計 （　）点	
B 家庭や家族	
⑦ （　）　必要に応じて，よその人が家にいても家族と話す	
⑧ （　）　必要に応じて，慣れない場所でも家族と話す	
⑨ （　）　必要に応じて，同居していない親戚の人（例えば祖父母やいとこ）と話す	
⑩ （　）　必要に応じて，親や兄弟と電話で話す	お子さんのこの 2 週間の行動についておうかがいします。
⑪ （　）　必要に応じて，家族で付き合いのあるよく知っている大人と話す	次の各文について，どれがあてはまるかお答え下さい。
⑫× （　）　必要に応じて，家で特定の友達と遊ぶとき話す（←得点に含めない）	（0 全くない・1 まれにある・2 よくある・3 いつも）
B 計 （　）点	

る場合（家族は，家では別人のようによく喋っていると表現）は，場面緘黙が併存した状態と評価しておき，一定期間フォローアップした後に診断する。

2．ASD 併存の有無についての解釈上の注意点

　ASD と場面緘黙両方の診断基準に該当する場合，ASD と場面緘黙が両方併存していると診断し支援を行った方が良い。ASD の特性が強い子どもは，発話が苦手で状況が読みにくく対人関係やコミュニケーションが苦手な子どもが多いので，場面緘黙を併存しやすい素因を持っている。場面緘黙が強い子どもは，診察室では，しゃべらないばかりか質問に対しても首を振ることや眼球を動かして意思表示をすることもできない場合も多い。医師はこのような子どもには，対人関係やコミュケーションの困難さが強いとして ASD との印象診断をしがちであるが，ASD 併存の有無の評価は PARS-TR や発症する前の発達歴，家や集団の場で ASD 症状について詳細な問診を行なった後に行う。ASD と場面緘黙の併存例は 38.2％ との報告がある（金原，2018）。

3．その他の併存症の評価の注意点

1）不安症併存の確認

　場面緘黙には，社交不安症，限局性恐怖症，分離不安症など他の不安症の併存が多く見られ，中でも社交不安症との強い関連が示されている。幼児期からの不安症状について，詳細な問診を行う。小学 3 年生から中学 3 年生には，SCAS スペンス児童用不安尺度（石川，2015）が使用できる。

2）知的障害の併存の評価における注意点

　約 10％ 程度に知的障害の併存が見られる（金原，2018）。臨床心理士の前でしゃべれない場合はもちろんであるが，しゃべることができる場合でも，不安や緊張が強いことや評価されることに抵抗があるため，知能検査が実施できないことが多いし，検査を受けることができた場合でも部分的な検査しか実施できないことも多い。全項目実施できた場合でも，実際の IQ よりも低得点になる可能性に留意する。知的障害の評価の際には，学校でのテストの結果などを参考にして慎重に評価する必要がある。

Ⅴ　予後

大規模な長期間の前方視的縦断研究による報告は見当たらない。小児科クリニックで心理面接後1年以上経過した90人（平均年齢8.4歳）の報告では，SMQ-Rの数値が20点以上の概ね治癒13人（14.4％），10〜19点の著明改善22人（24.5％），5〜9点の中等度改善23人（23.5％），1〜4点の軽度改善21人（23.3％），不変11人（11.1％）・悪化1人（1.1％）であった。概ね治癒例は初診から5年以上経過していた例が多く，SMQ-Rが変化していなかった例は，小学校以降の初診が90％，ASD併存例が70％であった（金原，2018）。

海外の報告では，低年齢ほど改善しやすいが介入がなければ症状が続く例が多く，軽快例は46％（Spence，2015）の報告がある。33人（平均8.5歳）を対象とした13年後（平均21.6歳）の調査では，著明改善24.2％，寛解57.6％，軽度改善18.2％，悪化・不変0であり，約80％が寛解以上になっていた。しかし，恐怖性障害42.4％・不安障害41.7％の合併例があり，成人後も他の不安障害をもつものが多く，人との交流の機会や活動を制限していたと報告している（Bergman et al.，2002）。

Ⅵ　場面緘黙の治療

1．外来での治療的アプローチ

子どもと家族に場面緘黙の全体像を説明した後，今後の取り組みなどの心理教育を行う。一番大切なのは，関係者全体の共通理解と家族や保育者や教師の協力を得て不安の軽減とリラックスできる環境を整えることである。子どもは，「このまま，ずっとしゃべれないのではないか」と思っている子も多い。子どもには，「話せるようになるための取り組みを行うことで，しゃべれるようになる」ことを伝える。書籍やパンフレットを用いる（かんもくネット，2024）。

2．場面緘黙の治療的アプローチの動向と実践方法

海外においては，場面緘黙の実証的介入研究が行われており，系統的なレビューの報告がある。段階的エクスポージャー，刺激フェイディング法などの行動的介入の有効性が報告されている（Steinhausen & Juzi，1996；園山，2022）。発話状況は些細なことで変わるので，場面（場×人×活動）をポイントにアセスメントし実行する。アセスメントには，SMQ-R，SMQ-Jが有用である。段階的エクスポージャーは，不安や恐怖を起こす場面に段階的にさらす（馴れてゆく）ことで経験値を増やしていき，徐々に不安を取り除く方法である。支援にあたっては，スモール・スモール・スモール・ステップを意識し一歩一歩不安を取り除いていく。少なくとも7〜8割は成功しそうなことを，最初は「しゃべらせること」にとらわれず「不安の軽減」に主眼を置いて行う。刺激フェイディング法の基本は，話せる刺激と話せなくなる刺激を徐々に導入（フェード・イン）したり除去する（フェード・アウト）する方法である。無理をせず，一歩前進，二歩後退，一歩前進を繰り返しながら楽しくチャレンジするようにサポートする（Bergman，2018；園山，2023）。青年期・成人期を対象とした場面緘黙のエクスポージャーと心理教育を用いた治療的介入の効果の報告がある（高木，2021）。

場面緘黙の薬物療法の有効性については，信頼できる研究報告はない。場面緘黙に併存する社交不安症などの不安症や気分障害の程度に応じて，SSRIなどの抗不安薬が用いられることがある。

3．園や学校との連携による取り組み

安心感より不安感が大きいと発話や行動が抑制され困った場面が増える。まずは，安心できる園や学校生活を送ることの重要性を伝え協力を依頼する。場面緘黙は特別支援教育の対象であり，通級による指導と自閉症・情緒障害児特

別支援学級の対象でもある。「場面緘黙は発達障害者支援法の対象であり合理的配慮をお願いします。」と記載し全教員の共通理解をお願いする。子どもの特性，状態，家庭での取り組みや学校で望まれる対応や支援を A 4 用紙 1 枚程度に簡潔にまとめる。その際，リーフレットや関連図書なども活用する。「困っていることは話せないことだけではない」ことや，「頑張ることも必要だが頑張ってもできない」という場面緘黙の障害の本質を伝える。授業や活動への参加方法は，その都度，本人と相談し選択肢を示し決定する。クラスの子どもへの説明には，関連図書，動画，ビデオレター，手紙などを用いる。説明の内容は，「本当は話すことができる，人がたくさんいる場所では話せなくなる，注目されるとよけい緊張する，大きくなると話すことができるようになる，遊びに誘ったり話しかけたりして欲しいこと，具体的な手助け」などである（高木・金原，2018）。

4．家庭での取り組み

家族が地域でできることもたくさんある。本児ができる体験や経験の積み重ねの中で，少しずつできることを増やしていくことの大切さや方法を伝える。目標を決めてチャレンジしてみることや失敗しても他のやり方で再チャレンジすることも伝える。趣味や習い事，近所の子どもとの遊び，家に兄弟や子ども同級生を招く，食事や買い物に行った時などにチャレンジする内容を一緒に考えるなどの伴走型の支援を提案する（高木・金原，2018）。

Ⅶ　青年期・成人期の場面緘黙の報告

1．小児科クリニック受診例の調査

1 年間に受診した場面緘黙受診例 165 名のうち 18 歳以上の 23 人（初診年齢 12.6 歳）を対象とした調査である（金原，2022）。受診理由は，相談・治療 18 人，手帳・年金・手当の診断書作成，進学・就職の相談 10 人であった。受診時も場面緘黙の診断基準に合致するものは

19 人で，ほぼ治癒例が 4 人いた。不安症を除く併存症は ASD16 人，知的障害 9 人，最終学歴は中学校 3 人，特別支援学校 8 人，高等専修学校 2 人，全日制高校 4 人，専門学校 1 人，短大 2 人・大学 4 人で在学中が 4 人だった。就労の状況は常勤 5 人，福祉的就労 7 人，無職 7 人だった。無職 7 人は全例自閉症と不登校の既往があったが，7 人全員に知的障害はなかった。悉皆調査ではないが，高校卒業後も場面緘黙症状が続く例や併存する自閉症や知的障害や二次障害のために継続的支援が必要な人が少なくないことがわかった。

2．場面緘黙経験者への質問調査

当事者の会会員を対象とした調査（奥村・園山，2010）である。回答者の内訳は場面緘黙経験者 22 人，平均年齢 32.9 歳（20 〜 47 歳）。緘黙症状を克服した 18 人，克服年齢平均 17.6 歳（9 〜 30 歳），大学在学中・就職 44%，場面緘黙症状持続期間平均 12.9 年（3 〜 26 年）で 11 〜 15 年間が多かった。克服のきっかけは，進学によって話すことを決意 7 人，仕事の遂行上話せざるを得ない状況になった 3 人，友人ができた 3 人，自信の積み重ね 2 人などであった。子ども時代の場面緘黙が現在に及ぼす影響の質問では，コミュニケーションが困難 13 人（複数での雑談が苦手，電話が苦手，関わり方や返答の仕方がわからない），不安・緊張・対人恐怖 10 人（外出，人と話すこと，電話の使用），周囲から好ましくない印象を持たれる 3 人，自信がない 3 人，人間関係が希薄 3 人など）であった。話せない理由は，不安と緊張，自信がないなどであり，学校段階で話せなかった理由は，周囲が話さないと認識している，注目されていることや声を聞かれることへの抵抗感などであった。約 81％が「話せるようになりたい」，「どうにかしたい」，と回答していた。

海外からのサイトの調査では，最も症状が著しい時期は 12 〜 19 歳との報告がある（ベニータ・レイ・スミス他編，2017）。

Ⅷ　まとめ

　場面緘黙は，小児期に多く発症する疾患であるが，思春期・成人期まで継続して追跡できる医師は限られているため長期予後の把握が難しい。比較的予後が良いと考えられてきたが，思春期・成人期まで症状が続くことも少なくない。また，話せるようになっても社会生活を送る上でも多くの困難があるが，DSM や ICD の診断分類では，不安症に分類されているため公的支援が受けにくい現状がある。発症後早期からの積極的な治療的介入と傷つき体験の予防，および，医療・保育・教育・福祉分野が連携した支援が大切である。

文　献

American Psychiatric Association（2013）Diagnostic and Statistical Manual of Mental Disorders: DSM-5. American Psychiatric Publishing.（高橋三郎・大野裕監訳（2014）DSM-5 精神疾患の診断・統計マニュアル．医学書院）

ベニータ・レイ・スミス他編，かんもくネット訳（2017）場面緘黙支援の最前線．学苑社．

Bergman L, Piacentini j & McCracken JT（2002）Prevalence and description of selective mutism in a school-based sample. Journal of the American Academy of Child and Adolescent, Psychiatry, 41（8）;938-946.

Kagan J, Reznick JS & Snidman N（1987）The physiology and psychology of behavioral inhibition in children. Child Development, 58（6）; 1459-1473.

梶正義・藤田継道（2015）場面緘黙の出現率に関する基本調査（1）小学生を対象として．日本特殊教育学会第 53 回大会発表論文集．pp.2-19．

角田圭子・高木潤野・臼井なずな他（2022）Selective Mutism Questionnaire 日本版（SMQ-J）の信頼性と妥当性の検討，不安症研究，14（1）;47-55.

金原洋治（2018）開業小児科医を受診した選択性緘黙の臨床像と短期予後の検討．子どもの心とからだ，27（1）;54-58.

金原洋治（2022）青年期・成人期の場面緘黙 23 例の検討．第 40 回日本小児心身医学会 in 秋田抄録集．

かんもくネット著，角田圭子編（2008）場面緘黙Q&A—幼稚園や学校でおしゃべりができない子どもたち．学苑社．

かんもくネット（2024）Selective Mutism Questionnaire. https://www.selectivemutism.org/（2024 年 2 月 25 日閲覧）

奥村真衣子・園山繁樹（2010）選択性緘黙経験者における症状のとらえと対処に関する検討．日本特殊教育学会第 48 回大会発表論文集．p.751．

リンジー・バーグマン著，園山繁樹監訳（2018）場面緘黙の子どもの治療マニュアル—統合的行動アプローチ．二瓶社．

園山繁樹（2022）幼稚園や学校で話せない子どものための場面緘黙支援入門．学苑社．

園山繁樹（2023）場面緘黙の理解と支援—多様性を軸に考える．下関市小児発達研究会配布資料．

Spence SH（日本語版構成者）石川信一（2015）日本語版 SCAS Spence Children's Anxiety Scale SCAS スペンス児童用不安尺度 使用の手引き．サクセスベル．

Steinhausen HC & Juzi C（1996）Elective mutism：An analysis of 100 cases. Journal of the American Academy of Child & Adolescent Psychiatry, 35（5）;606-614.

高木潤野（2021）青年期・成人期の場面緘黙当事者に対するエクスポージャーと心理教育を用いた治療的介入の効果，特殊教育学研究，58（4）; 207-217.

高木潤野・金原洋治（2018）イラストでわかる子どもの場面緘黙サポートガイド．合同出版．

精神療法　増刊第 11 号 2024

児童期・青年期の不安と「勇者の旅」プログラムの概要

Eiji Shimizu
Yuko Urao

清水　栄司*・浦尾　悠子*

I　児童期・青年期の不安

不安は，誰もが感じる感情である。対象や状況を危険（脅威）と認知した際に起こる感情が，恐怖である。「不安」は何が危険（脅威）なのかよくわからない漠然とした場合に起こる。子どもの正常な発達過程で見られる不安，恐怖の対象の変遷として，早期の乳児期では，保護者との身体的接触等の喪失への恐怖，0～6カ月の乳児で，顕著な感覚刺激への不安，恐怖，6～8カ月の乳児で，いわゆる「人見知り」が一過性に起こり，見知らぬ人といることの不安や恥ずかしがり，12～18カ月の幼児で，保護者と離れることに対する「正常の分離不安」，2～3歳の幼児で，正常の雷恐怖，火や水に対する恐怖，暗闇，悪夢に対する恐怖，または，動物に対する恐怖，4～5歳の未就学児で，死や死者に対する恐怖，5～7歳の学童期に，動物，お化け，幽霊への恐怖，ばい菌や重病への恐怖，自然災害への恐怖，火傷や交通事故への恐怖，その後，学校への不安，パフォーマンスへの不安が見られ，12～18歳の思春期で，仲間内から拒絶されることへの恐怖，否定的な評価への不安があげられている（Beesdo et al., 2011）。遺伝と環境の相互作用により，不安の感じやす

さ（不安感受性）の個人差はあるが，不安が日常生活に支障を来すほどに過剰に持続的に起きるようになったり，ふさわしくない状況で生じたりする場合，不安症が疑われる。アメリカ精神医学会の精神疾患の診断基準 DSM-5 日本語版（日本精神神経学会，2014）では，不安症群が，子どもから大人までの成長段階の早期に発症する不安症を順番に記載され，①分離不安症（Separation Anxiety Disorder），②場面緘黙（Selective Mutism），③限局性恐怖症（Specific Phobia），④社交不安症（Social Anxiety Disorder），⑤パニック症／パニック障害（Panic Disorder），⑥広場恐怖症（Agoraphobia），⑦全般不安症（Generalized Anxiety Disorder），⑧その他，となっている。

また，子どもの不安症状を評価する自記式評価尺度である，スペンス児童用不安尺度 Spence Children's Anxiety Scale（SCAS）（Spence, 1998）では，①分離不安，②外傷恐怖，③強迫，④社交不安，⑤全般不安，⑥パニック発作・広場恐怖の6つの下位尺度から成り，「ぜんぜんない（0点）」から，「いつもある（3点）」の4件法の全38項目で，最小0点から最大114点で，その数値が高いほど，不安が強いことになる。日本の小学4～6年の子どもの SCAS の平均は23.5点とされている（Ishikawa et al., 2009）。

＊千葉大学子どものこころの発達教育研究センター
　〒 260-8670　千葉県千葉市中央区亥鼻 1-8-1

Ⅱ　児童期・思春期の不安の心理社会的治療

米国児童思春期精神医学会（American Academy of Child and Adolescent Psychiatry：AACAP）がまとめた児童期・思春期の不安症のアセスメントと治療ガイドライン（Walter et al., 2020）によれば，認知行動療法と選択的セロトニン再取り込み阻害薬（Selective Serotonin Reuptake Inhibitor：SSRI）の両方が短期間の治療としてエビデンスがあるとして推奨されている。AACAP のガイドラインでは，6歳〜18歳の社交不安症，全般不安症，分離不安症，限局性恐怖症，パニック症の患者には，認知行動療法の提供が推奨されている。また，AACAP のガイドラインでは，6歳〜18歳の社交不安症，全般不安症，分離不安症，パニック症の患者に，SSRI が推奨されている。

心理社会的治療としての認知行動療法の有効性について，本稿では，本邦の研究を以下に紹介する。

同志社大学の石川らは，8歳〜15歳の51人の不安症の子どもを対象に，認知行動療法群の効果を待機リスト群を対照としたランダム化比較試験を行い，その有効性を示した（Ishikawa et al., 2019）。また，千葉大学の大川らは，英国の Creswell とともに，不安を抱える7歳〜12歳の子どもに，親が提供する認知行動療法の実用可能性を検討した（Okawa et al., 2023）。子どもではなく，親が，毎週のセッションを8週間にわたって合計6時間（対面の1時間のセッションを5回，電話の20分のセッションを3回），子どもの不安のための認知行動療法を受け，親がホームワークで，子どもと一緒に認知行動療法の技法を行うというものである。その結果，12組の親子のうち，10組が完遂し，介入直後に，4人の子どもは不安症の診断がつかなくなり，1カ月後の追跡調査で，7人の子どもは不安症の診断がつかなくなった。以上から，子ども自身に対して行う認知行動療法に加えて，親が自分の子どもに提供する認知

行動療法という方法も，心理社会的治療として考慮され得る。

Ⅲ　青年期の社交不安症の心理社会的治療

社交不安症は，社交場面に強い不安を感じ，日常生活に支障を来す不安症群の一つである。発症は思春期，青年期に多く，不登校や引きこもりにつながり，社交が苦手なため，相談することもできないままに，苦悩が続くため，早期発見，早期介入が求められる。人前で話をするなどの注目される状況や人の集まりに入っていく状況，人前で恥ずかしいことをして他人から否定的に評価される状況等の不安感，恐怖感が毎日長期間持続し，日常生活に支障が出ることが主訴となる。

Liebowitz Social Anxiety Scale（LSAS：リーボヴィッツ社交不安尺度）（朝倉他，2012）を用いた重症度判定が参考となる。

社交不安症の治療としては，精神療法としての認知行動療法と薬物療法がある。認知行動療法が薬物療法より優れているという研究もあり，そのようなエビデンスを患者と共有し，一緒に治療法を決定する。

専門家へのコンサルト：自施設で認知行動療法に熟練した医師等がいない場合は，専門機関への紹介を検討する。

治療の実際：日本不安症学会と日本神経精神薬理学会が合同で作成した18歳以上の成人の社交不安症の診療ガイドライン（2021）は，成人の社交不安症に推奨される薬物療法として，「選択的セロトニン再取り込み阻害薬（Selective Serotonin Reuptake Inhibitor；SSRI）を提案し，セロトニン・ノルアドレナリン再取り込み阻害薬（Serotonin Norepinephrine Reuptake Inhibitor；SNRI）である Venlafaxine を提案する」としている。

また，精神療法として，「個人療法（個人セッション）での社交不安症治療に特化して開発された認知行動療法（Clark&Wells モデルあるいは Heimberg モデル）を，習熟した治療者が

一連の手順に基づいて行うことを提案し，集団療法（集団セッション）として提供する方法もあるが，個人療法の方が臨床的・医療経済的効果に優れることを踏まえ，個人療法を優先させることを前提とする。また，患者が対面による認知行動療法を希望しない場合，認知行動療法に基づくサポートつきのセルフヘルプを提案する」としている。社交不安症の認知行動療法の治療者用マニュアル（吉永・清水，2016）は，毎週 1 回 50 分で 16 回程度のセッションで，認知行動モデルの作成，安全行動の見直し，ビデオ・フィードバックによるイメージの再構成，注意トレーニング，複数セッションの行動実験，自己イメージと結びつく初期の記憶の書き直し，予期不安と「振り返り」の検討，世論調査での信念の再構成，残遺する信念の再構成，再発防止などの要素から構成され，厚生労働省あるいは日本不安症学会の WEB サイトからダウンロードができる。このマニュアルに基づいて熟練した医師が実施した場合，公的医療保険の適用可能である。自己注目という安全行動を止める点は，反応妨害法と類似しているが，行動実験を通じて，破局的な認知を修正していく点は，馴化を強調した不安の段階的曝露療法とはコンセプトが異なるところがある。

なお，認知行動療法をオンラインで実施することも可能である。また，認知行動療法に基づくサポートつきのセルフヘルプとして，セルフヘルプ用の認知行動療法ワークブック（清水，2014）を患者が読んで実践していくことを医師，公認心理師等の医療者がサポートをすることもできる。

IV 不安の問題に対する予防アプローチの必要性

不安症に対する認知行動療法の有効性に加えて近年，認知行動療法を治療のみならず予防にも活用しようとする動きが高まり，ここ 20 年ほどの間に，認知行動療法に基づく予防プログラムの研究エビデンスが蓄積されている（Wer-ner-Seidler et al., 2017, 2021）。

予防介入の方法は一般的に，子ども全員を対象とする Universal 介入，ハイリスクの子どもを対象とする Selective 介入，すでに何らかの症状を示す子どもを対象とする Indicated 介入に大別される（Mrazek & Haggerty, 1994）。Universal 介入は，その時点で症状やリスクのない子どもを多く含むことから，その他の介入方法に比べて効果が数値に現れにくいものの，①介入時点では問題のないように見える子どもを含め将来的な問題の発生を予防できる可能性がある，②学習したことを学校生活場面ですぐに活用できるため般化しやすい，③学級集団を対象とすることで個人の変容のみならず学級環境の変容も期待できる，などのメリットが考えられる。

日本では，認知行動療法に基づく Universal 介入として，うつ予防プログラムが早い時期に開発されていた（佐藤他，2009）が，不安予防に焦点化したプログラムについては未着手であったことから，われわれは 2015 年に，認知行動療法に基づく不安の予防教育プログラム「勇者の旅」を開発し（Urao et al., 2016），学級集団を対象とした Universal 介入研究に取り組んできた。そこで，ここからは「勇者の旅」プログラムについて紹介したい。

V 「勇者の旅」プログラムとは

「勇者の旅」プログラムは，子どもたちが不安感情と上手につき合うための考え方や行動の工夫を，認知行動療法の理論に基づいて学ぶ，心理教育プログラムである。認知行動療法は一般的に，子どもの認知発達が一定レベルに達した後に適用可能であるため，「勇者の旅」プログラムは，通常学級に在籍する小学校 5 ～ 6 年生の児童を主なターゲットとしている（現在は，中高生版ワークブックも用意し，中学・高校での実践も一部行われている）。「勇者の旅」プログラムは，担任教師や養護教諭（以下：教員）によって，学級全員を対象に，全 8 ～ 10 回の

表1 「勇者の旅」プログラムのテーマと主な学習内容

回	タイトル：テーマ	主な学習内容（※取り組むワークの例）
＃1	勇者の旅のはじまり：いろいろな気持ちについて考えよう	・自分も他者も，毎日様々な気持ち（いい気持ち／いやな気持ち）を経験している ・いやな気持ち（悲しみ・怒り・不安）にもそれぞれ役割があり，いやな気持ちを感じることも大切である ・いやな気持ちを感じたときは，自分に合った対処行動をとることで，いやな気持ちを小さくできることがある ※いやな気持ちへの効果的な対処行動を考える／いい気持ち（喜び・達成感）に気づく習慣をつける
＃2	勇者の旅の計画：どんな場面で不安な気持ちになるかを考えよう	・不安な気持ちには「危険から身を守る」役割があり，安全な生活を送る上でとても大切な気持ちである ・不安を感じる対象や不安の大きさは，人によっても状況によっても異なる ・実際には危険ではない状況で不安を感じ続けると，生活上の困りごとにつながる場合がある ※不安な気持ちに気づく／不安の大きさを数値で表し，「勇者の旅」の目標を設定する
＃3	勇者のリラックス法：リラックスのしかたを知ろう	・心と体はつながっており，不安を感じると（交感神経が優位になり）何らかの体の反応が生じる ・不安なときに生じる体の反応は，人によっても状況によっても異なる ・体の反応が生じているときには，リラクセーションを行うことで，不安が小さくなることがある ※いつでも使えるように，呼吸法や筋弛緩法の練習に取り組む
＃4	勇者の階段：不安を小さくする方法を考えよう	・危険が迫っているときには不安から逃げたり避けたりすることが大切だが，危険が迫っていないときに逃げたり避けたりすると（回避行動），かえって不安が大きくなることがある ・「勇者の階段（不安階層表）」を作成し，少しずつ近づく（段階的曝露）と，不安が小さくなることがある ※不安を小さくするための階段（工夫）を考える／「勇者の階段（不安階層表）」を作成する
＃5	勇者のトライアングル：頭にうかぶ「考え」について知ろう	・私たちの頭には，さまざまな考え（自動思考）がうかんでいる ・考え，気持ち，行動はつながっている（基本モデル） ・同じ場面や状況でも，頭にうかぶ考えによって気持ちや行動は変化する ※気持ちと考えを分けて捉える練習をする／「勇者のトライアングル（基本モデル）」を作成する
＃6	いたずら妖精のぐるぐるマジック：不安を大きくする考えについて知ろう	・不安なときには，不安を大きくする「いたずら妖精の声（非機能的思考）」が頭にうかびやすくなる ・「いたずら妖精の声」は，いくつかのタイプ（白黒思考，完璧主義など）に分けられる ・「いたずら妖精のぐるぐるマジック（反芻）」にかかると，考えたことが本当に起きるように感じられ（思考と現実の混同），不安が大きくなりがちである ※「考えたことが本当に起きるとは限らない」ことに気づきを向け，メタ認知を鍛える
＃7	勇者の考え：不安を小さくする考えを見つけよう	・考えたことが本当だと信じているレベル（確信度）は数値化できる ・「いたずら妖精の声」を丁寧に見直し（根拠），視野を広げて「勇者の考え」を見つける（反証）ことで，不安な気持ちや確信度が小さくなる ※いたずら妖精の声がうかんだ場面を思い出し，「勇者の考え」を見つける（認知再構成法）
＃8	勇者の話し方：人間関係で不安にならない話し方のヒケツを知ろう	・自分も相手も不安になりにくいコミュニケーションの方法がある（アサーティブコミュニケーション） ・自分の気持ちを相手に伝える際には，Ｉメッセージを心がけることで，お互いの不安が生じにくくなる ・相手の話に耳を傾け，相手の考えや気持ち（相手の事情）を理解できると，不安が小さくなりやすい ・自分の気持ちを伝えることが難しい相手には無理をせず，信頼できる人に相談すると良い ※対人関係における不安場面をふり返り，アサーティブなコミュニケーションの方法を考える

授業として実施される（表1）。プログラムは約 100 ページのワークブックにまとめられており，教員はワークブックと別冊の指導案に沿って授業を進める。子どもたちは授業中，ワークブックに書き込みをしながらさまざまなワークに取り組み，認知行動療法に基づく知識やスキルを段階的に学習していく。

学校教員の多くは，子どもの不安や認知行動療法に関する知識をほとんどもたないため，「勇者の旅」の授業を担当する教員は，事前に千葉大学主催の指導者養成研修（1日6時間）に参加する必要がある。研修に参加した教員は，前半のミニ講義を通じて子どもの不安と認知行動療法の大枠を把握するとともに，後半の授業ロールプレイ（教師役・児童生徒役）を通じて，プログラムの内容や授業の方法を体験的に理解していく。

「勇者の旅」プログラムの効果検証は，primary outcome として，子どもの不安症状を測定するスペンス児童不安尺度（Spence Children's Anxiety Scale；以下 SCAS）を用いている。①プログラム実施前（pre），②実施直後（post），③1〜3カ月後フォローアップ（FU）の計3回，プログラム実施学級（介入群）と非実施学級（対照群）の SCAS データを収集し，両群の平均スコアの変化量を解析している。これまで実施した研究では，プログラム実施学級の SCAS スコアが非実施学級に比べ，post および FU の時点で有意に低減することを確認している（Urao et al., 2018, 2021, 2022）。また，ベースラインの SCAS スコアがカットオフ値を上回る上位 10%の高不安児童においても，非実施学級在籍児童に比べ SCAS スコアが有意に低減することが確認できている（Urao et al., 2021）。

Ⅵ　「勇者の旅」プログラムの実施により期待されること

学校現場で「勇者の旅」プログラムを実施するにより期待されることとして，大きく以下の

3点がある。

1点目は，高不安の子どもの不安が低減することにより，結果的に不安症や不登校等の未然防止につながる可能性があることである。高不安の子どもは，不安症や不登校のハイリスク児とも考えられ，学校生活において適切な配慮や支援が求められる。これまでの研究から，Preの時点で不安スコアがカットオフ値を超える高不安の子どもが，全体の1割強存在することがわかっている（30 人学級であれば3人が高不安という計算になる）。しかし，高不安の3人中2人は，「勇者の旅」プログラムの授業後に，不安スコアがカットオフを下回っている。つまり，「勇者の旅」プログラムは不安の問題の「予防」だけでなく，「早期介入」の役割も果たしていると考えられる。しかし3人中残りの1人は，授業後にも不安スコアが下がらないことがあるため，その場合はスクールカウンセラーや地域の相談機関・医療機関等とも連携しながら，適切な支援や治療につなげていくことが重要である。

2点目は，「勇者の旅」プログラムの授業を学級全体で行うことにより，子ども自身の「自己理解」のみならず「他者理解（相互理解）」も深まると考えられることである。通常学級の中には，自閉スペクトラム症などの神経発達症がありつつも未診断の児童や，診断閾値下の児童も一定数在籍しており（Kamio et al., 2012），神経発達症の子どもは不安症を併存しやすいことが知られている（Van Steensel et al., 2011）。神経発達症の子どもの不安症予防においては，社会モデルの考え方にもとづく環境調整（合理的配慮を含む）を行うことが必要不可欠であるが，「勇者の旅」プログラムを通して，「不安は，安全・安心な生活を送る上で大切な感情であること」「不安の感じやすさは人によって違うこと」「相手に不安を与えないコミュニケーションの方法があること」などを，通常学級の教員・児童生徒が全員で共有することにより，神経発達症の特性がある子どもにとっても，不安

が生じにくい学級・学校環境が形成されること
を期待している。

　3点目は、「勇者の旅」プログラムを実施す
ることにより、教員自身の不安対処能力の向上
にもつながる可能性があることである。子ども
のみならず教員も、多忙な日々の中で不安やス
トレスを抱えやすく、不安症やうつ病等に罹患
し休職に至るケースも増加している（文部科学
省，2022）。認知行動療法は昨今、健康な大人
のセルフマネジメントツールとしても役立てら
れている。子どもたちに「勇者の旅」の授業を
実施するために教員が認知行動療法の知識やス
キルを身につけることは、教員自身のメンタル
ヘルスの維持にもつながる可能性があると期待
している。

Ⅶ　おわりに

　児童期・青年期の不安と心理社会的治療につ
いて、社交不安症、全般不安症、分離不安症、
限局性恐怖症、パニック症の患者には、認知行
動療法の提供が推奨されていることを概観し、
子ども自身に対する認知行動療法の提供に加え、
親を通じた認知行動療法の提供を述べた。また、
予防として、学校で授業として教員が行う「勇
者の旅」プログラムの内容と研究成果、プログ
ラムの実施により期待されることについて紹介
した。今後、子どもの不安の問題の心理社会的
治療および予防において、認知行動療法の実践
者が増えることを望む。

文　献

朝倉聡・井上誠士郎・佐々木史他（2002）Liebowitz Social Anxiety Scale（LSAS）日本語版の信頼性および妥当性の検討．精神医学，44（10）；1077-1084.

Beesdo K, Knappe S & Pine DS（2009）Anxiety and anxiety disorders in children and adolescents: developmental issues and implications for DSM-V. Psychiatric Clinics of North America, 32（3）；483-524. doi:10.1016/j.psc.2009.06.002

Ishikawa S, Kikuta K & Sakai M et al.（2019）A randomized controlled trial of a bidirectional cultural adaptation of cognitive behavior therapy for children and adolescents with anxiety disorders. Behaviour Research and Therapy, 120；103432.

Ishikawa S, Sato H & Sasagawa S（2009）Anxiety disorder symptoms in Japanese children and adolescents. Journal of Anxiety Disorders, 23；104-111.

Kamio Y, Inada A & Kuroda M et al.（2012）Quantitative autistic traits ascertained in a national survey of 22 529 Japanese schoolchildren. Acta Psychiatrica Scandinavica, 128；45-53.

文部科学省（2022）令和4年度公立学校教職員の人事行政の状況調査について．https://www.mext.go.jp/a_menu/shotou/jinji/1411820_00007.htm（2024年2月15日閲覧）

Mrazek PZ & Haggerty RJ（1994）Reducing Risks for Mental Disorders：Frontiers for Preventive Intervention Research. https://www.ncbi.nlm.nih.gov/books/NBK236318/

日本精神神経学会日本語版用語監修，髙橋三郎・大野裕監訳，染矢俊幸・神庭重信・尾崎紀夫他訳（2023）DSM-5-TR 精神疾患の診断・統計マニュアル．医学書院．

Okawa S, Arai H & Nakamura H et al.（2023）Guided parent-delivered cognitive behavioural therapy for Japanese children and parents：A single-arm uncontrolled study. B Behavioural and Cognitive Psychotherapy, 51（3）；1-6.

佐藤寛・今城知子・戸ヶ崎泰子他（2009）児童の抑うつ症状に対する学級規模の認知行動療法プログラムの有効性．教育心理学研究，57；111-123.

社交不安症の診療ガイドライン（2021）https://minds.jcqhc.or.jp/summary/c00674/

清水栄司（2014）自分で治す「社会不安症」．法研.

Spence SH（1998）A measure of anxiety symptoms among children. Behaviour Research and Therapy, 36；545-566.

Urao Y, Ohira I & Koshiba T et al.（2021）Classroom-based cognitive behavioural therapy：A large-scale non-randomised controlled trial of the 'Journey of the Brave'. Child and Adolescent Psychiatry and Mental Health, 15；21. https://doi.org/10.1186/s13034-021-00374-6

Urao Y, Yoshida M & Koshiba T et al.（2018）Effectiveness of a cognitive behavioural therapy-based anxiety prevention programme at an elementary school in Japan：A quasi-experimental study. Child and Adolescent Psychiatry and Mental Health, 12；33. https://doi.org/10.1186/s13034-018-0240-5

Urao Y, Yoshida M & Sato Y et al.（2022）School-based cognitive behavioural intervention programme for addressing anxiety in 10- to 11-year-olds using short classroom activities in Japan：A quasi-experimental study. BMC Psychiatry, 22；658. https://doi.org/10.1186/s12888-022-04326-y

Urao Y Yoshinaga N & Asano K et al.（2016）Effectiveness of a cognitive behavioural therapy-based anxiety prevention programme for children：A preliminary quasi-experimental study in Japan. Child and Adolescent Psychiatry and Mental Health, 10；4. https://doi.org/10.1186/s13034-016-0091-x

Van Steensel FJA, Bögels SM & Perrin S（2011）Anxiety disorders in children and adolescents with autistic spectrum disorders：A meta-analysis. Clinical Child and Family Psychology Review, 14；302-317.

Walter HJ, Bukstein OG & Abright AR et al.（2020）Clinical practice guideline for the assessment and treatment of children and adolescents with anxiety disorders. Journal of the American Academy of Child & Adolescent Psychiatry, 10；1107-1124.

Werner-Seidler A, Perry Y & Calear AL et al.（2017）School-based depression and anxiety prevention programs for young people：A systematic review and meta-analysis. Clinical Psychology Review, 51；30-47.

Werner-Seidler A, Spanos S & Calear AL et al.（2021）School-based depression and anxiety prevention programs：An updated systematic review and meta-analysis. Clinical Psychology Review, 89；102079.

吉永尚紀執筆・編集, 清水栄司監修（2016）社交不安障害（社交不安症）の認知行動療法マニュアル（治療者用）. 不安症研究, 特別号；42-93.

抑うつ的な青年のアセスメントと治療

Futoshi Suzuki

鈴木　太*

I　はじめに

　青年期 Adolescence は，概ね10代のことを指しており，この時期に青年は抑うつ症 Depressive Disorders を発症しやすい。抑うつ症は，年齢が高くなると有病率が増加し，青年では，最も重篤な抑うつ症であるうつ病 Major Depressive Disorder の有病率は8％に達する（Shorey et al., 2022）。

　治療者が「抑うつ的な青年」に対して試みる精神療法はなぜ効かないのだろうか。治療者は抑うつ症状に対する治療効果を高めるために，青年を対象とした無作為化試験で抑うつ症状に有効とされる認知行動療法を選択することがあるが（Zhou et al., 2015），それでもなお，精神療法の効果は不十分に感じられることがある。リアルワールドではさまざまな因子が抑うつ症状を引き起こし，抑うつ症の経過を修飾している。抑うつ症状を伴う青年に対して精神療法を開始する前に，治療者は生物－心理－社会モデルに沿ったアセスメントを多職種連携によって行わなければならない。

II　抑うつ症の診断

　米国精神医学会の診断基準である DSM-5 では，抑うつ症を代表する二つの障害として，うつ病，持続性抑うつ症が挙げられている（American Psychiatric Association, 2013）。持続性抑うつ症とは，DSM-III における気分変調症，DSM-IV における気分変調性障害に慢性化したうつ病を統合した概念である。DSM-5では，うつ病，持続性抑うつ症の基準を満たさない，より軽症の病態として，反復性短期抑うつ，短期間の抑うつエピソード，症状不足の抑うつエピソードなどが定義されている（American Psychiatric Association, 2013）。これらの障害の診断プロセスを示す。

1．身体疾患の除外

　抑うつ症状に分類されている諸症状のうち，易怒性，易疲労性，集中困難，過眠，食欲障害，焦燥などは非特異的な症状であり，膠原病（Morrison, 2015；髙岸，2024），内分泌疾患（Morrison, 2015；髙岸，2024），市販薬や処方薬の直接的な生理学的影響（Nock et al., 2006；Brent et al., 2013），睡眠不足（Hysing et al., 2015；髙岸，2024），鉄欠乏症などの低栄養（Morrison, 2015；髙岸，2024），過敏性腸症候群や片頭痛などの機能性身体症候群（Todor & Fukudo, 2023；Morrison, 2015），そして「抑うつ症ではない」精神障害，例えば，双極症，統合失調感情症，統合失調症，妄想症

＊上林記念病院こども発達センターあおむし
　〒491-0201 愛知県一宮市奥町字下口西 89-1

表 1　易疲労性の鑑別診断（吉原，2017 を一部改変）

1．**組織の低酸素**：貧血，循環器疾患，呼吸器疾患
2．**神経活動の低下**：多発性硬化症，重症筋無力症
3．**老廃物の蓄積**：感染症，膠原病，悪性腫瘍，肝疾患，腎疾患
4．**物質の影響**：アルコール，違法薬物，有機溶剤，重金属，殺虫剤
5．**内分泌疾患**：糖尿病，甲状腺機能低下症，アジソン病，クッシング症候群
6．**電解質異常**：低ナトリウム血症，低カリウム血症，高カリウム血症，低カルシウム血症，高カルシウム血症，低リン血症，高マグネシウム血症
7．**低栄養**
8．**低血圧**
9．**睡眠の問題**：アレルギー性疾患，睡眠時無呼吸症候群，睡眠相後退症候群，睡眠不足症候群
10．**精神障害**：精神病，双極症，抑うつ症，全般不安症

などを原因として生じることがある。抑うつ症を診断するには，これらの鑑別診断をすべて除外しなければならない。

　精神症候学的な評価は医学的な視点を必要とする。抑うつ症状のうち，易疲労性を例として挙げると，青年の「だるい」「動けない」という訴えは易疲労性ではなく，労作時呼吸困難，筋力低下，傾眠などであるかもしれない。労作時呼吸困難とは運動に伴う「息切れ」のことであり，軽い労作でそのような状態になるのであれば循環器疾患や呼吸器疾患を除外する必要がある。筋力低下の背景には，神経疾患，筋疾患，低カリウム血症などが考えられる。傾眠は睡眠の欲求が強まることであり，青年は日中の時間帯に眠ったり，あくびをしたりする。傾眠の背景には，アトピー性皮膚炎やアレルギー性鼻炎などのアレルギー性疾患，カフェインやデジタルデバイスの過剰使用，睡眠時無呼吸症候群や睡眠相後退障害などの睡眠障害が考えられる。青年が易疲労性を体験しているなら，治療者は医師に紹介すべきであり，医師はその原因を鑑別すべきである（表1）。

2．睡眠不足と低栄養の補正

　急性期治療として，膠原病，内分泌疾患などの身体疾患が適切に治療され，電解質が補正され，市販薬や処方薬が解毒されたとしても，青年の抑うつが持続していることは稀ではない。

このような場合，青年は低栄養であるか，睡眠不足であるか，抑うつ症・双極症・精神病などの精神障害があるか，そのいくつかの状態の組み合わせであるかもしれない。

　青年に身体疾患を原因としない体重低下が生じているとき，抑うつだけではなく，回避・制限性食物摂取症，神経性やせ症摂食制限型，神経性やせ症過食排出型といった摂食症が生じていることが多い（Felton et al., 2010）。DSM-5では異食症も摂食症に分類されており，鉄欠乏を示唆する異常行動のパターンとして，氷を食べる異食症がないか尋ねることは臨床的な意義がある（Ganesan & Vasauskas, 2023）。

　青年を対象とした抗うつ薬や精神療法の臨床試験では，身体疾患だけではなく，摂食症も除外されていることが一般的であり（March et al., 2004；Brent et al., 2008），抑うつと摂食症を伴う青年に対して，抗うつ薬を処方したり，抑うつに焦点づけた精神療法を行うことの意義は明らかではない。このような状態では，栄養状態や体重を回復させるための外来治療や入院治療が標準的な介入であり，栄養状態と体重の正常化を達成すると抑うつ症状は軽快することが多い。

3．精神病，双極症，抑うつ症の診断

　身体疾患が除外され，物質が解毒され，低栄養が補正され，睡眠不足が解消されつつある頃

にも抑うつ症状が残存しているなら，その青年は精神病，双極症，抑うつ症のいずれかである可能性が高い。抑うつ症は除外診断であり，その診断に先だって，精神病，双極症を診断基準に従って鑑別し，除外する必要がある。青年における精神病，双極症，抑うつ症の診断には構造化面接であるK-SADS-PL-5日本語版が選択肢であり，抑うつ症については良好な信頼性と妥当性が報告されている（Makino et al., 2023）。青年が精神病や双極症を生じているなら，向精神薬による薬物療法が必要となることが多く，治療者は精神療法の焦点を調整しなければならない（Mufson et al., 2004a）。

幻覚，妄想，解体した行動，解体した会話，陰性症状の2つ以上が1カ月以上にわたって持続し，機能障害が6カ月以上にわたって持続する慢性の精神病は，DSM-5では，統合失調症と診断される（American Psychiatric Association, 2013）。より軽症の亜型が精神病概念には含まれており，これらの障害を伴う青年は抑うつ症状を伴うことが多い。高揚気分，易怒性，活動性亢進，睡眠欲求の減少などを伴う躁病／軽躁病エピソードを経験したことがある青年は，双極Ⅰ型症，双極Ⅱ型症，気分循環症などの双極症を診断される可能性がある（American Psychiatric Association, 2013）。

うつ病と持続性抑うつ症の症状は多くが重複しているが，易怒性，アンヘドニア，罪責感，精神運動抑制，焦燥，希死念慮，自殺企図はうつ病の診断基準だけに含まれていて，絶望感は持続性抑うつ症の診断基準だけに含まれている。抑うつ症は前述の通り，うつ病，持続性抑うつ症，反復性短期抑うつ，短期間の抑うつエピソード，症状不足の抑うつエピソードなどに分類されるが（American Psychiatric Association, 2013），これらは一連なりの病態であり，米国児童青年精神医学会はうつ病と持続性抑うつ症の診断と治療について統合したガイドラインを作成している（Walter et al., 2023）。持続性抑うつ症では21歳よりも前に発症したものを

早発性と定義しており，児童や青年における持続性抑うつ症はすべてが早発性である。

4．精神医学的併存症の診断

児童青年期の抑うつ症は精神医学的併存症を伴うことが一般的であり，ストレスフルなライフイベント，仲間関係の問題があると，抑うつ症と不安症の両方が生じることが多い（Konac et al., 2021）。抑うつ症と不安症は神経生物学的には異なる表現型であると見なされているが（Melton et al., 2016），互いに併存しやすく（Cummings et al., 2014）。両方を併存する児童や青年は，いずれかだけを有した人と比べて，より重度で，治療に反応しにくい（Melton et al., 2016）。短時間診療の医療機関では不安症は診断されることが少なく（Wu & Fang, 2014），かなりの期間にわたって治療されていないことが多い（Nagata et al., 2015）。

抑うつ症と不安症の発達モデルである多重経路モデルでは三つの発達経路が提案されており，青年では抑うつ症と全般不安症が同時に発症することがある（Cummings et al., 2014）。抑うつ症に併存した不安症，摂食症（Pleplé et al., 2021），睡眠相後退症候群（Futenma et al., 2023）は，しばしば治療の焦点となる。精神医学的併存症の診断には構造化面接であるK-SADS-PL-5日本語版が選択肢であり，摂食症，不安症については良好な信頼性と妥当性が報告されている（Makino et al., 2023）。

Ⅲ　抑うつ症の治療

青年の抑うつ症状に対する治療が効果を示さないとき，以下のような理由が考えられる。①青年は身体疾患によって抑うつ症状を生じており，抑うつ症であると誤診されている（例えば鉄欠乏症に伴う易疲労性），②青年は他の精神障害によって抑うつ症状を生じており，抑うつ症であると誤診されている（例えば双極症や精神病），③抑うつ症の経過に強く影響する状態が適切に治療されていない（例えば摂食症や睡

眠相後退症候群），④抑うつ症に対する治療が十分に行われていない，⑤抑うつ症に効果のない精神療法が選択されている（Zhou et al., 2015），⑥青年の抑うつは真の治療抵抗性である。

　青年を対象とした無作為化試験におけるうつ病のプラセボ反応率は 50％であるが（Cohen et al., 2007），リアルワールドにおける専門的治療機関における通常治療はこのプラセボ反応率とほとんど差がなく，抑うつ症または不安症を伴う青年の 44％は治療を受けても変化がなく，6％は悪化する（Bear et al., 2020）。抑うつ症のためにさまざまな精神療法が開発されているが，無作為化試験の大半は併存症のない抑うつ症を対象としており，何らかの併存症を伴う抑うつ症において特定の精神療法プログラムが有効であるという証拠はほとんどない（Weisz et al., 2023）。抑うつ症に併存しやすい精神障害のうち，神経性やせ症，境界性パーソナリティ障害には有効な治療プログラムが存在しており（Lock & Le Grange, 2015；Miller et al., 2006），神経性やせ症，境界性パーソナリティ障害は診断的な価値がある。

1．家族をベースとする治療

　神経性やせ症などの摂食症があり，低栄養，低体重が生じているとき，栄養状態が改善し，体重が回復すると，抑うつ症状は軽快することが知られている（Pleplé et al., 2021）。抑うつ的な青年が神経性やせ症を併存しているとき，Family Based Treatment for Adolescent Anorexia Nervosa（FBT-AN）と呼ばれる摂食行動に焦点づけた家族療法が用いられる（Lock & Le Grange, 2015）。やせ願望，過食などの食行動異常があるとき，青年の思考では反すうが生じやすく（Murayama et al., 2024），反すうは抑うつ症状や不安症状を引き起こす。体重を回復させ，摂食行動を正常化すると，抑うつ症状は軽減する（Trainor et al., 2020）。

2．弁証法的行動療法の情動制御モジュール

　境界性パーソナリティ障害は青年期に発症し，抑うつ症状を伴うことが多い（Brent et al., 2011；Miller et al., 2006）。弁証法的行動療法は境界性パーソナリティ障害を対象として開発された精神療法であり，青年にも応用され，抑うつ症状を軽減する作用がある（Miller et al., 2006）。弁証法的行動療法における情動制御モジュールでは，身体疾患を治療し，摂食行動を正常化し，情動を不安定にする薬剤を中止し，睡眠の質と量を正常化し，運動量を増加するといった介入が含まれている。

3．対人関係療法

　対人関係療法は抑うつ症を対象とした個人精神療法として，1960 年代に開発された。思春期うつ病の対人関係療法 Interpersonal Psychotherapy for Depressed Adolescents（IPT-A）は，12 ～ 18 歳の青年を対象として改訂された対人関係療法のバージョンの一つである（Mufson et al., 2004a；Young & Mufson, 2011）。IPT-A は，うつ病，気分変調症，特定不能の抑うつ症，適応障害などを診断される青年を対象とした個人精神療法であり，週に 1 回，12 ～ 16 週間のセッションで行われる。IPT-A は外来精神療法であり，軽症または中等症の抑うつ症状を伴う抑うつ症を主な対象としていて，希死念慮や殺人念慮を生じていたり，精神病，双極症，知的能力症，物質使用障害を診断される青年は対象ではない。IPT-A では治療者－患者関係には治療の焦点がなく，治療者は青年の気分と対人関係の相互作用に焦点づける。

　IPT-A は 3 つのステージに分かれており，治療初期の 4 セッションでは抑うつ症に対する心理教育，対人関係質問項目によるアセスメントが行われて，対人的な問題領域が同定され，治療が契約されて「限定された病者の役割」が導入される。抑うつ的な青年は学業成績が低下したり，登校日数が減少したりしていることが多いが，このような変化は抑うつ症状の一部で

あると，治療者は青年や親を心理教育する。治療中期の5セッションではコミュニケーションスキルと問題解決戦略が訓練され，治療終期の3セッションでは再燃や再発を予防する戦略が練習される。

　抑うつに対してIPT-Aが有効であることは，独立した二つの研究チームによって確認されており，抑うつ症状の軽減，社会的機能の改善，問題解決スキルの向上などが報告されている（Young & Mufson, 2011）。抑うつ症を伴う児童または青年3,805例を対象として，精神療法の有効性を検証したネットワークメタアナリシスでは，認知行動療法と同様にIPT-Aは有効であり，その効果は長期にわたって保たれることが示された（Zhou et al., 2015）。IPT-Aに特に適した対象は，母親や友人との葛藤が高い青年であり（Rengasamy et al., 2013；Gunlicks-Stoessel et al., 2010），治療者が悲哀，不和，移行といった問題領域にうまく焦点づけると効果を示すことが多い（Crits-Christoph et al., 2010）。

4．行動活性化

　抑うつ症を伴う青年は環境からの報酬に接する頻度が低下しており，日常の生活において強化される経験を増やす行動を活性化することを目的とした技法として，行動活性化が行われる（Takagaki et al., 2016；Martin & Oliver, 2019）。活動量の増加は，抑うつ症状，片頭痛，緊張型頭痛を改善することが知られている（Brown et al., 2013；Gazerani, 2021；Milde-Busch et al., 2010）。

5．抗うつ薬を処方する医療機関への紹介

　慢性の抑うつ症状があり，重篤な社会的機能障害を伴い，精神療法に反応しない青年では抗うつ薬が選択肢となりうる（Malhi et al., 2015）。抗うつ薬は自殺性，攻撃性，アカシジアなどを生じるリスクがあり（Sharma et al., 2015），日本児童青年精神医学会認定医など，青年を抗うつ薬で治療した経験の豊富な医師への紹介が望ましい。

文　献

American Psychiatric Association（2013）Diagnostic and Statistical Manual of Mental Disorders: DSM-5．American Psychiatric Publishing.（高橋三郎・大野裕監訳（2014）DSM-5 精神疾患の診断・統計マニュアル．医学書院）

Bear HA, Edbrooke-Childs J & Norton S et al.（2020）Systematic review and meta-analysis：Outcomes of routine specialist mental health care for young people with depression and／or anxiety. Journal of the American Academy of Child and Adolescent Psychiatry, 59（7）；810-841．

Brent DA, McMakin DL & Kennard BD et al.（2013）Protecting adolescents from self-harm：A critical review of intervention studies. Journal of the American Academy of Child and Adolescent Psychiatry, 52（12）；1260-1271.

Brent D, Emslie G & Clarke G et al.（2008）Switching to another SSRI or to venlafaxine with or without cognitive behavioral therapy for adolescents with SSRI-resistant depression：The TORDIA randomized controlled trial. JAMA：The Journal of the American Medical Association, 299（8）；901-913.

Brent DA, Poling KD & Goldstein TR（2011）Treating Depressed and Suicidal Adolescents: A Clinician's Guide. Guilford Press.（高橋祥友訳（2012）思春期・青年期のうつ病治療と自殺予防．医学書院）

Brown HE, Pearson N & Braithwaite RE et al.（2013）Physical activity interventions and depression in children and adolescents：A systematic review and meta-analysis. Sports Medicine, 43（3）；195-206.

Cohen D, Deniau E & Maturana A et al.（2008）Are child and adolescent responses to placebo higher in major depression than in anxiety disorders? A systematic review of placebo-controlled trials. PloS One, 3（7）；e2632.

Crits-Christoph P, Gibbons MBC & Temes CM et al.（2010）Interpersonal accuracy of interventions and the outcome of cognitive and interpersonal therapies for depression. Journal of Consulting and Clinical Psychology, 78（3）; 420-428.

Cummings CM, Caporino NE & Kendall PC（2014）Comorbidity of anxiety and depression in children and adolescents : 20 years after. Psychological Bulletin, 140（3）; 816-845.

Felton J, Cole DA & Tilghman-Osborne C et al.（2010）The relation of weight change to depressive symptoms in adolescence. Development and Psychopathology, 22（1）; 205-216.

Futenma K, Takaesu Y & Komada Y et al.（2023）Delayed sleep-wake phase disorder and its related sleep behaviors in the young generation. Frontiers in Psychiatry ／ Frontiers Research Foundation, 14 ; 1174719.

Ganesan PR & Vasauskas AA（2023）The association between pica and iron-deficiency anemia : A scoping review. Cureus, 15（4）; e37904.

Gunlicks-Stoessel M, Mufson L & Jekal A et al.（2010）The impact of perceived interpersonal functioning on treatment for adolescent depression : IPT-A versus treatment as usual in school-based health clinics. Journal of Consulting and Clinical Psychology, 78（2）; 260-267.

Hysing M, Sivertsen B & Stormark KM et al.（2015）Sleep problems and self-harm in adolescence. The British Journal of Psychiatr, 207（4）; 306-312.

Konac D, Young KS & Lau J et al.（2021）Comorbidity between depression and anxiety in adolescents : Bridge symptoms and relevance of risk and protective factors. Journal of Psychopathology and Behavioral Assessment, 43（3）; 583-596.

Lock J & Le Grange D（2015）Treatment Manual for Anorexia Nervosa: Second Edition: A Family-Based Approach. Guilford Press.（永田利彦監訳（2023）神経性やせ症治療マニュアル第 2 版. 金剛出版）

Makino T, Suzuki F & Nishiyama T et al.（2023）Psychometrics of the kiddie schedule for affective disorders and schizophrenia present and lifetime version for DSM-5 in Japanese outpatients. International Journal of Methods in Psychiatric Research, e1957.

Malhi GS, Bassett D & Boyce P et al.（2015）Royal australian and New Zealand college of psychiatrists clinical practice guidelines for mood disorders. The Australian and New Zealand Journal of Psychiatry, 49（12）; 1087-1206.

March J, Silva S & Petrycki S et al.（2004）Fluoxetine, cognitive-behavioral therapy, and their combination for adolescents with depression : Treatment for adolescents with depression study（TADS）randomized controlled trial. JAMA : The Journal of the American Medical Association, 292（7）; 807-820.

Martin F & Oliver T（2019）Behavioral activation for children and adolescents : A systematic review of progress and promise. European Child & Adolescent Psychiatry, 28（4）; 427-441.

Melton TH, Croarkin PE & Strawn JR et al.（2016）Comorbid anxiety and depressive symptoms in children and adolescents : A systematic review and analysis. Journal of Psychiatric Practice, 22（2）, 84-98.

Milde-Busch A, Blaschek A & Borggräfe I et al.（2010）Associations of diet and lifestyle with headache in high-school students: results from a cross-sectional study. Headache, 50（7）; 1104-1114.

Miller AL, Rathus JH & Linehan MM（2006）Dialectical Behavior Therapy with Suicidal Adolescents. Guilford Press.（高橋祥友訳（2008）弁証法的行動療法―思春期患者のための自殺予防マニュアル. 金剛出版）

Morrison J（2015）When Psychological Problems Mask Medical Disorders : A guide for psychotherapists, Second Edition.（宋龍平・松﨑朝樹訳（2021）精神症状に潜む身体疾患 66―モリソン先生のルールアウト. メディカルサイエンスインターナショナル）

Mufson LH, Dorta KP & Moreau D et al.（2004a）Interpersonal Psychotherapy for Depressed Adolescents, Second Edition（永田利彦監訳, 鈴木太訳（2016）思春期うつ病の対人関係療法. 創元社）

Mufson L, Dorta KP & Wickramaratne P et al.（2004）A randomized effectiveness trial of interpersonal psychotherapy for depressed adolescents. Archives of General Psychiatry, 61（6）;

577-584.

Murayama Y, Ito H & Hamada M et al.（2024）Longitudinal associations between response-style strategies and abnormal eating behaviors ／ attitudes in adolescents：A cross-lagged panel model. Journal of Eating Disorders, 12（1）；33.

Nock MK, Joiner TE & Gordon KH et al.（2006）Non-suicidal self-injury among adolescents：Diagnostic correlates and relation to suicide attempts. Psychiatry Research, 144（1）；65-72.

Pleplé A, Lalanne C & Huas C et al.（2021）Nutritional status and anxious and depressive symptoms in anorexia nervosa：A prospective study. Scientific Reports, 11（1）；771.

Rengasamy M, Mansoor BM & Hilton R et al.（2013）The bi-directional relationship between parent-child conflict and treatment outcome in treatment-resistant adolescent depression. Journal of the American Academy of Child and Adolescent Psychiatry, 52（4）；370-377.

Sharma T, Guski LS & Freund N et al.（2016）Suicidality and aggression during antidepressant treatment：Systematic review and meta-analyses based on clinical study reports. BMJ；352, i65.

Takagaki K, Okamoto Y & Jinnin R et al.（2016）Behavioral activation for late adolescents with subthreshold depression: a randomized controlled trial. European Child & Adolescent Psychiatry, 25（11）；1171-1182.

髙岸勝繁（2024）ホスピタリストのための内科診療フローチャート（第3版）―専門的対応が求められる疾患の診療の流れとエビデンス，シーニュ.

Todor TS & Fukudo S（2023）Systematic review and meta-analysis of calculating degree of comorbidity of irritable bowel syndrome with migraine. BioPsychoSocial Medicine, 17（1）；22.

Trainor C, Gorrell S & Hughes EK et al.（2020）Family-based treatment for adolescent anorexia nervosa：What happens to rates of comorbid diagnoses? European Eating Disorders Review. The Journal of the Eating Disorders Association, 28（3）；351-357.

Tseng W-C, Liang Y-C & Su M-H et al.（2019）Sleep apnea may be associated with suicidal ideation in adolescents. European Child & Adolescent Psychiatry, 28（5）；635-643.

Walter HJ, Abright AR & Bukstein OG et al.（2022）Clinical practice guideline for the assessment and treatment of children and adolescents with major and persistent depressive disorders. Journal of the American Academy of Child and Adolescent Psychiatry, 62（5）；479-502. https://doi.org/10.1016/j.jaac.2022.10.001

Weisz JR, Venturo-Conerly KE & Fitzpatrick OM et al.（2023）What four decades of meta-analysis have taught us about youth psychotherapy and the science of research synthesis. Annual Review of Clinical Psychology, 19；79-105.

Wu Z & Fang Y（2014）Comorbidity of depressive and anxiety disorders：Challenges in diagnosis and assessment. Shanghai Archives of Psychiatry, 26（4）；227-231.

吉原一文（2017）疲労・倦怠感および慢性疲労症候群の病態. 心身医学, 57（3）；282-289.

Young JF, Mufson L（2011）Interpersonal psychotherapy for depressed adolescents. In（Brown BB & Prinstein MJ ed.）Encyclopedia of Adolescence, Volume 3：psychopathology and non-normative processes, pp.171-179. Academic Press.（鈴木太訳（2014）抑うつ的な青年のための対人関係療法.（子安増生・二宮克美監訳）青年期発達百科事典, 第3巻：精神病理と非定型プロセス. pp.366-375. 丸善出版）

Zhou X, Hetrick SE & Cuijpers P et al.（2015）Comparative efficacy and acceptability of psychotherapies for depression in children and adolescents：A systematic review and network meta-analysis. World Psychiatry：Official Journal of the World Psychiatric Association, 14（2）；207-222.

精神療法 増刊第11号 2024

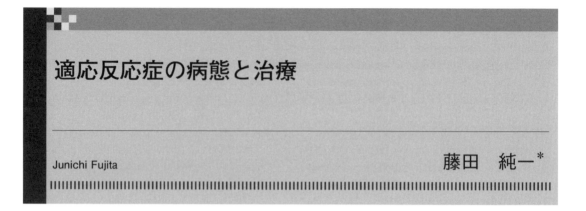

適応反応症の病態と治療

Junichi Fujita

藤田 純一*

I はじめに

精神障害の診断と統計マニュアル（以下，DSM）第5版（DSM-5）までは適応障害と邦訳されてきた Adjustment disorder は国際疾病分類（以下，ICD）第11版（ICD-11）以降，日本精神神経学会 ICD-11 委員会での検討を経て適応反応症とその訳語が変更された。

ICD-11 と同時期に公表された DSM-5-TR についても同じ訳語があてられている。後述するが，ストレスに対する適応の失敗と過剰なとらわれという適応反応の当事者自身の心的過程を反映した点で，当事者を取り巻く環境の問題と解釈されやすい旧来の訳語より病態に忠実であるように思われる。読者にはまだ馴染みが薄いかもしれないが，適応反応症という新たな訳語で本稿の記述を進める。WHO による44カ国，約5,000人の精神科医および心理学者を対象とした調査では，ICD-10 に収載される精神科診断分類の中で「適応障害（Adjustment Disorder）」は7番目に利用頻度の高い診断名であり，50%以上の臨床医が週に1回以上診断しているとされる（Reed et al., 2011）。本邦における平成30年度の全国児童青年精神科医療施設協議会からの報告によれば，ICD-10 による入院・外来統計で F43（ストレス関連性障害）が入院・外来とも約15%で用いられており，診断分類の中で一番頻用される F84（広汎性発達障害）に次ぐ頻度となっている（全国児童青年精神科医療施設協議会，2019）。この F43 に該当する患者のうち多数は「2」（適応障害に該当）に分類されると推定され，本邦の児童精神科臨床でも適応反応症は頻繁に用いられる診断である。

児童青年期の臨床像としては抑うつが主症状である成人期に比べて，不登校，停学，退学，学業成績低下，規範の逸脱などの行動上の問題を生じることが多いのが特徴である（Andreasen & Wasek, 1980）。また，夫婦不和や経済的問題が主な背景である成人期に比べて，児童青年期では友人関係や学業上の問題などの学校問題か家庭不和や離婚，家族の精神疾患といった家庭問題が主な背景にある。児童青年期は成人期のものよりも症状持続期間が長く，約半数の症例で一年以上症状が持続する。児童精神科を訪れる子どもに家庭不和や学校でのいじめ被害，受験勉強での失敗，施設入所，親の都合による不本意な転居といったさまざまなストレスを契機に一定の不安症状や抑うつ症状を呈する子どもがいて，家族支援や学校連携など子どものストレス因に着目した治療支援が優先される事例は多く，ストレス軽減や子どもの対処行動

＊横浜市立大学附属病院児童精神科
〒236-0004 神奈川県横浜市金沢区福浦3-9

への助言が治療の主軸に据えられるのが実際である。なお，適応反応症とうつ病は同等の自殺リスクがあることを示す先行研究があり（Casey et al., 2018），うつ病エピソードの基準を満たさない程度だからと軽んじてはならないことを示唆する。児童青年期の適応反応症に関する先行研究では同診断の約25％に自殺関連事象を認め，それらの一群は自殺関連事象を認めないものに比して，不快気分や焦燥感が強く，精神科治療経験や大切な人を自殺で亡くした経験を有することが多いと示されている（Pelkonen et al., 2005）。重篤な転帰を辿る可能性が高い事例には丁寧に関わりたい。

これまで適応反応症の診断妥当性をめぐる議論は長く続けられてきた（Bachem & Casey, 2018）。例えば，適応反応症と診断される状態は日常生活でストレスがかかった時に感じる悲しみや士気の低下とどう異なるのか，特定のストレス因に対してどのような反応を示すのが適切なのか，といった正常と異常の線引きを巡る議論があった。また，うつ病や不安症などの診断と本当に区別ができるのかという批判もあった。発症の背景となるストレス因がありふれた内容である場合やストレスがない時は元気に見える場合もあり，世間一般でもそれは本当に精神不調なのか，性格の問題ではないのかと診断書提出時に懐疑的に扱われる時もあると聞く。定義が曖昧なために，時に「ゴミ箱診断（Wastebasket Diagnosis）」と揶揄され，診断を生活上の問題を医療化した実利的な捏造であると非難したものさえ過去に存在した。定義の曖昧さや環境が変われば自然軽快しやすい特性から生物学的分野での学術的興味関心の対象とはならず，この領域に関する研究は十分ではなかった（Andreasen & Wasek, 1980；Bachem & Casey, 2018）。高い有病率の割に診断と治療，生物学的背景について不明な点が多い疾患であった。ICD-11が作成される過程で適応反応症の病態，評価基準，治療に関する報告が近年になって少しずつ蓄積されてきた。ICD-11が発効さ

れた今，曖昧なままに浸透している適応反応症を整理するのはよい機会である。本稿では総論として診断の歴史的変遷を整理し，評価および心理社会的治療の在り方について考察する。

II　適応反応症の歴史的変遷

歴史は1952年のDSM-Ⅰに遡る。この中に「一過性状況性性格障害（Transient Situational Personality Disturbance）」という診断があり，「圧倒されるような環境的ストレス因に対する急性の反応として一過性に発現する障害で，その重症度はさまざまであり，明らかな他の精神障害が認められないもので，ストレス因がなくなれば，症状は速やかに軽快する」と定義されている。一過性状況性性格障害の亜系分類に「適応反応（Adjustment Reaction）」という用語が使われたのが端緒のようである（平島，2018）。1968年のDSM-Ⅱおよび1978年のICD-9で「一過性状況性障害（Transient Situational Disturbance）」に変更された後，「適応障害（Adjustment Disorder）」という診断が1980年のDSM-Ⅲで初めて正式に登場した。そして「圧倒されるような質とは限らないさまざまな日常のストレス因（交際相手とのトラブルや離婚問題など）によって惹起される反応」と診断が定義された。

序論で述べたように診断の妥当性に関する批判を受けてきた「適応障害（Adjustment Disorder）」は曖昧さを残しつつも，臨床的な有用性と臨床像に関する一定の共通理解のもとで国際診断基準から削除されることなく生き残り，1992年のICD-10，1994年のDSM-Ⅳ，2000年のDSM-Ⅳ-TR，2013年のDSM-5へと踏襲されていった。そして，DSM-5以降は「心的外傷およびストレス因関連障害」の一つとして分類された。原則として病因を問わないとするDSM分類にあって，ストレス因との因果関係を明示した一群に分類されたことで，DSM-5以降でその立ち位置はより明確になった（平島，2018）。その後長い間，若干の差こそあれ

ICD-10 から DSM-5 に至るまでその診断基準に大きな変更はなかった。ストレス因に対する反応であること，そのストレス因が始まってから速やかに発症し（DSM-5 および TR では 1 カ月以内，ICD-10 では 3 カ月以内），ストレスがなくなれば速やかに軽快し（通常 6 カ月以内，ICD-10 による遷延性抑うつ反応であっても持続は 2 年以内），症状の程度や強度は通常考えられるものより著しい苦痛や機能障害を認めること，死別反応を除外すること，その他の精神疾患の診断基準を満たさない状態であることが診断の条件となっていた。しかしながら，従来のICD-10 や DSM 診断には複数の課題があった。

まず一つ目はストレス因に対する反応に関して正常反応を障害として扱ってしまう偽陽性の問題である（Bachem & Casey, 2018）。特定のストレス因に対する適切な反応は何なのか，何が正常な反応で何が過剰な反応なのかは臨床家の判断に任され，明確な指針は示されていないのである。

二つ目は鑑別診断の難しさである。発症の要因となったストレスが解消され，症状が軽快するまでの縦断的な経過を診断の要件とする従来の ICD-10 や DSM 診断と，特定の症状群が揃うことで横断的な状態像で診断するうつ病や不安症のような疾患群との鑑別には常に困難を伴う。また，従来の診断基準には不安を伴うもの，抑うつを伴うもの，行動障害を伴うもの，といった下位分類が存在することで周辺疾患群との境界を曖昧にして鑑別を難しくしている（Bachem & Casey, 2018）。

三つ目は「他の精神疾患の診断基準を満たさない状態であること」という要件が与える臨床上の影響である。従来の ICD-10 や DSM 診断の「他の精神疾患の診断基準を満たさない状態であること」という要件は，適応反応症がその他の疾患以外の軽症な病態であるという誤解を招きやすかった。

30 年ぶりの改訂を経て公表された ICD-11 では適応反応症が以下のように定義が公開された（WHO, 2021）。1-1）識別可能な心理社会的ストレス因子または複数のストレス因（例えば，離婚，病気または障害，社会経済的問題，家庭または職場での葛藤）に対する不適応反応であり，通常ストレス因が生じてから 1 カ月以内に症状が出現すること，2-1）過度の心配，2-2）ストレス因に関する反復する苦痛を伴う思考パターン，または 2-3）そのストレス因に関する意味合いについての絶え間ない反芻やとらわれ，および 3）個人的，家族的，社会的，教育的，職業的，またはその他の重要な機能領域に著しい障害をもたらすストレス因に対する再適応の失敗によって特徴づけられる。4）これらの症状は，他の精神・行動障害の診断を正当化するほどの特異性や重症度はなく，通常，ストレス因が生じてから 1 カ月以内に発症し，ストレス因がそれ以上の期間持続しない限り 6 カ月以内に消失すること，さらに小児期の分離不安症，単極性および反復性うつ病，遷延性悲嘆，燃え尽き，急性ストレス反応を除くことが定義されている。一方，ICD-11 と同時期に公表された DSM-5-TR では従来の DSM-5 からの大幅な変更はなかったため，ICD と DSM の立場の違いで診断に混乱が生じることが今後予想される。

従来の診断および DSM-5-TR 診断と ICD-11診断の相違点は，他の診断分類との境界が曖昧だった下位分類を撤廃したこと，除外基準から死別反応を除いたこと，反芻思考と過剰な不安がストレス因とそのストレス因が招く結果に関して更なる不安を招くことを定義した点である（O'Donnell et al., 2019）。ICD-11 の適応反応症は明確な枠組みを持っているため，診断や治療に関する研究が一層展開することが期待される（Bachem & Casey, 2018）。なお，その他の精神疾患の診断との鑑別が課題となっていた下位分類はストレス因へのとらわれ，再適応の失敗，回避，抑うつ，不安，衝動性の 6 つの因子が検討された後，細分化して分類することへの診断的意義が乏しいことを根拠に撤廃された（Glasmer et al., 2015）。

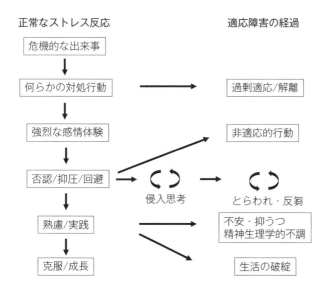

正常なストレス反応 / 適応障害の経過

図1　正常なストレス反応と適応反応症の病態（Bachem R & Casey P, 2018 を改変）

Ⅲ　適応反応症の病態

適応反応症の病態を整理すると，明確に認識できる心理社会的ストレスに対して，過度の心配が生じ，ストレスについて反復的で苦痛な考えが浮かび，ストレスの影響についての絶え間ない反芻が起こること（繰り返しくよくよと考えること）の3つである。その結果湧き上がる強い感情に影響され，ストレスに関する出来事を想起することを回避し否認することで，その出来事に関する苦痛な考えや感情が寄せては返す波のように交互にやってくる。本来であれば少しずつ現実に向き合って出来事の意味に適応していけるはずだが，適応反応症の場合は，その出来事に関する否定的な考え方と不安，悲しみ，怒りなどのさまざまな感情が持続して生活に支障をきたすような症状をきたす（Bachem & Casey, 2018）。その概要を図1に示す。

Ⅳ　適応反応症の評価

児童青年期の一般臨床では子どもや家族によって語られる苦難とストレスにまつわる文脈中心に病歴聴取がなされて適応反応症の診断が過大評価され，うつ病エピソードや不安症が過小評価される事例もある。例えば，自閉スペクトラム症の児がその発達特性上，通常級に馴染まずに登校渋りをきたしたなどの子どもの発達特性と環境のミスマッチを示唆する経過に付与される過剰診断である。逆に診断が過小評価され，背景となるストレス因が評価不十分のまま，子どもや家族の負担は一向に軽減されない事例もある。診療に訪れた目の前の子どもを気分障害と診断するのか，適応反応症と診断するのか，はたまた診断を下さず「正常」とみなすかは，治療や予後に影響を与える。逐次診断を見直す姿勢も必要である。後述する ICD-11 に準拠した評価尺度を活用するなどして評価するのもよい。

適応反応症の評価尺度には Adjustment Disorder-New Module（以下，ADNM）の 20 項目版とその短縮版がある（Ben-Etzula et al., 2018）。特に超短縮版である ADNM-4 は適応反応症の簡易スクリーニングに有用である可能性がある（Lavenda et al., 2019）。より正確な評価の際に ADNM は ICD-11 の適応反応症の構成要素を十分網羅できていないという欠点があり，International Adjustment Disorder Questionnaire

（以下，IADQ）が開発された（Shevlin et al., 2020）。IADQ はウェブサイトで公開されており，英語版，ドイツ語版，スペイン語版など 6 カ国語に翻訳されている。令和 3 年 1 月に筆者は開発者らの許可を得た上で逆翻訳の手続きを経て IADQ 日本語版を作成した（The International Trauma Consortium, 2021）。今後はこの信頼性・妥当性の検証が望まれる。IADQ は心理社会的ストレッサーに関する質問が 9 項目，反芻やとらわれの症状についての質問が 3 項目，再適応の失敗に関する質問が 3 項目，症状開始時期に関する質問が 1 項目，機能障害の証拠に関する質問が 1 項目からなる。その概要を表 1 に紹介する。

V　適応反応症の治療

　適応反応症を治療する意義には併存する不眠や不安などの苦痛な症状を除くこと，ストレス対処能力を向上させること，自殺行動などの非適応的行動を減らすこと，その後のうつ病エピソードへの進展を予防することなどがある。治療に関する研究は限定的であり，ハーブや抗うつ薬などの薬物療法，認知行動療法，力動的精神療法などについて小規模なランダム化比較試験が散見される（Bachem & Casey, 2018）。その根拠が十分でない理由は従来診断が抱えてきた定義の曖昧さと不均一な臨床像が一因になっている。ストレスが解消されれば数か月で軽快する経過に治療介入が必要なのかという疑問も一因であろう。

　ストレスの原因もしくはその帰結が解消されてから 6 カ月以内に症状が消失するという適応反応症の特性上，最初の方針は「経過観察」である。しかしながら，適応反応症と診断される若年者に自殺リスクを伴う精神不調を呈する一群が存在することを踏まえれば，治療方針は決して治療的関与のない「経過観察」としてはならず，注意深く積極的な「経過観察」でありたい。治療介入の主軸は心理社会的支援もしくは心理治療である（Domhardt & Baumeister,

2018）。適応障害の症状の程度に応じた治療・支援の四段階を図 2 に示す。

　子どもは成長過程にあり可塑性に富む一方で，経験に乏しく，対処スキルは未熟である。適応反応症に特有な過度な不安やとらわれ，反芻といったストレス対処をする子どもも稀ならず存在するだろう。さらには安定したストレス対処スキルが育つには養育環境が重要だが，適応反応症と診断される子どもは逆境的養育環境のもと，養育者との不安定な関係性に晒されて健全なアタッチメントや健康なストレス対処行動が育っていないことが往々にしてある（牛島他，2022）。

　このような場合，治療者は動揺しやすい子どもと家族を安定させることに力点を置き，診断根拠となる中核症状に焦点化するのではなく，なんとか困難を生き延びてきた子どもと家族を労う。ここまでは図 2 の Step1 の手前の段階になろうか。その上で，孤立しがちであった子どもと家族と援助資源との橋渡しをする。いじめ問題に対する安全対策，学業負担の軽減などについては教育機関との相談が必要であろうし，虐待や貧困，家族の精神疾患といった家庭問題は児童相談所などの福祉機関との連携が必須である。過剰適応に振る舞う子どもや地域から孤立し閉塞感のある家庭など，事例によっては関係機関が子どもと家族の苦境を把握していないことも少なからずある。丁寧に評価を行った上でみたてと方針を子ども，家族および周囲の支援者と共有したい。

　以上のような準備を経て未熟なストレスへの対処方略に焦点化して子どもの適応スキルを最大限に引き出す。ICD-11 の観点からは非機能的な思考の同定と修正や行動活性化によって自尊感情の回復を支援する認知行動療法は有効であろう。例えば，マインドフルネススキルの提供，一日の時間管理と行動活性化，円滑な対人関係に着目した共感や自己主張のスキルを強化など複数のアプローチを組み合わせた遠隔セルフヘルププログラムが作成されるなどしている

表 1　THE INTERNATIONAL ADJUSTMENT DISORDER QUESTIONNAIRE（IADQ）

以下は，あなたが経験しているかもしれないストレスのかかる人生の出来事のリストです。以下の出来事のうち，現在あなたに当てはまるものにご記入ください。 **私は現在…**	はい
1．金銭的な問題（例：請求書の支払いができない，借金をしている）を経験している。	
2．仕事上の問題（例：失職，解雇，退職，同僚との問題・衝突，担当業務の変更など）を経験している。	
3．学業上の問題（例：カリキュラムに沿った学習が苦手，課題の締め切りに追われているなど）を経験している。	
4．住居の問題（例：ストレスのある引っ越し，安全な住居を見つけるのが難しい，安全な住居がないなど）を経験している。	
5．人間関係の問題（例；離別，別居や離婚，家族や友人との確執，親密さの問題など）を経験している。	
6．自分自身の健康問題（例：病気の発症や悪化，医学的問題，ケガや障害など）を経験している。	
7．愛する人の健康問題（例：病気の発症や悪化，医学的問題，ケガや障害など）を経験している。	
8．介護に関する問題（例：心理的ストレス，時間の負担など）を経験している。	
9．上記以外の問題を経験している。	

このセクションでは，上記のストレスのかかる出来事のうち少なくとも1つに「はい」と答えた場合のみ記入してください。以下の記述は，ストレスのかかる人生の出来事に関連して人々が時々経験する問題を反映しています。上記の質問で挙げたストレスのかかる人生の出来事について考え，**この1カ月間に，以下の各項目でどの程度悩んでいたかをお書きください。**

	全くない	ほとんどない	どちらでもない	少しある	かなりある
10．ストレスのかかる出来事があってから，心配事が増えた。	0	1	2	3	4
11．ストレスのかかる出来事が頭から離れない。	0	1	2	3	4
12．ストレスのかかる出来事があったせいで，将来何が起こるのか不安になることが多い。	0	1	2	3	4
13．ストレスのかかる出来事があってから，生活に適応するのが難しいと感じている	0	1	2	3	4
14．ストレスのかかる出来事があったせいで，気分を落ち着かせ，リラックスすることが難しい。	0	1	2	3	4
15．ストレスのかかる出来事があったせいで，心のやすらぎを得るのは難しいと感じている。	0	1	2	3	4
16．これらの問題は，ストレスのかかる出来事が起こってから1カ月以内に始まりましたか？	はい			いいえ	
	全くない	ほとんどない	どちらでもない	少しある	かなりある
この1カ月で上記のような問題によって，					
17．人間関係や社会生活に影響をきたしていますか？	0	1	2	3	4
18．仕事を遂行する能力や学業生活に影響をきたしていますか？	0	1	2	3	4
19．あなたの人生の他の重要な部分に影響がありましたか？	0	1	2	3	4

適応障害の推定診断には，（1）心理社会的ストレッサー（IADQ ストレッサーリストのスコアが1以上，項目1〜9），（2）少なくとも1つの「とらわれ」症状（項目10〜12）の評価が2項目以上，が存在している必要がある。また，（3）少なくとも1つの「適応障害」症状（項目13〜15）が2項目以上，（4）症状がストレッサーから1カ月以内に始まり（項目16で「はい」と回答），（5）項目17〜19のいずれかによって機能障害の証拠が2項目以上存在している必要がある。

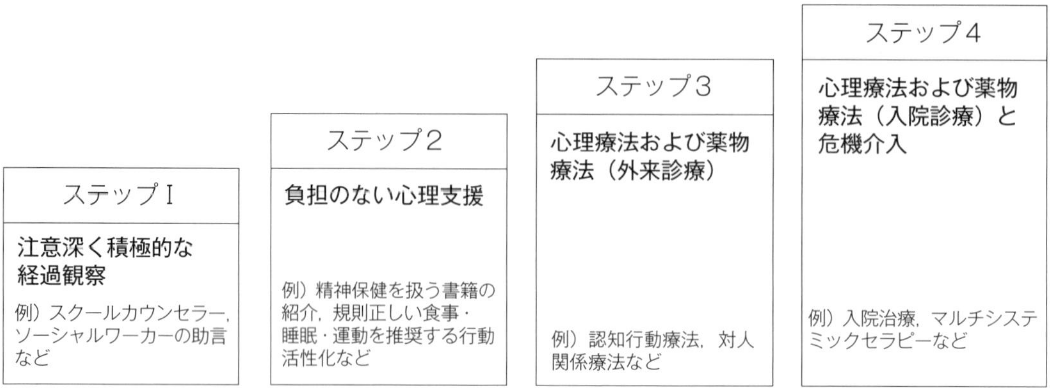

ステップ1	ステップ2	ステップ3	ステップ4
注意深く積極的な経過観察	負担のない心理支援	心理療法および薬物療法（外来診療）	心理療法および薬物療法（入院診療）と危機介入
例）スクールカウンセラー，ソーシャルワーカーの助言など	例）精神保健を扱う書籍の紹介，規則正しい食事・睡眠・運動を推奨する行動活性化など	例）認知行動療法，対人関係療法など	例）入院治療，マルチシステミックセラピーなど

図2　適応反応症に対する支援・治療の4つのステップ（Domhardt M & H Baumeister, 2018 を改変）

（Skuruibis, 2016）。回避行動は不安や反芻思考を持続させて抑うつ症状を遷延させやすい（Eisma et al., 2020）。回避行動に着目し心理教育を行い，ストレス対処行動を向上させることも時に必要である。その他，中核症状を鑑みれば不安やとらわれを対象とする森田療法の応用や（勝，2021），うつ病に関連する反芻思考を対象とする反芻焦点化認知行動療法の応用（ワトキンス，2023）も検討の余地があるかもしれない。複数の治療的要素を組み合わせて心理的苦痛や機能障害を回復するための症状緩和や行動変容を長期的に展開させるのが実際である。なお，自殺行動など危機的状況を伴う場合は入院治療も考慮したい（Domhardt & Baumeister, 2018）。

　心理治療を考える際に重要な点は縦断的経過に着目した面接過程にある（平島，2018）。面接の中で子どもや家族のストレスへの脆弱性を評価し，本来のストレス対処能力を再発見する過程は治療的に重要である。ストレスの原因となった出来事に対する主観的な体験，過去の同様の出来事に遭遇した際の子どもや家族の対処行動について尋ね，これまでの対処行動で功を奏したものはあるか，過去と現在は何が異なっているか，丁寧に聴取する。生育歴，発達歴，家族歴，現病歴までをつぶさに聴取し一筆書きで経過を辿る精神科面接の基本的作業は子どもや家族はこれまで見逃してきた回復へのヒントを見出せる。過剰な不安や非機能的な思考パターンが生じた経過だけでなく，ストレスに対して上手に対処した過去の経験やそれを支えた家族や仲間の存在を子どもや家族とともに確認するとよい。初診時に出会う子どもや家族は自らの症状とストレス，そのストレスへの特異な対処行動の在り方と悪循環にしばしば気づいていないため，自らの感情や行動とストレスとの関係を正確に伝えられない。周囲の大人が子どもの症状や行動に批判的な態度をとる場合はなおさらである。また，このような子どもは自責感から自らの困難を開示できないこともある。こういった背景を念頭に置きつつ子どもの苦痛を共感的に受け止め，本人は決して悪くなく，強いストレスがかかれば，今目の前の医師に訴えている不安や反芻などの症状やそれにまつわる問題は誰にも起こりうること，よりよい対処方法を共に考えることで回復に向かえることを励ましたい。

VI　おわりに

　適応反応症は広く使用される診断名である一方でその基準は曖昧であった。診断概念の整理に伴って児童青年精神科領域においても関連する研究は進むだろう。逆境下にある子どもと家族の支援という基本的な子どもの心の診療姿勢を持ちながら，適応反応症を「ゴミ箱診断」と

軽視せず，ICD-11 以降の動向を注視して情報を適宜更新していく必要があろう。

※利益相反開示
本稿執筆にあたり開示すべき利益相反はない。

文　献

Andreasen NC & Wasek P（1980）Adjustment disorders in adolescents and adults. Archives Of General Psychiatry, 37（10）；1166-1170.

Bachem R & Casey P（2018）Adjustment disorder：A diagnosis whose time has come. Journal of Affective Disorders, 227；243-253.

Casey P, Jabber F & O'Learly M et al.（2015）Suicidal behaviors in adjustment disorder and depressive episode. Journal of Affective Disorders, 174；441-446.

Domhardt M & Baumeister H（2018）Psychotherapy of adjustment disorders：Current state and future directions. The World Journal of Biological Psychiatry, 19（sup1）；S21-S35.

Eisma MC, de Lang TA & Boelen PA（2020）How thinking hurts：Rumination, worry, and avoidance processes in adjustment to bereavement. Clinical Psychology & Psychotherapy, 27（4）；548-558.

エドワード・R・ワトキンス著，大野裕・梅垣佑介・中川敦夫訳（2023）うつ病の反すう焦点化認知行動療法. 岩崎学術出版社.

Geoffrey MR, João MC & Patricia E et al.（2011）The WPA-WHO global survey of psychiatrists' attitudes towards mental disorders classification. World Psychiatry, 10（2）；118-131.

Glasmer H, Romppel M & Brähler E et al.（2015）Adjustment disorder as proposed for ICD-11：Dimensionality and symptom differentiation. Psychiatry Research, 229；940-948.

平島奈津子（2018）適応障害の診断と治療. 精神神経学雑誌, 120（6）；514-520.

勝久寿著（2021）「とらわれ」「適応障害」から自由になる本―不透明な時代の心の守り方. さくら舎.

O'Donnell ML, Agathos JA & Metcalf O et al.（2019）Adjustment disorder：Current developments and future directions. International Journal of Environmental Research and Public Health, 16；2537.

Mirjami P, Mauri M & Markus H et al.（2005）Suicidality in adjustment disorder―Clinical characteristics of adolescent outpatients. European Child & Adolescent Psychiatry, 14（3）；174-180.

Shevlin M, Hyland P & Ben-Ezra M et al.（2020）Measuring ICD-11 adjustment disorder：The development and initial validation of the International Adjustment Disorder Questionnaire. Acta Psychiatrica Scandinavica, 141；265-274.

Skruibis P, Eimontas J & Dovydaitiene M et al.（2016）Internet-based modular program BADI for adjustment disorder：Protocol of a randomized controlled trial. BMC Psychiatry, 16；264.

The international trauma consortium（2021）International adjustment disorder questionnaire_Japanese version. https://www。traumameasuresglobal。com/iadq

牛島洋景（2022）家庭環境／養育環境と適応障害. 児童青年精神医学とその近接領域, 63（2）；100-107.

World Health Organaization（2021）6B43 Adjustment disorder. ICD-11 for Mortality and Morbidity Statistics, Ver. 2021/05. https://icd.who.int/browse11/l-m/en#/http %3a %2f %2fid.who.int%2ficd%2fentity%2f264310751

全国児童青年精神科医療施設協議会（2019）新規入院および新規外来患者診断カテゴリー別統計. 全国児童青年精神科医療施設協議会報告集, 39；132-231.

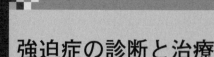

強迫症の診断と治療

Masahide Usami

宇佐美　政英*

I　強迫症（OCD）とは

　強迫症（Obsessive Compulsive disorder：以下，OCD）は元々典型的な神経症の一種と考えられ，ジグムント・フロイトが強迫神経症として概念化して以来，多くの精神分析的研究や生物学的研究がなされてきたことは広く知られているだろう。

　強迫性障害を理解するには，「強迫観念」と「強迫行為」を理解する必要がある。「強迫観念」は，反復し継続する思考，衝動，イメージのいずれかで，邪魔で不適切なものとして体験され，著しい不安や苦痛の原因となる。「強迫行為」は，強迫観念による苦痛を防ぐ，もしくは減らす，または何か恐ろしい出来事や状況を避けることを目的とした行為である。「強迫観念」と「強迫行為」は，一般的には，無意味，過剰，あるいは不当であると認識されている。それらの思考や行動は，著しい苦痛を引き起こすとされている。先に述べたように強迫症状概念論はあり，古くから精神医学の対象となってきた。

　OCD にはさまざまな研究がなされており，この強迫観念と強迫行為についても前頭葉を中心に神経心理学的モデルがあります。前頭葉皮質の過活動は，脅威や害に関する持続的な思考（強迫観念）を引き起こし，その結果，頭の中で浮かび上がってきた脅威を中和しようとする（強迫観念）モデルである。特に OCD との関与が指摘されている前頭葉眼窩の機能障害は，遺伝的なリスクを持つ OCD の子どもにも大人にも認められている（Pauls et al., 2014）。OCD は未治療のまま放置すると，OCD 症状は悪化し，一般的には慢性的に経過し，家庭，学校，社会などさまざまな領域で顕著な機能障害を引き起こすことが指摘されている。OCD を持った子どもが大人になって時に，多様な精神疾患に罹患しているリスクとなる（Skoog & Skoog, 1999；Stewart et al., 2004；Wewetzer et al., 2001；Micali et al., 2010）。子どもの OCD の病因は，双生児研究などを通じて遺伝的要素が指摘されているが，その遺伝的影響は多因子性であり，その原因を一つの遺伝子に求めることはできない。

II　子どもの OCD

　通常の精神発達の過程でも，健全なルーチン行為を行うことがある。例えば，多くの子どもは就寝時のトイレや「おやすみなさい」の挨拶などがそれに含まれるかもしれない。トイレに行かないと不安になってしまうことがある。

＊国立国際医療研究センター国府台病院
　子どものこころ総合診療センター・児童精神科
　〒 272-8516　千葉県市川市国府台 1-7-1

OCDはDSM-5においては「強迫症および関連症」として，不安障害群とは別にカテゴリー化されており，その診断基準の記載の中で“望んでいない”から“不適当な”と文言が変わり，強迫観念または強迫行為への不合理性を問わなくなった特徴がある。患者の病識が十分なのか，不十分なのか，欠如しているのかについても明確にしなくてはならないが，子どもはその言語能力を含む精神発達の水準にもよるが，強迫観念や強迫行為の不合理性を理解することが難しいことがある（Stein et al., 2010）。成人であってもOCDは正確な診断が下されるまでに何年もかかることがある（Stengler et al., 2013）。子どものOCDの早期発見の難しさは，スティグマの問題，恥ずかしさゆえに症状を隠そうとすること，自己洞察力の低さ，健康的な儀式との区別の難しさもある。

通常の診察で強迫症状の違和感について子どもに問うても，「わかんない」，「は？ そうなんだからしょーがないじゃん」などと訴えられ，内的な苦しさがよくわからないことがある。特にOCDの子どもが不安を感じた時，親にその助けを求めるように自然となる。これを「巻き込み」と呼ぶことが多く，子も親も気が付かないうちのその状態を呈していることも知っておきたい。

このような自我違和感を持たないことが多いOCDの子どもたちと，それを支援するかごとく「巻き込み」を実施している親を含めて，臨床医はその状態像を適格に判断する臨床力が求められる。

OCDに関する疫学調査では，OCDの生涯有病率は1%から3%であり，最も一般的な神経精神疾患の一つとされる。OCD症状は，患者のおよそ3分の1から2分の1が思春期前に発症しているとされている（Kessler et al., 2005）。330人の成人OCD患者からなる研究では，49%が11歳以前に，23%が11歳から18歳の間に最初の症状を呈したことがわかっている（de Mathis et al., 2009）。アメリカにおける1

年間の有病率は0.7%と推定されており，英国の児童精神保健調査では，5歳から15歳の子どもたちの有病率は0.25%と報告されている（FLAMENT et al., 1988；Heyman et al., 2003）。ほとんどの症例は治療を受けたことがない。

成人のOCD患者と同様に，60%から80%の子どもが1つ以上の精神疾患を併発し，代表的な併存障害は，チック障害，ADHD，ASD，その他の不安障害，気分障害，摂食障害などである（Geller, 2006）。OCDとチック障害の関連性は最も顕著であり，OCDの子どもはチックの割合が20%から59%であるのに対し，青年や成人ではそれぞれ9%と6%であり，早期発症の成人OCD患者の48%がチックやトゥレット症候群を持つのに対し，後期発症の患者は10%であると報告されている（do Rosario-Campos et al., 2001）。

この関連性から，OCD患者の第一度近親者において潜在性OCDとチックの両方の併存するリスクが高い。男性が多く，発症年齢が早く，治療反応に差があるという特徴を持つ「チック関連OCD」サブグループもある（Prado et al., 2008）。臨床的な連続性（侵入的思考，不安，反復的行動など）を示し，OCDと遺伝的，生理的なメカニズムを共有すると思われる疾患群と考えられている。これらの障害は強迫スペクトラム障害と名付けられ，OCD，身体醜形障害，チック障害，抜毛症，衝動制御障害などが含まれる（Bienvenu et al., 2012）。

Ⅲ　鑑別診断としてのASD

子どものOCDを考える時に，自閉症スペクトラム障害（ASD）に触れないわけにはいかない。現在は自閉症概念の広がりとともに，発達障害への社会的関心が急激に高まり，「こだわり」と呼ばれる症状が広く社会的にも使われるようになってきた。子どものOCDとASDを含む他の精神疾患との併存や鑑別が，困難な場合がある。ASDは限局した興味と固定化さ

れた行動を持つ。これらは，いわゆる「こだわり」と呼ばれ，強迫行為と区別がつきにくいことがある。自閉症に関連した定型行動とは対照的に，強迫行為は通常，(a) 強迫観念が先行し，(b) 不安の解消に関連し，(c) 自我異和的であり，その行動自体が本質的に楽しいとは感じない。もちろん，ASD と OCD の両方を持つ子どももおり，実際に ASD 患者の間では OCD の有病率が高い（Simonoff et al., 2008a）。子どもの強迫性障害の有病率は 1 ～ 2 ％だが，ASD の子どもに限れば 1.47 ～ 37.2 ％に強迫性障害を併存する（de Bruin et al., 2007；Ghaziuddin et al., 1992；Gjevik et al., 2011；Leyfer et al., 2006；Muris et al., 1998；Russell et al., 2005；Simonoff et al., 2008b, 2008c）。実際に強迫症状に対する苦しさを訴えて治療を求めてくる ASD の患者もいる。ASD の強迫は，症状への自我違和感，不合理感の有無では強迫性障害との違いはないものの，強迫観念の重症度が異なるといわれている（Cath et al., 2007）。ただし，ASD の子どもたちは言葉で強迫観念を表現することが難しく，明確な強迫観念を認めないことには注意が必要である（Gillott et al., 2001；Zandt et al., 2007；McDougle et al., 1995）。

次に強迫症状の質に注目すると，高機能の ASD では完璧主義と関係していることや，大人の ASD に強迫性障害が併存した場合には，溜めこみや順序付け強迫がより多く見られると報告がある（McDougle et al., 1995；Greenaway & Howlin, 2010；Nauta et al., 2004）。ASD の臨床症状として認める固執性，同一性の保持，強迫的な儀式，ステレオタイプで常同な癖を検討し，反復性や順番があること，完璧性を追求することなどに類似性がある（Fischer-Terworth & Probst, 2009）。また，ASD の人は強迫症状に関連した苦痛を経験しないことがあり，不安を軽減するために，それらの儀式を行わない場合もある（Ruta et al., 2010）。強迫性障害の人たちには，強迫観念とともに強迫

行為を行えないことへの不全感や苦しさが，かならずといっていいほどある。ASD の人たちの強迫症状には，不安や罪悪感に関連付けられないことがあり，彼らはむしろ陶酔感を伴うと指摘されている。ただし，ASD に認める儀式は強迫に似ており，儀式の中断は ASD であろうと強迫性障害であろうと重大な苦痛を引き起こすとされている。

ここまでをまとめてみると，自閉傾向と強迫症状を鑑別していくことは，その密接な関係からきわめて困難である。ただし，その中でも言語的に表出することが可能かも含めた強迫観念の有無を丹念に聴取することや，強迫行為が不安の軽減を目的としていることに注目することで，いくらかの見極めが可能かもしれない。いずれにしても，自閉傾向の有無を評価していくには，その発達歴の聴取，特に言語発達や固執傾向の有無の確認は必要不可欠であろう。

Ⅳ　「巻き込み」を含めた心理教育

まずは OCD としての病態をしっかりと説明することから始めるべきである。子どもたちにわかりやすいような絵を書くことや，たとえ話を入れながら強迫観念と強迫行為といった頭の中での一連の流れを説明しなくてはならない。

そして子どもの OCD の治療において，「巻き込み」の心理教育は欠かすことができない。子どもが不安を感じた時，親に助けを求めることは自然なことである。親心として子どもを助けたいと強く思っている結果として，不安の問題を抱えた子どもの強迫行為を無意識に手伝っていることがある。多くの「巻き込み」は親が感じている不安から生じている行動であり，不安のある子どもを持つ親に，子どもの不安から自分の行動に変化があったかを尋ねると，「繰り返し安心させなければならない」ことと考えていることがわかる。

このような「巻き込み」の心理教育は極めて重要である。なぜなら，巻き込まれによる日常生活への影響は，両親だけでなく，家族全体に

影響を及ぼすからである。同胞の不安に巻き込まれ，自分の希望や計画が変化するため，同胞も影響を受ける可能性もある。「巻き込み」の心理教育によって，巻き込まれが子どもの不安を軽減するどころか，むしろ維持し，時間が経つにつれて役に立たなくなることを理解することが最初の一歩である。

そして，心理教育を行う際に，「巻き込み」に立ち向かうことも同時に説明するべきである。OCD に限らず，子どもが困難に立ち向かうのを助けることは，親の最も重要な仕事の一つである。子どもの不安のために「巻き込まれ」すぎることは，子どもに頑張る必要がないと伝えていることに繋がり，その場では気分が楽になるが，長期的には子どもの成長を先送りすることになる。

Ⅴ　OCD への治療戦略と薬物療法

OCD の治療の王道は，心理教育を充分に行った上での反応妨害法を取り入れた認知行動療法（CBT）と選択的セロトニン再取り込み阻害剤（SSRI）を中心とした薬物療法である（Freeston & Kendall, 2006）。主な治療法は，子どもが恐怖を感じる状況（例：汚れたドアの取っ手を触る）に直面し，不安や恐怖の結果を中和するために強迫行為（例：手洗い）を行わないようにする。その代わりに，子どもは不安が自然になくなるまで待ち，不安が完全に消えるまで同じ暴露課題を繰り返し練習するように促され，慣れを誘発することになる。暴露反応妨害法の課題は段階的に設定される。CBT は小児の OCD に対して効果的な治療法であり，この治療法は 40%から 65%の症状の軽減となっており，子どもにも有効である（Farrell et al., 2010；Lewin et al., 2014；Valderhaug et al., 2007；Watson & Rees, 2008）。

重篤な OCD または，CBT の有効性が認められない場合には，CBT に加え薬物療法も検討するべきである。さまざまな SSRI（fluox-etine, sertraline, paroxetine, fluvoxamine, cit-alopram）が小児の OCD 治療に有効である。ただし，日本では fluvoxamine のみが子どもの OCD に対して臨床治験を通じて有効性と安全性が確認され，保険適応となっている。SSRI の治療は 29 ～ 44%症状を軽減し，忍容性と安全性が高い（Watson & Rees, 2008）。小児の強迫性障害において，CBT とセルトラリンはそれぞれ同程度の症状軽減するが，CBT と SSRI の併用療法はより優れた結果をもたらす（Locher et al., 2017；March, 2004）。

いずれにしても，新規抗うつ薬を児童思春期に投与することは賦活症候群も含めて慎重に考えるべきである。24 歳未満のうつ病に関しては多くの抗うつ薬で慎重投与と添付文書上でも記載されている。システマティックレビューを見ても，プラセボに比べて薬物療法の効果は限定的であり，副作用はうつ病に限ったことではなく，他の不安障害や強迫性障害，心的外傷後ストレス障害においても十分に注意すべきであろう。

Ⅵ　OCD を抱えた子どもとその親への心理社会的支援

不安に弱い子どもが学ぶべき最も重要なことは，「不安に対処できること」と「時には不安になることがあってもいいんだ」と知ることである。不安に耐える力こそ身につけていくべきことであり，子どもはその人生で多くの不安を経験することで，子どもが，「自分は不安に対処できない」という考えに陥らないように変化していく。子どもたちが，不安に自分は対処できると信じ，最も効果的に対処するためのスキルを身につけていくことを目的とする。

不安を持つ子どもの親の重要な仕事は，子どもたちと一緒に，不安に対処する知識やスキルを考えることである。外来において，強迫症の子どもを持つ親に，家で実際に行われている「巻き込まれ」は，子どもの不安の解決に役立っているのかを問うことが良い。最も大事なことは巻き込まれた親を決して避難してはならな

い。親は，不安に押しつぶされそうな子どもが苦悩する姿に，心を動かされるのが自然な心の動きである。泣いたり，過呼吸になったり，助けを求めたりする子どもの姿を見ると，親として大きな心の負担になり，「巻き込まれ」ないことが残酷で非情に感じられることもある。しかしながら，強迫症の子どもは，親に「巻き込まれ」てもらう必要があると強く感じており，その「巻き込まれ」が自然に強化される仕組みとなる。もし過去に「巻き込まれ」を起こさないようにしていたとしても，子どもが非常に怒った後に「巻き込まれ」を起こしたとしたら，怒ってでも「巻き込まれ」を実現しようとする行動が強化され，さらに事態は悪化していく。

臨床現場では，子どもの苦悩に「巻き込まれ」ないことを，子どもと一緒に練習していると考えるのが良い。OCD の子どもは時折攻撃的になり，自分の望むことを達成するためにとことんまで頑張ることがある。例えば，OCD の子どもが「巻き込まれ」の場面で身体的暴力，暴言，物を壊すなどの破壊的行為が報告されたこともある。OCD の子どもにとって，親の「巻き込まれ」がなければ，不安への対処ができないと考えており，過去に「巻き込み」がうまく機能したことの経験則かもしれない。

Ⅶ　OCD への CBT

CBT は，認知（ものの受け取り方や考え方）に働きかけて気持ちを楽にする精神療法の一種であり，欧米ではうつ病や不安障害，不眠症，摂食障害，統合失調症などの多くの精神疾患に効果があることが実証され広く使われている。わが国でもさまざまな CBT が注目されているが，その治療技法がどのように生まれてきたのかを知ることがとても重要である。CBT とは，人間の気分や行動が認知のあり方の影響を受けることから認知の偏りを修正し，問題解決を手助けすることによって精神疾患を治療することを目的とした構造化された精神療法である。CBT の治療の流れは，①患者を一人の人間として理解し，患者が直面している問題点を洗い出して治療方針を立てる，②自動思考に焦点をあて認知の歪みを修正する，③よりこころの奥底にあるスキーマに焦点を当てる，④治療終結となっている。特に OCD のこころの仕組みを理解・説明すること，どうして OCD の治療が必要なのか，CBT がどのような戦略の精神療法で，これから何をしていくのか，を話し合うことが必要であり，Rationale と呼ばれる理論的根拠が治療に欠かすことができない。

1．巻き込みへの支援

「巻き込み」に対する支援を考えた時に，まずは親の「巻き込まれ」を定期的にチェックすることから開始する。ただし，一度にすべての「巻き込まれ」をやめるのは不可能であり，「巻き込まれ」の数が多すぎて，仮にそのすべてをやめることができたとしても，そうすると子どもにとってプロセスが不必要に難しいものになってしまう可能性がある。まずは，親と子どもと一緒にまれにしか起こらないものではなく，定期的に起こる「巻き込まれ」を選ぶことから始める。

頻繁に起こる「巻き込まれ」を選ぶことで，親は「"巻き込まれ" ない」練習をする機会が多くなり，子どもは自分で「不安な気持ちを克服する」経験をする機会も多くなる。この「巻き込まれ」に対する支援として，良いターゲットは，週に何度も，あるいは 1 日に何度も起こるようなものである。特に親が親自身の行動変化を宣言しておくべきである。これらの宣言はどれも，子どもの行動の変化については言及していない特徴がある。「巻き込まれ」を減らすための親の計画の「何を」，「いつ」，「誰が」，「どのように」，「どれだけ」についてのできる限りの詳細と，代わりに何をするかを決める。そして，子どもに計画をきちんと知らせるべきである。事前に子どもに伝えておかないと，子どもは親の行動の変化に驚き，混乱することがある。

親はできるだけ頻繁にポジティブな言葉をかけ，子どもは親が子どもの不安を受け入れ，それを批判せず，子どもが不安に対処できると信じていることを必ず伝える。親と子どもの両方が比較的落ち着いている時間に計画について話し合うことは，親が子どもの変化を信じていることにつながる。親は子どもに前もって計画について説明し，なぜ親がそれをするのかを理解していけるように話し合うことがよいだろう。親は子どもが不安，心配，ストレス，恐怖を感じていることを知っていること，それがつらいことだと理解していること，子どもがそのような気持ちになることがあっても対処できると知っていることを穏やかに伝えることが重要である。

親が「巻き込まれ」を受け入れないと，子どもは不穏になるかもしれない。子どもが不安になったり，動揺したり，怒ったりする可能性がある。子どもにとって良いことだが，同時にそれは子どもにとって大変なことであるため，親・支援者が冷静であれば，子どもも落ち着きを取り戻しやすい。親が「巻き込まれ」なくなったことを少しでも受け入れている子どもをたくさん「ほめる」べきである。子どもにたくさん「ほめる」ことで，親が子どもの味方であり，不安が減るよう子どものために戦っていることを，はっきりさせる。これらの一連の行動が結果的にOCDに立ち向かっていく心を育てていくことになる。

Ⅷ　まとめ

OCDは子どもでも発病する精神疾患の一つである。子どもの場合にはASDとの鑑別が困難な場合があるが，いずれの疾患であっても子どもたちの生きにくさ，暮らしにくさに理解して支援していくことが求められる。特にOCDの子を持つ親は「巻き込まれる」ことが多く，家族を含めたOCDの病理性を理解していくべきである。

その治療はCBTが中心となり，SSRIを中心とした薬物療法も選択肢となるが，そのリスクとベネフィットを勘案して慎重に使用するべきである。私たち臨床医たちは，子どもとOCDの仕組みを共に理解し，その問題に対してCBTを通じて共同で乗り越えていくことが求められる。しかしながら，通常の構造化されたCBTを通常の外来の中で実践することは難しく，CBTのエッセンスを理解した上での精神療法的なアプローチが現実的かもしれない。

文　献

Bienvenu OJ, Samuels JF & Wuyek LA et al. (2012) Is obsessive-compulsive disorder an anxiety disorder, and what, if any, are spectrum conditions? A family study perspective. Psychological Medicine, 42 (1); 1-13. https://doi.org/10.1017/S0033291711000742

Cath DC, Ran N & Smit JH et al. (2007) Symptom overlap between autism spectrum disorder, generalized social anxiety disorder and obsessive-compulsive disorder in adults: A preliminary case-controlled study. Psychopathology, 41 (2); 101-110. https://doi.org/10.1159/000111555

de Bruin EI, Ferdinand RF, Meester S et al. (2007) High rates of psychiatric co-morbidity in PDD-NOS. Journal of Autism and Developmental Disorders, 37 (5); 877-886. https://doi.org/10.1007/s10803-006-0215-x

de Mathis MA, Diniz JB & Shavitt RG et al. (2009) Early onset obsessive-compulsive disorder with and without tics. CNS Spectrums, 14 (7); 362-370. https://doi.org/10.1017/S1092852900023014

do Rosario-Campos MC, Leckman JF & Mercadante MT et al. (2001) Adults with early-onset obsessive-compulsive disorder. The American Journal of Psychiatry, 158 (11); 1899-1903. https://doi.org/10.1176/APPI.AJP.158.11.1899

Farrell LJ, Schlup B & Boschen MJ (2010) Cognitive-behavioral treatment of childhood obsessive-compulsive disorder in community-based clinical practice: Clinical significance and benchmarking against efficacy. Behaviour Research and Therapy, 48 (5); 409-417. https://doi.org/10.1016/J.BRAT.2010.01.004

Fischer-Terworth C & Probst P (2009) Obsessive-compulsive phenomena and symptoms in

Asperger's disorder and High-functioning Autism : An evaluative literature review. Life Span and Disability, 12 (1) ; 5-27.

Flament MF, Whitaker A & Rapoport JL et al. (1988) Obsessive compulsive disorder in adolescence: an epidemiological study. Journal of the American Academy of Child and Adolescent Psychiatry, 27 (6) ; 764-771. https://doi.org/10.1097/00004583-198811000-00018

Freeston M & Kendall T (2006) Obsessive-compulsive disorder : Core interventions in the treatment of obsessive-compulsive disorder and body dysmorphic disorder. The British Psychological Society and The Royal College of Psychiatrists, 1-350. https://www.nice.org.uk/guidance/cg31/evidence/full-guideline-194883373

Ghaziuddin M, Tsai L & Ghaziuddin N (1992) Comorbidity of autistic disorder in children and adolescents. European Child & Adolescent Psychiatry, 1 (4) ; 209-213. https://doi.org/10.1007/BF02094180

Gillott A, Furniss F & Walter A (2001) Anxiety in high-functioning children with autism. Autism, 5 (3) ; 277-286. https://doi.org/10.1177/1362361301005003005

Gjevik E, Eldevik S & Fjæran-Granum T et al. (2011) Kiddie-SADS reveals high rates of DSM-IV disorders in children and adolescents with autism spectrum disorders. Journal of Autism and Developmental Disorders, 41 (6) ; 761-769. https://doi.org/10.1007/s10803-010-1095-7

Greenaway R & Howlin P (2010) Dysfunctional attitudes and perfectionism and their relationship to anxious and depressive symptoms in boys with autism spectrum disorders. Journal of Autism and Developmental Disorders, 40 (10) ; 1179-1187. https://doi.org/10.1007/s10803-010-0977-z

Heyman I, Fombonne E & Simmons H et al.(2003) Prevalence of obsessive-compulsive disorder in the British nationwide survey of child mental health. International Review of Psychiatry (Abingdon, England) , 15 (1–2) ; 178-184. https://doi.org/10.1080/0954026021000046146

Kessler RC, Berglund P & Demler O et al. (2005) Lifetime prevalence and age-of-onset distributions of DSM-IV disorders in the National Comorbidity Survey Replication. Archives of General Psychiatry, 62 (6) ; 593–602. https://doi.org/10.1001/ARCHPSYC.62.6.593

Lewin AB, Park JM & Jones AM et al. (2014) Family-based exposure and response prevention therapy for preschool-aged children with obsessive-compulsive disorder : A pilot randomized controlled trial. Behaviour Research and Therapy, 56 (1) ; 30-38. https://doi.org/10.1016/J.BRAT.2014.02.001

Leyfer OT, Folstein SE & Bacalman S et al. (2006) Comorbid psychiatric disorders in children with autism : Interview development and rates of disorders. Journal of Autism and Developmental Disorders, 36 (7) ; 849-861. https://doi.org/10.1007/s10803-006-0123-0

March JS (2004) Cognitive-behavior therapy, sertraline, and their combination for children and adolescents with obsessive-compulsive disorder: The pediatric OCD treatment study (POTS) randomized controlled trial. Journal of the American Medical Association, 292 (16) ; 1969-1976. https://doi.org/10.1001/jama.292.16.1969

McDougle CJ, Kresch LE & Goodman WK et al. (1995) A case-controlled study of repetitive thoughts and behavior in adults with autistic disorder and obsessive-compulsive disorder. American Journal of Psychiatry, 152 (5) ; 772-777. https://doi.org/10.1176/ajp.152.5.772

Micali N, Heyman I & Perez M et al. (2010) Long-term outcomes of obsessive–compulsive disorder : Follow-up of 142 children and adolescents. The British Journal of Psychiatry, 197 (2) , 128-134. https://doi.org/10.1192/BJP.BP.109.075317

Muris P, Steerneman P & Merckelbach H et al. (1998) Comorbid anxiety symptoms in children with pervasive developmental disorders. Journal of Anxiety Disorders, 12 (4) ; 387-393. https://doi.org/10.1016/S0887-6185 (98) 00022-X

Nauta MH, Scholing A & Rapee RM et al. (2004) A parent-report measure of children's anxiety : Psychometric properties and comparison with child-report in a clinic and normal sample. Behaviour Research and Therapy, 42 (7) ; 813-

839. https://doi.org/10.1016/S0005-7967（03）00200-6

Prado HDS, do Rosário MC & Lee J et al.（2008）Sensory phenomena in obsessive-compulsive disorder and tic disorders：A review of the literature. CNS Spectrums, 13（5）；425-432. https://doi.org/10.1017/S1092852900016606

Russell AJ, Mataix-Cols D & Anson M et al.（2005）Obsessions and compulsions in Asperger syndrome and high-functioning autism. British Journal of Psychiatry, 186（JUNE）；525-528. https://doi.org/10.1192/bjp.186.6.525

Ruta L, Mugno D & D'Arrigo VG et al.（2010）Obsessive-compulsive traits in children and adolescents with Asperger syndrome. European Child and Adolescent Psychiatry, 19（1）；17-24. https://doi.org/10.1007/s00787-009-0035-6

Simonoff E, Pickles A & Charman T et al.（2008a）Psychiatric disorders in children with autism spectrum disorders：Prevalence, comorbidity, and associated factors in a population-derived sample. Journal of the American Academy of Child and Adolescent Psychiatry, 47（8）；921-929. https://doi.org/10.1097/CHI.0b013e318179964f

Simonoff E, Pickles A & Charman T et al.（2008b）Psychiatric disorders in children with autism spectrum disorders：Prevalence, comorbidity, and associated factors in a population-derived sample. Journal of the American Academy of Child and Adolescent Psychiatry, 47（8）；921-929. https://doi.org/10.1097/CHI.0b013e318179964f

Simonoff E, Pickles A & Charman T et al.（2008c）Psychiatric disorders in children with autism spectrum disorders：Prevalence, comorbidity, and associated factors in a population-derived sample. Journal of the American Academy of Child and Adolescent Psychiatry, 47（8）；921-929. https://doi.org/10.1097/CHI.0b013e318179964f

Skoog G & Skoog I（1999）A 40-year follow-up of patients with obsessive-compulsive disorder. Archives of General Psychiatry, 56（2）；121-127. https://doi.org/10.1001/archpsyc.56.2.121

Stein DJ, Fineberg NA & Bienvenu OJ et al.（2010）Should ocd be classified as an anxiety disorder in DSM-V? Depression and Anxiety, 27（6）；495-506. https://doi.org/10.1002/da.20699

Stengler K, Olbrich S & Heider D et al.（2013）Mental health treatment seeking among patients with OCD：Impact of age of onset. Social Psychiatry and Psychiatric Epidemiology, 48（5）；813-819. https://doi.org/10.1007/s00127-012-0544-3

Stewart SE, Geller DA & Jenike M et al.（2004）Long-term outcome of pediatric obsessive-compulsive disorder：A meta-analysis and qualitative review of the literature. Acta Psychiatrica Scandinavica, 110（1）；4-13. https://doi.org/10.1111/j.1600-0447.2004.00302.x

Valderhaug R, Larsson B & Götestam KG et al.（2007）An open clinical trial of cognitive-behaviour therapy in children and adolescents with obsessive-compulsive disorder administered in regular outpatient clinics. Behaviour Research and Therapy, 45（3）；577-589. https://doi.org/10.1016/J.BRAT.2006.04.011

Watson HJ & Rees CS（2008）Meta-analysis of randomized, controlled treatment trials for pediatric obsessive-compulsive disorder. Journal of Child Psychology and Psychiatry, and Allied Disciplines, 49（5）；489-498. https://doi.org/10.1111/J.1469-7610.2007.01875.X

Wewetzer C, Jans T & Müller B et al.（2001）Long-term outcome and prognosis of obsessive-compulsive disorder with onset in childhood or adolescence. European Child & Adolescent Psychiatry 2001 10:1, 10（1）；37-46. https://doi.org/10.1007/S007870170045

Zandt F, Prior M & Kyrios M（2007）Repetitive behaviour in children with high functioning autism and obsessive compulsive disorder. Journal of Autism and Developmental Disorders, 37（2）；251–259. https://doi.org/10.1007/s10803-006-0158-2

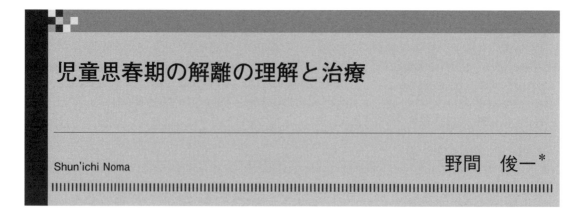

児童思春期の解離の理解と治療

Shun'ichi Noma

野間 俊一*

I 児童思春期の解離について

成人の解離症例は，稀とは言わないまでも比較的珍しい。DSM-5-TR（American Psychiatric Association, 2022）では，成人における解離性同一症の 12 カ月有病率として 1.5%，解離性健忘では 1.8%という数字が挙げられている。これに対して児童思春期の場合，解離についての有病率のデータを筆者は確認することができなかったが，一過性に「声が出なくなった」「歩けなくなった」「子ども返りをした」というようなことは，臨床現場で日常的に出会う現象である。

児童思春期の場合，解離はよく見られる現象で，さして深刻に取り合わなくても自然に消えてしまうことが多いのも事実だろう。でも，その一部の人たちにおいては，解離症状がなかなか消退せず，年余にわたって苦しめられていることもまた事実である。長期にわたる解離症状に対する適切なアプローチは治療ガイドラインで示されてはいるものの，臨床現場ではまだまだコンセンサスが得られていない。

本稿においては，児童思春期の解離ガイドラインを紹介し，成人症例と児童思春期症例の解離を比較して，児童思春期の解離の特徴の輪郭づけを試みる。その上で，やはり現時点では手探りながらも，実際の臨床場面での治療的なアプローチについて，筆者なりに考察してみたい。

ちなみに，DSM-5-TR（American Psychiatric Association, 2022）では，「解離」を精神症状に限定し，身体面の解離は「身体症状症及び関連症群」のうちの「機能性神経学的症状症（変換症）」として扱われている。それに対して，ICD-11（World Health Organization, 2022）では，身体面の解離は「解離性神経学的症状症」として「解離症群」の中に収められている。本稿では，精神的解離も身体的解離も基本的な病理構造に共通性があることから，「解離」を心身両面における病的現象と理解する ICD-11 の考え方を踏襲する。

II 解離をいかに理解するか

1．解離症とは

解離症は，ICD-11（World Health Organization, 2022）では，「自己同一性，感覚，知覚，感情，思考，記憶，身体運動の制御，行動のうち 1 つ以上の正常な統合における不随意的な破綻や不連続性によって特徴づけられる」と定義されている。記憶が欠損したり現実と空想が混ざったり，幻覚が生じたり，自分の存在や世界の実感がなくなったり，あるいは別のパーソナ

＊のまこころクリニック
〒 612-0889 京都府京都市伏見区深草直違橋 5-322-1
AK ビル 3F

リティに交代したかのような言動が生じる。また，運動感覚の麻痺や全身のけいれん，四肢の不随意運動が生じることもある。

すなわち解離とは，私という一人の主体的存在が世界を知覚し世界へ向けて行動するという世界経験の自然な機能の一部が麻痺したり，不随意的に通常とは異なる経験が生じたりする事態と考えることができる。

2．解離のトラウマとの関係

一般に，解離とトラウマ体験には関連があることが知られている。解離患者の8〜9割に性的あるいは身体的な虐待被害の経験があるとされる（Brand, 2009）。わが国では虐待被害は比較的少ないとも言われているが（柴山，2007），「親子関係でのストレス」（岡野，2007）や「居場所の喪失」（柴山，2017）など，いわゆる命に関わるようなトラウマ体験ではなくても，ストレス状況が持続することでも解離の素地が作られると考えられている。おそらく，神経発達症など生来的にストレス脆弱性を持つ子どもの場合，解離症状を比較的起こしやすいことが推測される。

解離を自然な世界経験の機能不全と理解するならば，今の体験がさまざまなほかの耐え難い体験を連想させたり，あるいは条件反射的に耐え難いつらさをひき起こしたりして，通常の経験を麻痺あるいは断絶させてしまうのが解離だと考えることができる。

3．生理的反応と解離

解離のメカニズムに関して現在最も注目されている理論は，解離のベースには背側迷走神経の過剰興奮による「凍りつき反応」があると考える「ポリヴェーガル理論」（Porges, 2017）だろう。この理論によれば，人が安全感を持っている場合には，交感神経と副交感神経とがバランスのよい緊張関係を保てているが，危険を察知すると交感神経が優位になる闘争逃走反応が生じ，さらに高度な危険を感じると「凍りつき反応」としての解離が生じると考える。

凍りつきとしての解離は，ストレスがあまりに大きくて圧倒されている状況であると理解されるが，ストレスが反復されることによって，解離がストレスの対処法になって習慣化固定化する場合があり，さらには，凍りつきをベースにして，幻覚体験や人格交代などさまざまな解離性の陽性症状を伴うこともあり，このような状態を解離症と呼ぶのである。

この理論に基づけば，解離治療には認知レベルでのトラウマやストレスの克服以上に，生理機能の安定が必要だということになる。過度な危険反応に対して，今は危険がないと正しく感じられるよう認知修正を行うような「トップダウン」の治療ではなく，安心安全な場合の生理反応が維持できるよう整えていくような「ボトムアップ」の治療である。とくに知的作業より情動反応の大きな児童思春期の場合は，ボトムアップのアプローチが大事になる。

Ⅲ　児童思春期の解離症例

それでは，いくつかの症例を見てみよう。経過の詳細は割愛し，改変を加えている。

発症時，6歳女児。幼少期から母親からの激しい身体的および心理的虐待を受け続け，5歳時に両親は離婚し父親に育てられたが，6歳時より目が見えないと訴え，10歳には対人不安，12歳には強い不安発作，パーソナリティの交代，自傷行為が生じたため，20歳前半まで入退院を繰り返した。

発症時，7歳女児。自閉スペクトラム症（Autism Spectrum Disorder；ASD），注意欠如多動症（Attention Deficit Hyperactivity Disorder；ADHD）の診断がついている。7歳より男性の声で脅してくる幻聴あり。8歳になって，怖い男性，馬鹿にしてくる5歳の男児，指示をしてくる年上の女性など，数人の人格が自分の中にいて，それらの人格に自分が乗っ取られる

恐怖を周囲の大人に訴え続けた。治療の中で，5 歳のときに祖父に激しい体罰を受けたことが語られ，男性人格は祖父，男児の人格は体罰のときに生まれたもう一人の自分じゃないかと洞察した。

発症時，11 歳男児。やはり ASD と ADHD の診断あり。小学校では集団になじめず，場にそぐわないいたずらを繰り返しては叱られる毎日だった。10 歳時に，本人としては不当な理由で教師に叱られてから不登校になり，母親はなんとか登校させようとして毎朝小競り合いが続いた。11 歳のある日，丸 2 日間行方不明になり，発見された際にその間の記憶が欠落していた。12 歳，中学進学後に不登校となり，攻撃的で親を威嚇する人格としばしば交代するようになった。その 2 カ月後，子ども人格が生じて家の中を散らかすようになった。攻撃的人格は，10 歳時に叱責された際に生まれ，子ども人格は母に登校を強く促されたときに生まれたと言う。

発症時，17 歳女性。元来周囲に気を遣う性格だが，そのことでクラスの中心的グループから目をつけられていやがらせを受けるようになり，授業中に頻繁に意識消失発作が生じるようになった。その後，発作的な背部痛，手足の不随意的な運動，集中困難，健忘を伴い，学校生活がままならなくなった。不随意運動は次第に，顔を殴る，箸でのどを突こうとするといった自傷の様相を帯びた。治療の中で，幼少期から何事にも自信が持てず，周囲に合わせ過ぎたことが問題だったのではないかと洞察した。

4 つのどの症例を見ても，同じ解離とはいえ病像は千差万別であることがわかる。ただ，一過性の解離症状は単一であることもあるが，呈示症例のように長期化するものは，心身にさまざまな解離症状が生じることが多い。背景としては，明らかにトラウマ体験が影響していると考えられるもの，発達特性のためストレス脆弱性があると思われるもの，生育環境が抑制的だったものなど多様であるが，幼少期からの持続的ストレスの存在が共通している。

Ⅳ　児童思春期の解離の特徴

ここで，児童思春期の解離症例の特徴を挙げてみたい。

まず，心的外傷後ストレス症（Post-Traumatic Stress Disorder；PTSD）のうち，解離サブタイプを呈しやすいのは性暴力被害があった場合と児童思春期症例の場合と言われ（Choi, 2017），児童思春期症例は成人症例に比べて解離しやすいことがわかる。

解離症の児童思春期症例では，精神疾患の併存率が高く，ある調査（Fang, 2021）によると 100％に大うつ病，88％に PTSD が併存した。また，6 割に解離症発症前にストレス因子が認められ，約半数が両親と不仲で，6 割が内向的な性格だった。また，子どもの PTSD の場合，うつ病の合併がある症例は解離や PTSD 症状が重篤であるというデータもある（Salloum, 2018）。子どもや思春期の解離症例の場合は，やはり虐待や家庭でのストレスなど外傷性に注目すべきと思われる。さらに，解離症状をもつ児童思春期症例は，自傷や自殺のリスクが高いことも指摘されている（Vinea, 2020）。

筆者の印象では，児童思春期の解離症において神経発達症の比率が比較的高いように思われるが，その場合でも，家庭環境が不安定であったり外傷体験があったりと，大きなストレスを感じていたことが多い。しばしばパーソナリティの交代が報告されるが，他のパーソナリティと完全に交代するのではなく，イマジナリー・コンパニオンのように，自分の頭の中に現れたり，そのパーソナリティが目の前に見えると訴えたりすることがある。ただし，イマジナリー・コンパニオンとは異なり，自分を攻撃するパーソナリティが含まれ，このパーソナリティにとってかわられる恐怖を抱くことがある。い

ずれにしても，別のパーソナリティは存在するとしても，低年齢になるほど未分化である。

V　児童思春期の解離への治療的アプローチ

1．国際トラウマ解離研究学会の治療ガイドライン

国際トラウマ解離研究学会（International Society for the Study of Trauma and Dissociation；ISSTD）が児童思春期症例向け（International Society for the Study of Trauma & Dissociation, 2003）と成人向けの解離治療ガイドライン（International Society for the Study of Trauma and Dissociation, 2011）を，それぞれ2003年と1994年（2005年，2011年改訂）に策定している。

成人症例の治療ガイドラインでは，安全を保障して解離症状の軽減を図る第1段階，トラウマ記憶を扱って統合する第2段階，解離を統合し社会に適応する第3段階の3段階の治療論を呈示している。複数のパーソナリティを同定してそれらの役割を明らかにしながら，それらとの交流を促していく作業が含まれており，さらには，トラウマ記憶に直面化させて処理をする作業も含まれている。

児童思春期向けの治療ガイドラインでは，児童思春期の解離症状は，アタッチメントの障害やトラウマに由来する自己組織化の障害に由来しているという理解を推奨している。トラウマ体験については，誘導的にならないよう慎重に聴取する。

治療においては，まず治療者が，サブパーソナリティを含む子ども全体と共感的かつ持続的な関係を築く必要がある。重い解離症状があれば，親，治療者，学校，小児科医，精神科医などで治療チームを作る。まず子どもの安全が守られなければならず，虐待があればまずそれに対して対応すべきである。治療の目的は，子どもが自分の感情や認知や行動についてまとまりがあるという感覚を獲得することであり，さらに，成長や将来への成功へのモチベーションを高めることである。そのために，一見受け入れがたい自分の行動や感情を受け入れていく作業を行い，必要に応じてトラウマ記憶を扱い，トラウマによって歪められた生活への態度を修正し，そして，健康的なアタッチメントと対人関係を獲得することが目指されるべきだとされている。

2．実際の治療現場で留意すべきこと

ここからは筆者が考える児童思春期の解離治療について，思いつくことを述べさせていただく。

1）治療関係の構築

当然のことではあるが，まず治療場面が子どもにとって安心な場所でなければならない。治療者は共感的な態度で接し，子どもが何を話しても許される雰囲気を作る必要がある。大人からの虐待歴がある可能性を考慮して，近づきすぎず目線も低めにし，穏やかに声をかけるようにする。恐怖心を惹起することがあるため，黒の衣服はできるだけ避ける。診察室は，グッズを置くなど，子どもが和むような雰囲気づくりを心がける。現在も虐待的な環境にいる場合は，親にアプローチするなど，まずは現実的な環境調整を試みるべきだろう。

2）解離症状の聴取と評価

ガイドラインにもあるとおり，解離症状を詳細に聴取するよりも，自己の一貫性がどの程度獲得されているのか，アタッチメントのあり方はどうか，といった視点で子どもを観察することが大事である。幻聴の訴えがあれば，どんな人の声か，幻聴の内容は何かを尋ねてみて，たとえば「大人の男の人の怒った声が聞こえる」と報告されれば，成人男性への恐怖が潜在している可能性が考えられる。それは，成人男性からの虐待歴を意味していることもあれば，母子家庭で成人男性に接する機会が乏しいために恐怖を抱いているのかもしれない。このように，症状から少しずつ本人の対人的な安全感のあり方を探っていくのがいいだろう。心理的退行（幼児返り）があれば，幼児として過ごすこと

でやっと自分の安全が守られるような心理的状態であると理解し，何で遊んだりどんな風に過ごしたりするのが安心かを尋ねることで，本人の安心感につながるリソースを推測できる。いずれにせよ，本人に怖がるようすがあれば，すぐに本人が安心できる話題に変え，深追いしないことが大事である。

3）リソースの開拓

　解離のある子どもに対して，解離症状ばかりを話題にするとさらに不安になることが多い。まして，トラウマ記憶はよほど落ち着いてから扱うべきだろう。治療の初期には，彼らは自然な安全感が得られにくい状態にあると理解し，好きなもの，楽しいこと，落ち着ける場所など，本人が少しでもポジティブな気分になれるものを一緒に探してみることが大事である。これらは，安全を感じながら生きる活力を与えてくれるリソースと見なすことができる。そのとき，どんな風に楽しいか，からだのどこが気持ちがいいかなどを話題にして，心地よい気分をしっかり体に覚えてもらうようにする。本人にとって安全なかたちで遊ぶのもいいだろう。この過程を繰り返すだけで，解離症状が軽減することが多い。

4）解離症状へのアプローチ

　安全感がある程度獲得されても，解離症状が持続することはある。これらの解離症状そのものを扱うことは容易ではない。ただ，これらの症状がどういうタイミングで生じ，どのように回復するのかを話題にすることで，それぞれの症状の意味を本人が解釈し，理解できるようになることがある。例えば，夕方疲れてくる時間帯に学校のことをあれこれ思い出していると離人感が生じる子どもの場合，その時間に安心して楽しく過ごす方法を考えるとよいかもしれない。学校で意識消失発作や失立発作が生じるなら，そうなりやすい状況を一緒に探っていく。あるいは，どのように過ごすと発作が起きにくいかを探究するのもいいだろうし，その際には本人と一緒に見つけ出したリソースが役に立つ

だろう。

　パーソナリティの交代がある場合，本人と一緒にそのパーソナリティに関心を向け，そのパーソナリティの役割について考えてみる。親の前では攻撃的なパーソナリティが現れる場合，そのパーソナリティに出てもらってやっと親の怖さに耐えることができるのかもしれない。本人がまったく理解できないパーソナリティほど，本人も忘れているようなトラウマ体験と関係している可能性があるが，本人に拒否感が強い場合はまだアプローチする時期ではないと判断すべきである。違和感の少ないパーソナリティから順に理解を深めるのがよい。

Ⅵ　おわりに

　児童思春期の症例に解離症状があった場合は，まずは安全感が脅かされた状態だと考えて，本人が安全に感じられるように工夫や配慮をするところから始めるべきである。一昔前には，「解離は相手にすると悪化する」という考えのもと，厳しい対応をする医療者が多かったが，それでは逆効果だろう。他方，解離症状を持つことで周囲の大人が保護してくれるという体験を繰り返すと，解離症状を手放しづらくなることも予想される。

　安全感を保証しながらも，本人が自分の行動に自信が持てるよう時間をかけて働きかけ，本人のペースでの成長を促すことが，解離の治療になるはずである。

文　献

American Psychiatric Association（2022）Diagnostic and Statistical Manual of Mental Disorders, 5th Text Revision（DSM-5-TR）. American Psychiatric Publishing.（日本精神神経学会日本語版用語監修，髙橋三郎・大野裕監訳，染矢俊幸・神庭重信・尾崎紀夫他訳（2023）DSM-5-TR 精神疾患の診断・統計マニュアル. pp.319-338. 医学書院）

Brand BL, Classen CC & McNary SW et al.（2009）A review of dissociative disorders treatment studies. Journal of Nervous and Mental Disease,

197：646-654.

Choi KR, Seng JS & Briggs EC（2017）The Dissociative Subtype of Posttraumatic Stress Disorder（PTSD）Among Adolescents：Co-Occurring PTSD, Depersonalization/Derealization, and Other Dissociation Symptoms. Journal of the American Academy of Child & Adolescent, 56；1062-1072.

Fang Z, Li Y & Xie L（2021）Characteristics and outcomes of children with dissociative（conversion）disorders in western China: a retrospective study. BMC Psychiatry, 21；31 .

International Society for the Study of Trauma & Dissociation（2003）Guidelines for the evaluation and treatment of dissociative symptoms in children and adolescents. Journal of Trauma & Dissociation, 5 . https://www.isst-d.org/wp-content/uploads/2019/02/childguidelines-ISSTD-2003.pdf（2024/03/03）

International Society for the Study of Trauma and Dissociation（2011）Guidelines for treating dissociative identity disorder in adults, third revision. Journal of Trauma & Dissociation, 5 . https://www.isst-d.org/wp-content/uploads/2019/02/GUIDELINES_REVISED2011.

pdf（2024/03/03）

岡野憲一郎（2007）解離性障害―多重人格と理解と治療. 岩崎学術出版社 .

Porges SW（2017）The Pocket Guide to the Polyvagal Theory：The transformative power of feeling safe. W.W.Norton&Company.（花丘ちぐさ訳（2018）ポリヴェーガル理論入門―心身に変革をおこす「安全」と「絆」. 春秋社）

Salloum A, Johnco C & Smyth KM et al.（2018）Co-occurring posttraumatic stress disorder and depression among young children. Child Psychiatry & Human Development, 49；452-459.

柴山雅俊（2007）解離性障害―「うしろに誰かいる」の精神病理. ちくま新書.

柴山雅俊（2017）解離の舞台―症状構造と治療. 金剛出版 .

Vinea V, Victorb S & Mohra H et al.（2020）Adolescent suicide risk and experiences of dissociation in dailylife. Psychiatry Research, Psychiatry Research, 287；112870 .

World Health Organization（2022）ICD-11 for mortality and morbidity statistics. https://icd.who.int/browse/2024-01/mms/en#108180424（2024/03/03）

精神療法 増刊第 11 号 2024

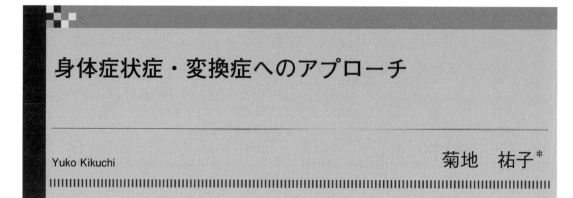

身体症状症・変換症へのアプローチ

Yuko Kikuchi

菊地　祐子*

I　はじめに

DSM-5-TR による身体症状症および変換症の診断基準は表 1 や表 2（American Psychiatric Association, 2022）のとおりで，児童・思春期の精神科領域ではしばしばこの疾患に遭遇する。子どもは家庭や学校といった環境に対しての葛藤を抱えていても，それを変えたり，そこから逃げだしたりする選択肢は与えられておらず，身体症状で SOS を出さざるを得ないことも多い。身体症状症や変換症などの子どもに出会ったときは，その子どもが何に苦しみ，何を願っているかを見つめ，子ども本人のみならず環境に働きかける心理社会的な介入を心がけることが重要となる。

II　子どもの身体症状へのアプローチ

子どもは成人に比べて身体と心が未分化な状態にある。身体の問題は心の在りように大きな影響を与えるし，心の問題は身体の症状として表れやすい。しかし，心身の発達途上にある子どもに何らかの身体症状が見られた場合には，まず器質的精査を優先させるべきである。一昔前は精神科受診に至るまでに方々の小児科などで身体の精査を行い，何件もの受診先で「精神

＊神奈川県立精神医療センター
〒233-0006　神奈川県横浜市港南区芹が谷 2-5-1

的な問題」と言われて渋々精神科にやってくる親子が稀ではなかったが，昨今，精神科受診のハードルが低くなったことで身体不定愁訴を主訴に最初から精神科を初診するケースもある。内分泌疾患や腎機能障害などが漠然とした不調の原因となっていることもあるため，時には小児科や内科と連携して身体精査を先行させるべきである。精査の結果，器質的要因がなかったとしても，自分の身体症状を丁寧に扱われる体験は決してマイナスにはならないだろう。ただし，あまりにも身体症状の精査にこだわりすぎて症状を強化してしまったり，過剰に侵襲的な検査が行われたりしないよう，身体各科との連携も重要である。

次に内因性精神疾患の除外を行う。子どもは統合失調症や気分障害などでも自律神経系の不調からくるさまざまな身体症状を来しやすいため，安易にストレス因から生じているものと決めつけるのではなく，丁寧に除外診断を行う。腹部症状の訴えの背景に，「実はおならが漏れているような気がする」という自我漏洩があったり，頭痛による不登校が主訴の子どもに，興味関心の喪失や体重減少を来すほどの食欲低下がみられたりすることもある。

症状の成因を心理的要因と決定づけるのは，外因性，内因性の精神疾患を除外してから，という精神科診断の基本を大切にしたい。

表1　身体症状症

A．1つまたはそれ以上の，苦痛を伴う，または日常生活に意味のある混乱を引き起こす身体症状
B．身体症状，またはそれに伴う健康への懸念に関連した過度な思考，感情，または行動で，以下のうち少なくとも1つによって顕在化する
　　1）自分の症状の深刻さについての不釣り合いかつ持続する思考
　　2）健康または症状についての持続する強い不安
　　3）これらの症状または健康への懸念に費やされる過度の時間と労力
C．身体症状はどれ一つとして持続的に存在していないかもしれないが，症状のある状態は持続している（典型的には6か月以上）

表2　変換症

A．1つまたはそれ以上の随意運動，または感覚機能の変化の症状
B．その症状と，認められる神経疾患または医学的状態とが適合しないことを裏づける臨床的所見がある
C．その症状または欠損は，他の医学的疾患や精神疾患ではうまく説明されない
D．その症状または欠損は，臨床的に意味のある苦痛，または社会的，職業的，または他の重要な領域における機能の障害を引き起こしている。または医学的な評価が必要である。

　身体症状症の場合，子どもの身体症状について丁寧に扱っていく。子どもは「ストレスがあるから身体の調子が悪い」あるいは「体の一部が機能しない」とは思っておらず，「身体の不具合があるから学校に行かれない，学習に取り組めない」と考えているのが通例であり，いきなり「学校がストレスだから身体に症状が出るのだ」と直面化したところで，それを受け入れることはできない。器質精査が終わっている段階であれば「検査で分かる身体の病気はないけれど，身体のバランスが崩れているみたいだね」と説明し，図1（菊地，2022）のような図を書いて心身相関についての説明をする。「コロナの頃に『笑って免疫を上げましょう』なんてよく言っていたでしょう？ ストレスを吹き飛ばすと免疫がアップするのは本当なんだよ」「生理前ってイライラするし，ストレスがかかると生理が遅れちゃったり重くなったりすることってあるよね？」「合唱コンクールなんかでドキドキした時『深呼吸して』って言われるでしょ？ドキドキしているのは心臓なのに，なんで呼吸を整えるんだろうね？」など，実生活での体験を引き合いに出しながら身体と心の関係について話をする。そして，身体の調子を整えるための作戦（睡眠の確保，食事や運動を意識

する，深呼吸，飲水など）を一緒に考えていく。それでも改善しない症状について，子ども自身がストレスとの関連を考えられるようにしていくのが良いだろう。

　変換症については，特に年少児の場合，子ども自身がその症状に対して苦痛を感じていないこともあり，症状を大きく取り扱うよりは以下に述べる心理社会的な介入を行う方が有効である。

Ⅲ　心理社会的治療・支援

　身体症状症や変換症の場合，器質的要因が見つからないと「仮病である」「課題から逃げるためにわざとやっている」などと周囲から非難され，そのことでより一層，身体症状が強化されたり，新たな症状が形成されたりすることもある。心理社会的な治療・支援は「そうならざるを得ない」子どもの状況や心情を周囲の大人に理解してもらい，子どもの苦悩と本当の願いを共有することから始めたい。

　神経症の治療において，われわれの目指すところは「身体化から言語化へ」ということに尽きるが，「勉強分からないから学校に行きたくないなあ」といった子どもの本音を「そうか，よく言ってくれたね」と受け止められる大人の

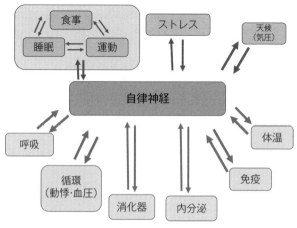

図1　身体と心のバランス

数を増やすこと，それが心理社会的治療・支援の目標である。

1．保護者への働きかけ

　精神医学的診断がつくと，保護者が「絶対にまだ見つかっていない身体の病気があるはず」とあくまで心理要因を否認することもある。特に身体科の領域では「絶対にありえない」と断言することが難しく，保護者の言い分に応じて髄液検査や内視鏡など，子どもにとって侵襲度の高い検査が施行されてしまうこともある。親御さんのご心配はもっともである，と受容しながらも，「本当に身体のどこかに怖い病気が隠れているのなら，お休みの日だけ朝から元気に動ける，ということはなかなか難しいことですよね？」「耳が聞こえない，と言っていますが，さっき冗談を言ったら笑っていましたよね」など，分かりやすい事象を上げて，「身体の病気ではなくて心の痛みから来るものならば，解決策を一緒に考えることが出来ると思います」と，保証と安心を提供することが治療の第一歩となる。それでも子どもの身体症状について精査を執拗に求める場合は，代理ミュンヒハウゼン症候群のような心性が保護者側にないかどうか，注意深くアセスメントをする必要がある。

　一方，心理的な問題であると伝えると，困惑したり子どもに対して怒りを向けたりする保護者もいる。そういった場合には「私たち大人も，あまりに強いストレスで体調を崩すことがありますよね。胃潰瘍とか。幸いお子さんはまだ身体そのものがやられてしまっているわけではないので，良かったと思いますよ」「映画やドラマの中で，ショックのあまり気を失う，なんていうシーンをご覧になったことはありませんか？あれもストレスで身体が動かなくなる例です」といった具合に，子どもが「わざと」そうしているのではない，ということを丁寧に説明していく。

　その上で，家庭内の問題（夫婦間不和，きょうだいのイベント，介護問題，親戚関係など），学校環境（学習の様子，友人関係，本人に合った教育環境かどうか，クラスや担任との相性など），本人の発達の様子などについて細かく聞いていく。心因は複合的なことが多いため，原因を特定しようとしたり一つの要因に決めつけたりするのではなく，子どもを取り巻くシステム全体と子どもの特徴や発達段階との関係を読み解くことが重要である。保護者自身が大きなストレスを抱えている場合も少なくないため，親の受けられる支援の導入（精神科受診やヘルパーの利用など）についても併せて考えていくことが有効な場合もある。

2．教育機関への働きかけ

最近の学校では根性論が鳴りを潜めた代わりに，精神症状や身体症状については時に過度と言えるほど慎重な扱いをされることが多くなったように思う。特に変換症の子どもは症状を抱えながらも登校を望むことが多いが，症状の出現を懸念しすぎる学校との間に溝が生じてしまうこともある。

そういった場合には，まず，身体症状症や変換症については生命に関わる疾患ではなく，すべての学校生活を休止する必要はないということを主治医から学校側に説明する必要がある。心的エネルギーが落ちている状態ではあるため，すべてのタスクをこなすことは困難であるが，本人と相談しながら出来ることを積み重ねていくことで成長をうながし，症状の軽減につながるのだということを理解してもらう。

とはいえ，集団を扱う教育の中で症状を抱える児童，生徒だけに時間や人手を割けないというのもまた現実であろう。本人，保護者と共に診察室内である程度の決めごと（「保健室で1時間休んでも良くならなかったら帰宅しよう」「2回目に倒れちゃったらそれは『疲れている』のサインだからその日はおうちに帰ろう」など）をして，学校側と共有し，子どもも学校もお互いが安心感をもって過ごせるような工夫が出来るとよいだろう。

3．児童福祉機関との協働

症状の背景に，虐待や不適切養育が存在することがある。経済苦，保護者やきょうだいの精神疾患・身体疾患など，家族の力だけでは解決できない問題を抱え，それが患児の症状形成に繋がっていることもある。子どもは身体症状を通じてSOSを出し，家庭という閉鎖空間で生じていることをわれわれに伝えてくれようとしているのである。

明らかな虐待が覚知された場合には，児童福祉法25条の規定に則って市区町村や都道府県の然るべき機関に通告をする義務がある。通告

先については一時保護や児童福祉司指導といった職権を用いた強い介入が必要な場合は児童相談所，保護者への助言，指導や家庭への支援を求める場合には市区町村の子ども家庭支援センター（児童家庭支援センター，役所内の子育て支援課など地域によって名称はさまざまである）であることが多いが，地域ごとに各機関の役割分担が異なっている場合もあり，迷った場合には市区町村の窓口に連絡をするのが良いだろう。これらの機関では児童相談所のような一時保護や行政処分などの職権を持たない代わりに，家庭訪問や学校訪問で子どもや保護者との面接を行ったり，ショートステイや育児ヘルパーなど様々なサービス提供したりしながら地域機関連携の要となり，子どもと家族の孤立を防ぐ機能を持っている。

また，児童福祉法においては，虐待が疑われる子どもや不適切養育下にある子どもを「要保護児童」と定義している。そして，厚生労働省が平成29年3月に出した通達では，その要保護児童の関係機関がその子どもと家族に関する情報を市区町村に提供することは「個人情報保護法に抵触しない」と明記されている。要保護児童とその家族に関わることを話し合う「要保護児童地域対策協議会」（「要対協（ようたいきょう）」と略される）では，個別ケース検討会の出席者に会議内での情報について守秘義務が課され，その場での個人情報の保護は免責とされているため，積極的に情報を共有し，子どものSOSの受け手を地域に増やす場として積極的に活用したい。

Ⅳ　おわりに―他機関連携にあたって

身体症状症や変換症に留まらず，子どもの精神疾患を診る時，それは病棟や診察室の中だけでは決して完結しない。病院に留まる時間は子どもたちの生活のうちのほんの一瞬であり，医師一人の力でできることは極々わずかなものである。そして，どのような逆境や苦境にある子どもたちも，そこから自力で抜け出す術は持っ

ていない。だからこそ，子どもの症状だけに目を向けるのではなく，生活全般に働きかけること，すなわち他機関・多職種連携による心理社会的治療・支援は児童・思春期精神科診療の大きな柱の一つであると言える。

しかしながら，医療機関以外の他機関と連携することは決して容易ではない。彼らが医療に対して正確な知識を持っていないのと同様，われわれ医療者もまた，教育や福祉に関する知見はかなり希薄であることを自覚せねばならない。他機関連携は異文化交流であり，それぞれの機関が依って立つ法律も，文化も，常識も異なるからこそ，お互いの置かれた立場や状況に思いを馳せ，理解に努める姿勢が重要である。どんなに意見が異なっても「子どものために」という姿勢は共通するものであると信じ，決して医療の正解や正義を振りかざすことなく，子どもを見守り，成長を育む地域のネットワークの網目が密で強固なものとなるよう，努力を重ねたいものである。

文　献

American Psychiatric Association (2022) Diagnostic and Statistical Manual of Mental Disorders, 5th Text Revision (DSM-5-TR). American Psychiatric Publishing.（日本精神神経学会日本語版用語監修，髙橋三郎・大野裕監訳，染矢俊幸・神庭重信・尾崎紀夫他訳（2023）DSM-5-TR 精神疾患の診断・統計マニュアル．医学書院）

菊地祐子（2022）児童思春期の適応障害─身体との関係を考える．児童青年精神医学とその近接領域，63（2）；84-90.

V

行動の問題

精神療法　増刊第 11 号 2024

反抗挑発症への心理社会的治療・支援

Yuzuru Harada

原田　謙*

Ⅰ　はじめに

　近年，反抗的・暴力的な子どもが増加し，かつ低年齢化している。

　図1は，過去 20 年間の少年による家庭内暴力事件の認知件数の推移を示したものである（令和 5 年度版犯罪白書）（法務省，2023）。認知件数の総数は，平成 24 年から増加し続け，令和 3 年は若干減少したものの，4 年には再び増加し，4,551 件（前年比 9.9％増）であった。中学・高校生も増加しているが，近年，特に小学生の件数が大きく増加している。

　図2は，文部科学省初等中等教育局による，学校内の児童生徒の暴力行為発生件数の推移（文部科学省，2023）である。平成 24 年以降，中高生では横ばい状態だが，小学生の暴力件数が右肩上がりに増加していることが見て取れる。令和 2 年以後のコロナ禍の影響はあるにしても，それ以前からの傾向であり，家庭内暴力の増加と考え合わせると，何らかの変化が子どもと家族に生じているのではないかと，筆者は危惧している。

Ⅱ　反抗挑発症の概要

　ここで症例を提示する。

＊こころの医療センター駒ケ根
　〒 399-4101　長野県駒ケ根市下平 2901

〈症例 A 小学 3 年　男児〉
【家族歴】30 代の父母，5 歳の弟との 4 人家族。父母はともに厳格。

【発育歴・現病歴】妊娠分娩に異常なし。言語運動発達に遅れはない。小さいときからとても人なつこく，活発でじっとしていられなかった。初めての場所でも気がつくと一人でどこかへ行ってしまい，母親が見つけたときも平然と遊んでいたり，見知らぬ大人と話をしたりしていた。

　3 歳から保育園に入園。保母さんからは他の子を叩いて困るといつも指摘されていた。外遊びも好きだが一人遊びも好きで，好きなゲームは集中して 2 時間ぐらい遊んでいた。小さい子の面倒はよく観る優しい一面もあったが，5 歳の時，カッとなってイスを他の子に投げつけたことで保育園は退園させられた。

　小学校では授業に集中することができず，容易に気が逸れ立ち歩いた。例えば国語の時間に粘土で遊び出すなど，やりたいことがあるとみんなと同じ行動が取れなかった。先生や友達の話は聞かずに，自分の言いたいことを話した。順番が待てず，プリントを取りに行く時などは一番先でないと嫌がった。一方で初めてのことには不安を示し「これでいいの？」と何度も確かめた。

　3 年生になっても教室では他の子を突き飛ばしたり叩いたりといった暴力が絶えなかった。

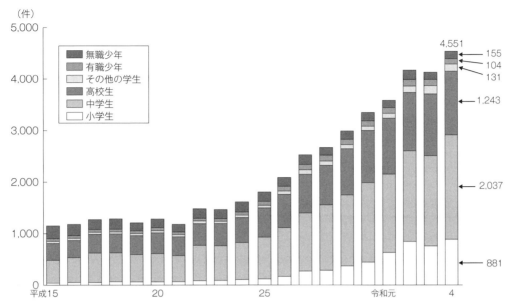

注 1 警察庁生活安全局の資料による。
　　2 行為時の就学・就労状況による。
　　3 一つの事案に複数の者が関与している場合は，主たる関与者の就学・就労状況について計上している。
　　4 「その他の学生」は，浪人生等である。

図1　少年による家庭内暴力認知件数の推移（令和5年版犯罪白書）（平成15年〜令和4年）

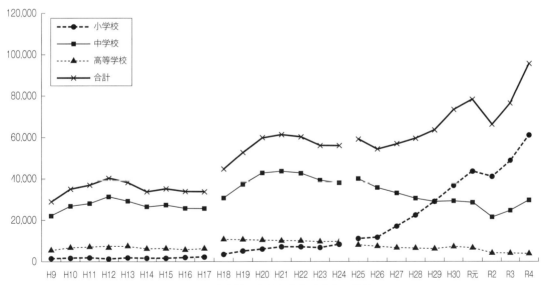

図2　児童生徒の暴力行為発生件数の推移

機嫌が悪いと相手の嫌がることをわざとした。
友達に借りたものを返さず，注意されても無視
し，自分の非を咎められると言葉より先に手や

足が出た。上級生や大人でも臆することなく，
腹を立てると「くそばばあ，死んじまえ」など
と暴言を吐いた。困惑した親の希望もあり，当

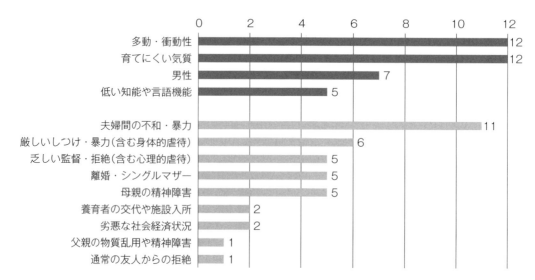

図3　児童思春期病棟に入院した反抗挑発症 12 名における各リスクファクターの割合

センターを紹介された。

【診断】 若干の ASD 特性を持つ ADHD, 反抗挑発症

　A くんに特徴的なことは, 神経発達症をベースに幼少時から感情や衝動のコントロールが難しく, 年齢が上がるにつれて大人に反抗的となっていることである。こうした状態は DSM-5 に基づけば反抗挑発症と診断される (American Psychiatric Association, 2014)。

　反抗挑発症の本質的特徴は, "頻回で持続する怒りやイライラした気分, 好戦的／挑発的行動, あるいは執念深さといった行動様式" であり "典型的には重篤な特性が少なく, 人や動物への攻撃性, 所有物の破壊, 強盗や詐欺を含まない。さらに, 素行症には含まれない, 感情の調整不全 (怒りやイライラした気分) の問題を含む" とされる。

　反抗挑発症の有病率は平均すると約 3.3% と推定され, 小児期の男女比は 1.4：1 であるという (American Psychiatric Association, 2014)。

Ⅲ　神経発達症から反抗・暴力への展開

　図3は, 平成 30 年から令和 2 年にこころの医療センター駒ヶ根児童思春期病棟に入院し,

生育歴, 家族背景などを詳しく聞き取ることが可能であった反抗挑発症患者 12 名の, 反抗挑発症／素行症発症の危険因子の割合を示したものである (未発表)。

　これを見ると, 反抗挑発症の背景には, 多動・衝動性, 低い言語機能などの発達特性や育てにくい気質と, 夫婦間の不和や離婚, 虐待を含む不適切な養育, 母親の精神障害などが多いことが理解される。これに筆者の臨床経験も加味し, 反抗挑発症への展開を図式化したものが図4である。

　神経発達症の子どもは, 衝動性が高い, 何度も同じような間違いを繰り返す, 周りの迷惑を考えない行動をとる, などの特性 (以下発達特性) のために養育が困難となりやすい。それにうまく対応できない親は, 怒りのままに体罰を含む厳しいしつけをしたり, 「こんな子はいらない」と拒絶する可能性が高まる (これが過度になれば虐待となる)。夫婦間の不和や, それに伴う離婚, 親自身の精神障害や神経発達症があれば, なおさら適切に子どもに関わることが難しくなるだろう。

　ありのままの自分が受け入れてもらえない子どもは, 内面的には自尊感情が低下して抑うつ

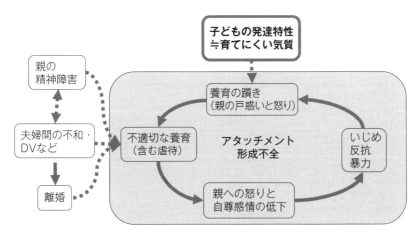

図4　反抗挑発症の発現過程
注：実線は移行，点線は影響を示す。また枠内太字は生物学的要因，枠内文字は心理社会的要因を表す。

的となり，怒りや悲嘆の感情を抱く。しかし，その怒りが直接親に向けられることは少ない。それをすれば，自らの立場が危うくなることを子どもは知っているからである。このため通常は，自分よりも弱い弟妹や歳下のこどもをいじめたり，暴力を振るったりする。怒らない「優しい」大人には反抗的になるかもしれない。また，言語機能やコミュニケーション能力が低い子どもは，怒りや悲しみを行動で表現するしか手立てをもたないであろう。

　このような子どもの振る舞いを見聞きした親は，彼らを「悪い子」だと位置づけ，それを是正するために，さらに不適切な養育を重ねる。こうして特性・能力の偏り⇒不適切な養育（親の怒り）⇒暴力や反抗（子どもの怒り）⇒不適切な養育という負のスパイラルが形成され，親子のアタッチメントは適切に形成されることなく幼児期を過ごすこととなる。怒りやイライラの感情を基盤とした反抗的行動が定着した状態が，反抗挑発症と呼ばれると考えられる。

Ⅳ　心理社会的治療・支援の実際

　ここからは治療・支援の実際について述べていく。反抗的な子どもの治療・支援の3つの柱は，

　①親を支えて子どもを治める
　②神経発達症に手当する
　③学校・地域と協働する
である。以下順に説明する。

1．親を支えて子どもを治める

　反抗的な子どもがわれわれの前に現れるとき，治療に積極的であることはあまり多くない。だから筆者は初診で，「今日は誰に何と言われてここに来たのか？」を問うことにしている。そして，「怒られてばかりいる」ことでも，「友達とうまくいかないこと」でも，できるだけ子どもの困りごとを見出し，治療同盟を築くことを心がけている。しかし医師は彼らの怒りと反抗の対象である大人の　員であり，疑いと警戒のまなざしで見られることも少なくない。従って，まずは親を支え，その対処能力を高め，親と子どもの関係を修正することを試みる。

　ところで，上記の展開の話を聞くと，『子どもが反抗的なのはやっぱり親のせいだ』と思われる方がいるかもしれない。もちろん養育の影響はある。しかし，親自身にも子ども時代があり，自分の親から不適切な養育を受けたのかもしれない。あるいは，親にも神経発達症の特性があるかもしれない。そうでなくても，反抗的

表 1　家庭・学校での暴力・反抗への対応

1．暴力への危機介入
暴力が振るわれた際には即時介入する
低刺激で対応し体を寄せて静かに制止する
その場から離すか，ほかの子どもを別の部屋に連れていく
深呼吸をさせる
興奮している状態であることを伝え，クールダウンを促す
改まらない場合，タイムアウトを警告し，従わなければ静かな部屋に移動させる

2．暴言・反抗的態度への対応
大人への暴言は冷静に言いなおしをさせ，言い直したら応答する
大人は自分がどういう気持ちかを I-message を用いて伝える
あまりにも暴言が多い場合には，毎回注意すると逆に刺激になることもあるので，適度に無視する
横柄／しつこい態度、「うるさい」「うざい」など言い返してくる場合には，冷静に「もうこれ以上は話しません」といったん区切る
受け入れられる態度で話ができたら応答する

な子どもに対応するのは大変な労力と時間がかかる。子どもへの対応に疲れていて当然，嫌になるのは当たり前である。治療者はまず，これまで悩み，ようやく外来に辿り着いた親の努力をねぎらいたい。"完璧な親はいない" というスタンスで，子育ての問題点は横目に眺めながら，親の良い点を認め，子どもに向き合ってもらうことが何より重要である。

　親の心情をくみ取り，共感したのちに，具体的な方策を話し合う

　こうした行動は，子どものやり場のない気持ちから生じているものではあるが，そのままにしていてはその子の安全を守れないし，大人も安心して関われない。また，学校では他の生徒が怪我をしたり，恐怖を感じることもある。だから，まずは不適切な行動に対する枠付けが必要である（表 1）。

　しかし，枠付けだけでは火に油を注ぐ結果になってしまう。先に述べたように，反抗や怒りの問題は円環的であり，単に表面に表れている「問題行動」にのみ対処しても事態は解決しない。枠付け以上に大事なことは，彼らの怒りがなぜ生じているかを理解し，彼らの悲しみに寄り添うことである。

　悪いことをしたという自覚があれば，それを

叱責されても子どもは怒りを感じない。しかし，その叱責に『理不尽』を感じると怒りが生じる。だから，『子どもは何を理不尽と感じているのか？』に解決の糸口がある。そのためには，暴力や反抗が収まり，気持ちが落ち着いた段階で振り返りを行う。よく誤解されるところだが，振り返りは子どもに謝罪や反省を促すためでなく，背景にある気持ちを抱えるために行う。

　ただし，ここで問題が生じる。大人からすると子どもが語る理屈は，身勝手に聞こえることが多いのである。例えば，弟妹に意地悪をするから叱ったのに「俺ばっかり怒られる」と文句を言う，といった具合である。しかし，それでも大人は子どもの言葉を否定しないことが重要である。「あなたは○○だと思うんだね」と you-message を使ってまずは子どもの思いを受けとめる。同時に，子どもの感情もそのまま受け止めてもらう。喜怒哀楽すべてが，その子の大切な感情である。その感情を大人の理屈で封じ込めるのではなく，表出させて放出するイメージである。そして，落ち着いているときに，子どもに怒りへの対処法を教え，一緒に練習する（表 2）。

　別の問題もある。反抗的な子ども，とくに神経発達症が基底にある子どもは宿題や片付けなど優しく言ってもやらない。「最後は怒鳴らな

表2　子どもに教える怒りの対処法
1．まず深呼吸をする
2．怒りを鎮める呪文を唱える（セルフトーク）
3．その場を離れる
4．自分の好きなことでクールダウンする
5．頑張り表を活用する（トークンエコノミー）

表3　自尊心を高める大人の対応
・家庭内の諍いを減らす
・子どもの気持ちを受け止める
・その子の良い点や行動を見つけて，ほめる／認める
・叱りっぱなしにしない（見捨てない）
・この子はこのままでいいのだと認める

いということを聞かない」ことが多いのである。これを避けるために，親には好ましくない行動を怒らずに減らす術を身につけてもらう。筆者の病院では，ペアレントトレーニングという形で，集団で勉強してもらっている。

さらに，怒りや反抗に対応するとき以外に，子どもの話を聞く機会を定期的にもってもらう。繰り返しになるが，この時も子どもの言葉や気持ちを否定せず，気持ちを抱えることをお願いする。また，筆者は，子どもとの絆を深めるために，親に子どもとの時間を共有することを勧めている。子どもと一緒に，子どもの好きなことをして感情を共有することで，親子のアタッチメントを再構築してもらう。

以上は短期的対応であるが，長期的には，子どもの自尊心を高めることが重要である。怒られてばかりで自尊感情が乏しく反抗的な子どもから，周囲から認められ，自分は自分でいいと思え，自分や周りの人を大切に思える子どもに成長していけるために，親と協働して子どもを支えていく（表3）。

先に述べたように，子どもがはじめから治療に積極的なことは多くない。しかし，親を通して子どもの問題行動が減り，親子の関係が改善してくると，子どもも治療に前向きになってくる。そうなってくれればしめたものである。親子双方のできている点，頑張っている点をほめ，良い循環を築いていく。

逆に，「別れた夫に似ていて可愛いと思えない」「経済的余裕がない」など，すぐには解消できない問題が浮かび上がることもある。こうした時治療者は，持久戦になると腹をくくらなければならない。焦らず，諦めずに親を支え，

子どもと向き合うことを励まし，過去を取り上げるのではなく，今日からどうしていくかについて一緒に考えていく。

2．神経発達症に手当する

二つ目の治療の柱は神経発達症の手当てである。

先にみたように，反抗的な子どもは神経発達症を併せ持っていることが少なくない。神経発達症が基底にあるということは，実は問題に取り組む糸口がある，ということでもある。親や教師は，暴力を振るったり，反抗する子を"悪い子"，"困った子"という視点で観ている。だから，厳しいしつけや指導をしなければいけないと考える。この観点を変えるためには，"神経発達症"という視点を与えることが有効である（問題の外在化）。

新たな視点の導入で，親は，何度も同じような間違いを繰り返したり，人の気持ちを逆なでするのは"脳の機能の問題"であり，"子どもが悪いわけではない"と考えることができる。こうした，パラダイムシフトは，反抗的な子どもの治療が有効に働くカギとなる。

神経発達症が基底にあると診断されたなら，構造化や視覚化など，神経発達症の治療・支援を徹底する。これによって，子どもの不安と親子の無用な衝突を減らすことが期待される。

さらに，こうした反抗的な神経発達症の治療・支援においては，罰をできるだけ控え，褒める・認める支援を徹底すべきだと筆者は考えている。怒られてばかりいたり，関心を向けられていない子どもは，褒められていない子どもだとも言える。彼らは褒められることに飢えている。だから彼らの「問題」行動には，ほめ

る・認める言葉が強い効果を示すことが多い。

　現在日本において，反抗挑発症に対し保険が適応されている薬物はないが，併存症に応じて薬物療法も併用する。

　ADHD 症状，特に衝動性が強い場合には，メチルフェニデートやアトモキセチン，グアンファシンを用いて，その症状をきちんとコントロールする。ただし，メチルフェニデートは，時に子どもの焦燥感や攻撃性を増強することがあるので注意が必要である。

　一方，ASD の易刺激性には非定型抗精神病薬であるリスペリドンやアリピプラゾールが保険適応となっている。筆者は，ASD が併存している反抗挑発症には，易刺激性を和らげるために，このどちらかの薬剤を投与することが多い。

3．学校・地域と協働する

　学校に行っている子どもは 1 日の大半を教師と過ごす。彼らに反抗的な子どものことを理解してもらい，協力して対応してもらうことが治療の三つ目の柱である。

　子どもへの対応法は，基本的には親と同じである。そのうえで教師にお願いしたいことは，子どもにアタッチメント行動を体験させてもらうことである。

　反抗的な子どもは，親との関係から，アタッチメント行動が機能していないことが多い。そこで，教師に子どもとの信頼関係を築いてもらい，困難に陥った時に相談にのってもらう。相談によって困難と不安が軽減するという体験を通じて，『困ったときは大人に頼ってもいいんだ』という思いを子どものこころに培ってもらう。これは特に，中学生の反抗的な子どもの治療・支援で重要である。

　このためには，学級担任を中心に，養護教諭，特別支援教育コーディネーターなどの学校スタッフと連携をはかる。発達特性を含めた子どもの理解を伝え，共通認識を持ってもらい，対応を協議する。「問題」行動がエスカレートして

学校だけでは対処できない場合には，発達障害者支援センター，児童相談所，市町村関係者などと支援会議を開き，複数の視点からその子どもを理解し，治療・支援のために，誰がどんな役割を担うかを検討する。また，最近筆者は，時間の許す限り，担任や児相担当者に診察に同伴してもらっている。その方が学校や地域での対応をオンタイムで検討できるからである。

V　おわりに

　反抗挑発症の一部は，成長につれて素行の問題を呈することが指摘されている（American Psychiatric Association, 2014）。特に，10 歳未満から問題行動が開始される小児期発症の素行症は，通常男児に多く，しばしば他者への身体的暴力を示す。対人関係の障害があることが多く，成人期まで反社会的行動が持続する傾向にあるという（Moffitt et al., 2008）。従って子どもに関わる専門家は，反抗挑発症をきちんと診断し，可塑性の高い小学生年代までに介入を開始することが推奨される。

文　献

American Psychiatric Association（2013）Diagnostic and Statistical Manual of Mental Disorders: DSM-5．American Psychiatric Publishing.（高橋三郎・大野裕監訳（2014）DSM-5 精神疾患の診断・統計マニュアル．反抗挑発症／反抗挑戦性障害．pp.454-457．医学書院）

法務省（2023）法務総合研究所研究部第 3 編／第 1 章／第 5 節家庭と学校における非行：1 家庭内暴力．令和 5 年度犯罪白書．p.125．（https://www.moj.go.jp/content/001410102.pdf）

文部科学省（2023）初等中等教育局児童生徒課：1 暴力行為．令和 4 年度 児童生徒の問題行動・不登校等生徒指導上の諸課題に関する調査結果について．pp.7-19.（https://www.mext.go.jp/content/20231004-mxt_jidou01-100002753_1.pdf）

Terrie EM, Louise A & Sara RJ et al.（2008）Research review：DSM-V conduct disorder：research needs for an evidence base. Journal of Child Psychology and Psychiatry, 49；3-33.

「非行」という表象

Kumiko Ando
Lyrica Shimizu

安藤　久美子*・清水　梨々花*

I　はじめに

「非行」あるいは「非行少年」と聞くと，どのようなイメージを思い浮かべるだろうか。

暴力的だとか，反抗的で大人嫌いだとか，なんとなく一筋縄ではいかない思春期の困難ケースを思い浮かべ，対応の難しさや扱いづらさが頭をよぎるのではないだろうか。

しかし，単なる対応困難なケースであれば，日常臨床の中で他にもたくさん出会ってきたであろうに，どうして「非行」ケースに対しては，通常以上に抵抗感を持たれてしまうのだろうか。その背景について，かつて清田（1984）は，一般社会の構成員という立場からみれば「してはならないとされる行為（非行）」をあえて行っている少年なのだから，その性格や環境に「何らかの欠陥」があると社会が考えても仕方がないと述べており，いわゆる「普通」とは異なる存在が想定されていたように思われるが，そうした感覚は40年を経た現在でもあまり変わっていないのかもしれない。あるいはまた，「非行少年」というのは，自らの意思に基づいて行動しているであるから，そもそも精神科臨床のなかで，患者すなわち被治療者として扱う対象にはならないという考えもあるであろう。

＊聖マリアンナ医科大学神経精神科学教室
　〒216-0015　神奈川県川崎市宮前区菅生 2-16-1

確かに「非行」という言葉は医学用語ではなく，より社会学的な用語である。それゆえ，一般の精神医からすれば，専門外の一群として捉えられても不思議ではない。しかし，実際には，「非行」に至る心理やその病理を分析していくことは，精神医学を学ぶ際にもっとも基本となる「正常」と，そこから発展しうる偏奇を丁寧に考えるきっかけともなり，むしろ分析的な臨床力を高めるにあたっては有用な面もある。

本稿では，「非行」という子どものこころの一表象について論じていくにあたり，まずは正常心理からみた通常の成長とはなにかを再確認した上で，「非行」という表象をわれわれはどう解釈し，どのようにアプローチしていけばよいのかについて論じてみたい。

II　子どもの成長過程における影響

子どもは成人とは異なり，心身ともに成長発達の途上にあることから，もちろんその自我も人格も未分化な段階にある。そして，その未分化な自我や人格を確立させていく過程では，よい意味でも悪い意味でも環境の影響を受けながら成長していくものである。しかし，子ども自身の年齢によって影響を受ける環境の広がりは異なる。例えば，乳幼児であればまだ親や大人の庇護の元にあるため，依存の対象である親や周囲の「大人」たちから受ける影響が非常に大

きい。通常，依存には結果への依存とそのプロセスへの依存の二つがあるが，子どもたちも当然その両方からの影響を受ける。つまり，「非行」という行動こそが，依存対象の結果をそのまま模倣しているのかもしれないし，あるいはまた，依存対象の関心を引きたいという目的のために行っているプロセスの一つであるのかもしれない。そう考えると「非行」という行動は，本人が独自に作り出した反社会的行動なのではなく，親や周囲の環境の影響を受けて作り出された，より受動的な表出行動であるという見方もできるであろう。もしそうであるならば，効果的な介入を行うための矛先は，非行の主体者である子どもたち本人よりも，彼らをとりまく大人たちに向けられるべきなのかもしれない。

　しかし，だからといってもちろん子どもへの介入が無効だと言っているわけではない。子どもの場合には，未分化でまだ自我が固定していない段階であるがゆえに，周囲から正しい力を吸収すれば，効果がでやすいという側面もある。そうすると，向社会的なロールモデルをどう提供できるかが重要なポイントとなる。もし，家庭の中の身近な存在が向社会的なロールモデルとなるのであれば，それは子どもたちにとって非常に幸運ではあるが，親でなければならないというわけではない。なぜなら，ロールモデルというのは，子どもの年齢や精神発達の程度，あるいは置かれた環境によって変化していくことのほうが自然であるからである。では，子どもにとって理想となるロールモデルとはどのような人物が想定されるのであろうか。

Ⅲ　子どもにとってのロールモデルとは

　比較的年齢が小さい子どもの場合には，まだ現実と想像の区別を意識的に行っていないことが多いため，眼の前にいる人物の中でもっとも自分が安心できる人が依存対象として選ばれやすい。もう少し年齢が高くなってくると，偉人や憧れの人が選ばれることもあるが，そうした人物の場合には日常の生活実態が伴わないため，

子どもにとっては見えない行動を想像して模倣することは難しく，いずれは，わかりやすい身近な別の対象に移行していくことになる。その時に，家庭の脆弱さや学校からの疎隔などがあれば，自ずと不良仲間の先輩や SNS でつながった相手がモデル対象として浮上してくる。

　では，逆に，どのような対象がロールモデルとして適しているのであろうか。筆者の考えとしては，ロールモデルというのは頑張ってもなかなか手の届かない，いわゆる“理想的”な人物を想定するよりも，飾らない，時に失敗することもある，子どもにとって身近な存在であるほうが現実的であると考えている。なぜなら，重要なことは，成功した立派な大人の姿をみせることではなく，少し不格好でも，誠実な大人たちの姿を間近で見てもらうことにあると考えているからである。例えば，家庭の中をのぞいてみると，どんな家庭であっても喧嘩や口論は発生するものであろうし，日常生活の中では失敗やうまくいかないことだってたくさんある。したがって，そこから子どもたちに学んでほしいことというのは，「喧嘩をしないこと」とか「失敗しないこと」ではなく，「喧嘩をしても“仲直り”ができる」ということや，「失敗しても対処方法がある」ということを実感してもらうことではないかと考えている。特に近年は，あまり自己主張がなく，自分の気持ちはいつも曖昧で，目的も不明確であるにも関わらず，行動表出する際には，自分にも相手にもゼロか 100 かをはっきりさせたがる子どもたちが多くなっているように感じている。そのため，「喧嘩をしたらもう絶交」とか，「あんなことがあったから二度と学校には行けない」とか，あるいは「失敗したら死ぬしかない」などと極端な結論に固執し，自分自身で選択肢を狭めてしまっていることも少なくない。こうした考え方は，まさに「非行」にも通ずる面があり，少年たちはほんの些細なことをきっかけに，自暴自棄になって自ら極端な非行行動を選択していることが多い。援助交際やパパ活といった性非行も同

様に低い自尊心がきっかけとなっていることがほとんどなのである。

それゆえ，もし子どもたちの思考の中に，失敗したら「怒られる」とか「もう終わりだ」という結果ではなく，失敗しても，挑戦したことを褒められたり，失敗を話せたことを称賛されるような結末が想像できるようになれば，より早い段階でヘルプサインを出せるようになるであろうし，さらには，そうして修復できる力を伸ばすことこそ，真の成長の糧になると考えている。

このことは親側も同様である。臨床の中で出会う「子どもの対応に苦慮している」親たちは往々にして子育てに「失敗した」という自責感をもっている。そのため，これまでの苦労を労い，たとえ失敗しながらでも対処してきた事実自体を称賛すると，硬かった表情はほっとしたように変化する。親側が自分を許せるようになることで自ずと子どもの「失敗」に対しても客観的で寛容な視点を持てるようになり，子育ての挫折感やプレッシャーから少しでも解放されるのではないかと思われる。

IV　非行に関する要因

前項では子どもの成長について，身近な大人を中心とした環境要因に焦点をあてて述べてきたが，実際に非行に関する要因とは環境要因以外にはどのようなものがあるのであろうか。

非行問題を取り上げて議論する際に，環境的要因と並んで必ず取り上げられるのは，遺伝的要因や生物学的要因である。すなわち，非行に関わる少年というのは，その親もまた反社会的な行動履歴を持っていることが少なくないことから，非行や犯罪というのは環境による影響なのではなく，むしろ家系的な遺伝子に問題があるのではないかといった見解である。そうした仮説が繰り返されている根底には，犯罪などの反社会的な行動の原因をより生物学的な因子に引き寄せて考えることにより，「自分たちとは違う」という線引きをしたいという願望がどこか

にあるのかもしれない。いずれにしても，優生思想に対する反発は常に存在しながらも，予防的あるいは早期介入の観点から，犯罪と遺伝子，あるいは生物学的異常との関連については常に一定の関心が寄せられ続けてきた。

例えば，古くは19世紀前半には骨相学の見地から犯罪者に共通した頭蓋骨の形状を見出そうとする研究が盛んに行われ（波多野，2001），こうした身体的表徴からの分析は，後のロンブローゾらによる生来性犯罪者という学説にも大いに影響を与えたことは間違いない。この生来性犯罪者説については，その後のゴーリングらによる犯罪者と非犯罪者を比較した大規模研究によって否定されることになったが（法務総合研究所，1966），近年になって，再び信憑性を高め始めている。なぜなら，これまで解明されてこなかった遺伝子情報が明らかになり広く研究が行われるようになってくるにつれて，次々と遺伝子と反社会的行動との関連を裏付けるような特異的な研究結果が発表されるようになってきたからである。例えば，不安や抑うつ障害に関連しているとされていたヒト脳由来の神経栄養因子（BDNF）遺伝子が何らかの形で10代の非行とも関連しているとする研究（Chen et al., 2008）や，近年ではモノアミンオキシダーゼA（MAOA-uVNTR）の遺伝子やセロトニントランスポーター遺伝子多型（5-HTTLPR）が反社会的行動と関連があることを見出した研究（Teilbeek，2016；Nilsson，2015）もある。

さらに，少し視点を変えて発達障害と犯罪の関係について目を向けてみると，破壊的行動障害マーチ Disruptive Behavior Disorders March（DBDマーチ）の概念も重要である（齊藤，2005）。これは，ADHDのある子どもたちの一部には，年齢的な成長に従って反抗挑戦症 Oppositional Defiant Disorder（ODD），素行症 Conduct Disorder（CD）と反社会的な行為を発展させていき，成人以降は反社会的パーソナリティ障害 Antisocial Personality Disorder（ASPD）（以下，ASPD）に至るという概念であるが，

たしかに筆者が精神鑑定を行った成人事例のうち，ASPD の診断がついた者について，その生育歴をレトロスペクティブに観察してみると，学童期から思春期前期に多動や乱暴な行動が認められることが少なくない。

ADHD の神経病理に関連する報酬系の機能に関しては，腹側被蓋野から側坐核，扁桃体，中隔野，嗅結節，さらには前頭前野に投射する中脳皮質辺縁系の機能不全が関与していることは以前より知られていたが（Byirklund et al., 2007），近年のメタ解析の結果からも ADHD の脳内では複数の領域において平行して交差するニューロンの機能的結合が欠損しており，これが実行機能，報酬処理，注意ネットワーク等の機能不全に関与している可能性も指摘されており（Alexander&Farrelly, 2018），やはり，単なるパーソナリティや環境の問題には留まらず，遺伝的な要因によって引き起こされた本態的な脳の機能不全が反社会的行動のバックグラウンドとして影響を与えているという見方も優勢となってきているのである（Fairchild, 2019）。

エピジェネティックな変化自体さえも遺伝的制御をうけているという見解（Boks, 2009；Kaminsky, 2009）からすれば，これまでのような遺伝と環境の相互作用であるという考え方自体にも異論が唱えられている（安藤，2022）。しかしそれでもなお，器質的な障害があることにより，大人から叱責されうる行動を取ったり，無遠慮な行動様式によって友人らかも嫌厭された結果，孤立して自暴自棄になったり，居場所を求めて非行グループに加わっていったような，いわゆる発達障害に起因する二次障害に該当する一群が存在することもまた事実である（安藤，2021）。

したがって，遺伝子要因が非行という行動化に影響を与えうることは確かだとしても，それが環境要因との相互作用によってリスク因子にも保護因子にもなりうるのだとすれば（Luo, 2021），現段階においては，まだしばらくの間は非行や犯罪につながる危険因子として本態的な生物学的要因（Fairchild, 2019）とより間接的な環境要因（Lillig, 2018）との両視点からアプローチしていくことが妥当であると思われる。

V　非行へのアプローチ

1．包括的アプローチ

では，われわれはそうした非行にどう対応していけばよいのか。最後に，非行への介入や治療的手法についても触れておきたい。

一般に，どのような治療を考えるにあたっても介入の方向性は，環境全体へのアプローチと個人を対象としたアプローチに分けることができる。環境そのものにアプローチするためには，先に述べたような親や学校，そして児童相談所等をはじめとする支援機関と連携し，介入の方針を一貫させることが望ましい。しかし実際には，キーパーソンやコーディネーターの不在，また地域社会におけるリソースの絶対的不足などの理由から十分な支援を提供できないことも少なくない。したがって，どの程度の介入が可能であるかは地域によって力の差があることはやむを得ないが，特に家族全体が脆弱で機能不全を起こしているような非行ケースに効果的な介入手法としては，マルチシステミックセラピー Multisystemic Therapy（MST）がある（Henggeler, 2008）。MST は米国で開発された体系的なコミュニティベースの非行予防プログラムである。多職種からなる専門家が家庭全体を支援の中心に置いて介入していくという手法は，根本的な生活の基盤を堅強にすることが見込まれるという点からも，再非行防止という観点だけでなく，虐待のある家庭への介入にも有意義な示唆を与えることが期待される。

2．個別的アプローチ：トラウマインフォームドケア

環境と個人への両方のアプローチとしてはトラウマインフォームドケア Trauma-informed Care（TIC）がある（図1）。TIC は，すでにわが国においてもよく知られる用語となってい

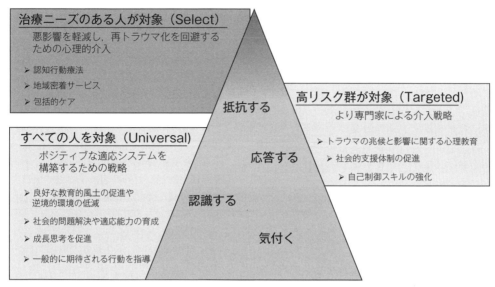

Chafouleas, S. M., Johnson, A. H., Overstreet, S., & Santos, N. M. (2016). Toward a blueprint for trauma-informed service delivery in schools. School Mental Health, 8, 144–162. DOI 10.1007/s12310-015-9166-8.より著者翻訳，改編

図1　トラウマインフォームドスクールにおける多層的支援のフレームワーク

るが，その発端は 1990 年代に米国を中心に行われてきた ACE（Adverse Childhood Experiences Study：逆境的児童期の体験）研究によって，子ども時代のトラウマ体験の実態が明らかになったことが大きく寄与しており（Felitti, 1998），これにより，小児期のトラウマが決して特別な出来事ではないことが知られるようになったといえる。もちろん，何でも「トラウマ」として捉えることには十分な注意が必要であるが，最新の犯罪白書によれば，矯正施設に入所している男子の 40.3%，女子の 69.7% が何らかの被虐待を経験していることが報告されていることからすれば（法務総合研究所，2024），どの少年に対してもトラウマという視点をもってアプローチすることはむしろ必須であるとさえ言える。

　TIC（厚生労働省，2024）は，今，表在化している行動，あるいは症状をトラウマの視点から理解するアプローチである。トラウマへの直面化や暴露を伴うようなダイレクトな介入治療とは異なり，現在の問題行動をトラウマという

氷山の一角であると捉え，その水面下にある過去の逆境やトラウマ，喪失体験によって生じた慢性的な過覚醒症状として理解し関わっていく。こうした氷山モデルの考え方は，自閉スペクトラム症を中心とする発達障害者への介入アプローチとまさに共通している。具体的にみてみると，例えば，イライラした攻撃的な暴言や怒りの感情爆発といった逸脱行動，すべてを否定するような極端な防衛的構え，また大げさに見える驚愕反応などもトラウマによる過覚醒反応であると捉えれば，これまでは反抗的で挑発的な態度と捉えてきた行動も，「そんなふうに攻撃や怒りを一身に受けてきたんだね」「これまではすべてを否定され続けてきたんだね」「だから頑なに自分を守ろうとしているんだね」という解釈に帰着する。そうしたこちら側の理解があってこそ，はじめて少年は安全で安心した環境にあることを実感し，介入のスタート地点に立てるのだと思う。

　回復のゴールはケースによって異なるかもしれないが，共通して言えることとしては，安全

で安定した生活を取り戻すこと，そして少年たちそれぞれが自分らしく自身の人生を生きてみようと思えることにあると考えている。

Ⅵ　おわりに

筆者は長年，多くの非行少年たちをみてきたが，特に矯正施設で処遇されている少年たちについては，できるだけ薬物療法に頼らず心理的介入のみで治療を行ってきた。その背景には，処方できる薬剤種が限られているという物理的な事情もあるが，それまで過量服薬を繰り返してきた少年に，「薬」以外のコーピングスタイルを身に着けてもらうためであったり，逆に，問題行動を起こすたびに追加処方され多剤併用となっている大量の向精神薬を整理するためであったりする。しかし，そうした経験から明確に感じていることは，多くの子どもたちは薬物療法を行わずとも十分に改善しうる力をもっているということである。もちろん，薬物療法を一律に否定しているわけではなく，一部の発達障害のあるケースには薬物療法の導入を勧めることもある。ここで伝えたいことは，"こころ"によって生まれた病態は"こころ"によって治療することができるのだという実感である。裏返せば，"こころ"によって作られた病態は"こころ"でしか癒せないのかもしれない。

特に，たとえ無自覚であったとしても，これまで長く虐待環境にあり，傷ついてきた少年たちは大人に対して大きな諦念と不信感を抱いている。そうした少年たちと対峙する際に大切にしていることは「待つこと」の重要性である。それは感情の嵐が通り過ぎるのを待つ場合もあれば，長い沈黙を待つ場合もある。そう，治療とはわれわれ治療者が手を差し伸べることだけはない。傷ついた相手にはことさらである。少年たちが自らのタイミングでそのこころを任せてくれたとき，初めて介入への道が開けるように感じている。

文　　献

Alexander L & Farrelly N（2018）Attending to adult ADHD：A review of the neurobiology behind adult ADHD. Irish Journal of Psychological Medicine, 35(3)；237-244.

安藤久美子（2015）性被害に向かい合う―性的虐待の被害者への治療を中心に．精神療法増刊第 2 号；154-160．

安藤久美子・神山昌也（2021）ADHD と精神鑑定．臨床精神医学，50(4)；353-359．

安藤寿康（2022）行動の遺伝子研究―最近の動向．心理学評論，65(2)；205-214．

Boks MP, Derks EM & Weisenberger DJ et al.（2009）The relationship of DNA methylation with age, gender, and genotype in twins and healthy controls. PLoS ONE, 4；e6767. doi: 10.1371/journal.pone.0006767.

Byirklund A & Dunnett SB（2007）Dopamine neuron systems in the brain: an update. Trends Neurosci, 30；194-202.

Chafouleas SM, Johnson AH & Overstreet S(2016) Toward a blueprint for trauma-informed service delivery in schools. School Mental Health, 8；144-162. DOI 10.1007/s12310-015-9166-8.

Chen Zhe-Yu, Kevin B & Bruce McEwen et al.（2008）Impact of genetic variant BDNF (Val66-Met) on brain structure and function. Novartis Found Symp, 289；180-188．discus Sion, 188-195.

Fairchild G, Hawes DJ & Frick DJ et al.（2019）Conduct disorder. Nature Reviews Disease Primers, 5(1)；43. doi: 10.1038/s41572-019-0095-y.

Felitti VJ, Anda RF & Nordenberg D et al.（1998）Relationship of childhood abuse and household dysfunction to many of the leading causes of death in adults. The adverse childhood experiences（ACE）study. American Journal of Preventive Medicine, 14(4)；245-258.

波多野敏（2001）一九世紀末フランスの犯罪学における「社会」．名古屋大學法政論集，186；241-292.

ヘンゲラー SW，ショーエンワルド SK，ボルディン CM 他著・吉川和男監訳（2008）児童・青年の反社会的行動に対するマルチシステミックセラピー（MST）．星和書店.

法務総合研究所（1966）昭和41年版犯罪白書．第三編／第二章／二／1.

法務総合研究所（2024）令和5年版犯罪白書．第3編／第2章／第4節／2.

Kaminsky ZA, Tang T & Wang S et al.（2009）DNA methylation profiles in monozygotic and dizygotic twins. Nature Genetics, 41；240-245.

清田勝彦（1984）現代型非行の特徴と社会的背景．犯罪社会学研究，第9号；139-160.

厚生労働省https://www.mhlw.go.jp/content/11900000/000593579.pdf（2024年4月26日閲覧）

Lillig M（2018）Conduct disorder：Recognition and management. American Family Physician, 98(10)；584-592.

Luo M, Meehan AJ & Walton E et al.（2021）Neonatal DNA methylation and childhood low prosocial behavior：An epigenome-wide association meta-analysis. American Journal of Medical Genetics Part B Neuropsychiatr Genet, 186(4)；228-241. doi: 10.1002/ajmg.b.32862.

Nilsson KW, Comasco E & Hodgins S et al.（2015）Genotypes do not confer risk for delinquency but rather alter susceptibility to positive and negative environmental factors：Gene-environment interactions of BDNF Val66Met, 5-HTTL-PR, and MAOA-uVNTR. International Journal of Neuropsychopharmacology, 18(5). doi: 10.1093/ijnp/pyu107

齊藤万比古（2005）注意欠陥／多動性障害（AD／HD）の診断・治療ガイドラインについて．神経精神学雑誌, 107(2)；167-179.

Tielbeek JJ, Linnér RK & Beers K（2016）Meta-analysis of the serotonin transporter promoter variant (5-HTTLPR) in relation to adverse environment and antisocial behavior. American Journal of Medical Genetics Part B Neuropsychiatr Genet, 171(5)；748-760.

子どもたちと SNS やゲームへの執着

Masaki Seki

関　正樹*

I　子どもたちと SNS

令和 4 年度の通信利用動向調査によると，13 〜 19 歳の子どもや青年のインターネットの利用率は 98.1% であり，SNS，YouTube などの動画視聴，オンラインゲームに加えて e ラーニングどの利用が多く見られる（総務省，2023）。小学生の頃は動画視聴やゲーム，学習などのためにインターネットを利用する子どもが多いが，中高生になればそれらに加えて，SNS を利用したり，音楽を聴いたり，漫画を読んだりなど，子どもたちがさまざまなことにインターネットを利用するようになっている（子ども家庭庁，2023）。

SNS に関しては，13 〜 19 歳の 92.0% が利用している（総務省，2023）が，事件や犯罪などに巻き込まれる起因となった報道などから，その使用について心配し，遠ざけたくなる大人も多いだろう。しかし，そんな大人の思いとは裏腹に小学校低学年の 9.6% が X（旧 Twitter）を利用していることや 30.3% が知らない人とのやりとりの経験があることが報告される（東京都，2020）など，多くの子どもたちは大人が思うよりもずっと早くから SNS を使用し始めている。

＊大湫病院
〒 509-6471　岐阜県瑞浪市大湫町 121

子どもたちの SNS の利用目的は従来からの知人とのコミュニケーション（93.7%），知りたいことについて情報を探す（67.5%），ひまつぶし（38.0%）の順に多く，新たな交流関係を広げる（20.2%）がそれに続いている（総務省，2023）。このように大半の子どもたちは学校や塾の友達，部活の仲間などと SNS を通じて交流し，その投稿にアクションしたり，メッセージを送ったりしながら，お互いのつながりを確認し，維持している。

一方で，利用目的とインターネットへの依存傾向との関連を見た調査からは，「新たな友達を作るため」「ストレス解消のため」「現実逃避のため」といった必ずしもポジティブとは言えない利用目的と依存傾向が高い群との関連が示唆されている（総務省，2016）。つまり，多くの子どもたちが SNS を利用しているから一様に依存のリスクが高いわけではなく，背景に何らかの現実の苦しさがある子どもが SNS から離れられなくなっていることが推測される。

多くの大人が子どもの SNS の利用に関して心配なことの一つは，何らかの事件や犯罪に巻き込まれることだろう。2021 年度に SNS を起因とした犯罪の被害にあった子どもは 1,812 人，そのうちの 718 人は中学生である。被害にあった子どもが加害者とつながるきっかけになった SNS は X（旧 Twitter），Instagram など，多

くの子どもが利用しているSNSであり，特別変わったSNSではない。SNSに起因する犯罪の被害にあった子どもたちの多くはフィルタリング機能を利用していなかった。そのことからも，子どもたちをSNSに起因する犯罪から守るため，フィルタリングの利用なども推奨されている。しかし，そもそもフィルタリングはどの家庭にも有効な機能というわけではない。フィルタリングが有効に機能するためには，家庭の中での親子関係が安定しているという土台が必要である。前述の調査では，きっかけとなった投稿の半数以上は日常的な当たり前の投稿であるとされている一方で，4割は「家出したい」「出会い目的」など危なっかしい投稿であったことが報告されている。多くの大人はSNSで子どもたちに「家出したい」などと投稿してほしくないと思っているだろうし，「家出したい」「死にたい」「消えたい」などの投稿が悪い大人と出会うリスクが高いことも知っているからこそ，そうしてほしくないと思っているのだろう。しかし，そのような子どもたちに「SNSに家出したいって書くと，悪い大人と出会うから，やめた方がいい」と伝えて果たして意味があるのだろうか？

実際にSNSに「家出したい」「死にたい」「消えたい」といった苦しさをつぶやく子どもに話を聞いてみると，多くの子どもはそこで危ない目に遭うリスクについてよく知っており，そこでしか気持ちを吐露できる場所がないからつぶやいていると語る。そう考えると，SNSでつぶやかれる苦しさは，さまざまな事情から，現実の中で苦しさを吐露できない子どもが，何とかその苦しさを伝えようと発しているSOSであるとともに，現実を生き抜いていくための対処行動でもあると言えるだろう。確かにSNSで苦しさを吐露することはリスクもあるが，その苦しさにそっと押される「いいね」や知らない誰かから届くあたたかい返信は，自分の苦しさが誰かに伝わった証でもある。その「いいね」は子どもにとって，「そのままの自分でい

いんだよ」「わかるよ」と自分を認め，励ましてくれるものであり，そのようなつながりを求めてしまう子どもたちが悪いわけではない。

けれども，そのような子どもたちのささやかな希望を傷付ける大人と出会ってしまい，さらに傷つく子どもたちとも臨床ではしばしば出会う。このような子どもたちに私たち大人のできることは，現実でも傷つきを抱え，SNSの世界でも傷ついた子どもたちを「SNSなんかしているから」，「フィルタリングをしていないから」と非難を向けることではなく，どんなことを話しても安全な環境を提供しながら，現実にはSNSの世界みたいに理想的な人はいないかもしれないけれど，自分を騙そうとしたり，危害を加えようとしたりする人ばかりでもないことを知ってもらい，時には試すように反抗なども繰り返しつつ，少しずつ子どもらしく育っていく姿を見届けることであろう。

SNSにおける出会いには確かにリスクがある。したがって，子どもがSNSなどで知り合った人と「会いたい」と相談してきた時，その安全性をどのように見極めればよいか悩む大人も多いだろう。そのような際にも，SNSでの恋愛＝危険としてしまうのではなく，①知り合ってからの期間，や②知り合った経緯，③会話のオープンさ，などといったリスクを推し量る物差しを使いながら，子どもと一緒に考えられる関係性を作っていくことが大切なのかもしれない。

Ⅱ インターネットへの依存から　ゲーム行動への依存へ

インターネットを利用してできることはSNSだけではない。YouTubeを視聴したり，推しのVTuberの配信を見たり，オンラインゲームで友達と遊んだり，eラーニングを利用したりと，インターネットは私たちの生活の細部まで浸透している。1996年にYoung（1996）がインターネットの嗜癖的利用に至った事例を報告して以降，インターネットの過剰な使用について議論が重ねられてきている。しかし，そ

の用語についてはインターネットへの嗜癖（Internet Addiction）だけでなく，強迫的インターネット使用（CIU：Compulsive Internet Use）や問題のあるインターネット使用（PIU：Problematic Internet Use）などさまざまな用語も提唱されてきており，それらを計測する尺度もヤングのインターネット依存度テスト（IAT：Internet Addiction Test）（Young, 1998）をはじめとしてさまざまな尺度が存在するが，インターネットへの嗜癖を高い感度と特異度で測定するためのゴールドスタンダードは存在せず，さまざまな理由から同じ測定法でも研究によって異なるカットオフポイントが使用されている（Kuss et al., 2014）。そのため，2013 年の DSM-5 においてはインターネットへの依存ではなく，ギャンブル依存や物質使用障害と行動上の類似点などについて比較的エビデンスが積み重ねられていたインターネットゲーム障害（IGD：Internet Gaming Diorder）が今後の研究のための病態として収載されることとなった。

　IGD は，臨床的に意味のある機能障害や苦痛を引き起こす持続的かつ反復的な，しばしばほかのプレイヤーとともにゲームをするためのインターネットの使用であり，①インターネットゲームへのとらわれ，②インターネットゲームが取り去られた際の離脱症状，③インターネットゲームに費やす時間が増大していく耐性，④インターネットゲームのコントロール障害，⑤インターネットゲームの結果，ほかの趣味や娯楽への興味の喪失，⑥心理社会的な問題を知りつつ，過度なインターネットゲーム使用の継続，⑦使用頻度について嘘をつく，⑧否定的な気分を避けるためのインターネットゲーム使用，⑨インターネットゲームへの参加のために大事な交友関係，仕事，教育や雇用の機会を危うくした，失ったことがあるといった 9 項目のうち 5 項目以上が満たされることで診断される。この診断基準には将棋やシミュレーションゲームなどの長時間プレイはゲームデザインそのものではないかいった指摘や，「プレイ時間」が欲

しくてゲームをしているのではないため，アルコールなどの物質の使用量の増大と同じようには扱えないのではないかなどといった指摘や離脱についてのエビデンスが不十分であるとの指摘がなされている（Kaptsis et al., 2015）。

　このような批判もあり，2019 年にはゲーム行動症（GD：Gaming Disorder）が ICD-11 に収載される際には耐性や離脱についても記述はなされず，①コントロール障害，②優先度の問題，③問題使用かつ重症であること，④これらが 12 カ月以上続いていること，の 4 点を満たすことが診断基準として求められることとなった。つまり，ゲームの行動がコントロールできない状態があり，それが最優先の生活となり，その結果長期間学校にも行かなくなっている状態が GD として診断され得る状態である。けれども，不登校の子どものゲーム行動は，有り余る時間の結果でしかないことも多い。朝起きれば，学校のことを考えてしまうし，夜一人で起きていれば，明日の朝のことを考えてしまう。そのような状況をゲームが救ってくれることやオンラインゲームで出会った友人との何気ない会話が救ってくれることはしばしばある。このような子どもは大人から見れば，一見ゲームに依存しているようにしか見えないかもしれないが，そのような事例は厳密には GD であるとは言えないだろう。GD のわが国における有病率は約 2.5％と推計されている（Higuchi et al., 2023）が，本当にこれほどの有病率でゲームに依存する（つまりゲームのコントロールの障害から学校などに行けなくなっている）子どもがいるかどうかについては専門家の間でも議論があるところである。

1．誰もが SNS やゲームに依存するの？

　これまで見てきたように，多くの大人は子どもたちの SNS の使用やゲーム行動などに心配の目を向けており，日常の外来においても「SNS ばかり家では見ていますが，このままでは依存になってしまうのではないか」「ゲーム

をなかなかやめられないが，これはいわゆるゲーム依存なのではないか」といった心配の声が，保護者から聞かれることも多い。問題のあるオンラインゲームやSNSの利用など，特定の問題のあるインターネットの使用の発症やその行動が続くプロセスを示した理論的枠組みの一つにI-PACEモデル（Interaction of Person-Affect-Cognition-Execution）モデルがある（Brand et al., 2016）。I-PACEモデルでは，①中核的な特性（衝動性や自己評価の低さなどのパーソナリティ，抑うつや社交不安やADHDなどの精神病理，孤独感，社会に対する不信感などの社会認知）のある人がストレスや嗜癖関連のトリガーに直面した際に，②情動的反応や認知的反応，つまりゲームやSNSなどの刺激に対する気分の変容や思考の変容が起こり，③実行機能や抑制コントロールの低下からゲームやSNSをする。これらの相互作用の結果としてゲームやSNSで満足感や補償が得られることで，習慣的な行動へと移行していくといったモデルである。

　つまり，ゲームであれ，SNSであれやり過ぎれば誰もが依存になるといった素朴なものではなく，そこには中核的な特性と呼ばれる素因が絡んでおり，その行動のリスクには濃淡のグラデーションがあると言ってよいだろう。また，すべてのADHDの子どもがゲームやSNSに依存することはないように，中核的な特性があったとしても，嗜癖に至らない子どもたちも多く，リスクファクターと同時に保護因子の検討も重要になってくる。例えば，210の研究を統合したメタアナリシスでは，自己評価が高いこと，生活への満足度が高いことや教育は保護因子になり得ることが示されている（Ripovic et al., 2023）。また家族関係においても，親子のつながりやあたたかい家庭環境などの家族的要因（Liau et al., 2015）や父子関係が良好であること（Su et al., 2018）も保護因子になることが指摘をされている。そのほかにもインターネットに傾倒するリスクとして，家族によるモニタ

リングが機能しないことやルール作りがなされていないことなども指摘されているが，これらは家族関係がうまくいっていることで初めて有効に機能するものである。

　以上から，私たち臨床家が，子どものゲームやSNSの使用をめぐる相談を受けるにあたって大切なことは，親子関係の対立を招くことなく，家族とルールや約束事について話ができる環境を作っていくとともに，子どもたちにゲームやSNSについての心理教育を行なっていくことやゲームやSNSに傾倒する背景に認められる本人の孤独感や生活への不満などに焦点を当て，本人の実際の生活環境における満足度を高めていくことにあるだろう。

Ⅲ　約束事を作る時

　約束は相互的なものであり，決して一方通行なものではない。したがって，大人が「ゲームは1時間」と一方的に決め，子どもがしぶしぶ「わかった」と答えるような約束はあまり現実的ではない。現実的な約束を作っていくためには大人から見て子どもが「その約束を守ってくれる」ことを「期待ができ」，実際に自分が「守らせることができる」ことが重要になってくる。そして，子どもから見て自分が「安心してゲームができる」から「守りたい」と「期待ができ」，実際に「守ることができる」ことも重要になってくる。

　例えば，「ゲームは夕方5時まで」という約束について考えてみよう。ゲームというもの（もちろん全部ではないが）は子どもを楽しませるようにデザインされており，おしまいにすることは控えめにいって難しい。だからこそ，子どもが17時にゲームをおしまいにする約束を「守ること」は難しい。だからこそ，大人が「守らせることができる」かどうかが大切になってくる。例えば，大人が5時に家にいない家庭や大人が5時には家にいるけど手が空いていない家庭では「守らせる」ことは難しいだろう。

　また，子どもはどのような人との約束だった

ら「守りたい」と思ってくれるだろう？自分の好きなことに否定的な大人との約束を守りたいと思う子どもは少ないだろう。むしろ，自分の好きな世界に肯定的な眼差しを持っている大人との約束の方が「守りたい」と思ってくれるかもしれない。だからこそ，子どもがゲームに没頭する時には，子どもの好きな世界を否定することなく，「何を楽しんでいるんだろう？」という視点を周囲の大人が持つことも大切になってくる。「どうしてそんなに夢中になれるの？」と尋ねれば，子どもたちはそのゲームの楽しさについて目を輝かせながら語ってくれるだろう。いつも一緒に遊ぶゲーム友達についても「いつも○○君と楽しそうに話しているけど，あの子もそのゲーム上手なの？」「どんな話しているの？」と尋ねれば，当たり前の子ども世界の会話について楽しそうに教えてくれるだろう。

IV　不登校とゲーム

　児童精神科の外来においては「ゲームにハマって子どもが学校に行かない」という相談も多いが，そのうちの多くは「学校に行けない」状態が先にあるものであり，厳密な意味においてゲームに嗜癖的になっているとは言い難いものである。また，子どもたちは学校に行けない自分を「こんな自分はダメだ」と責めており，家庭の中で後ろめたさを感じていることも多い。このようにして不登校の子どもたちの多くは学校という「居場所」だけでなく，家庭という「居場所」も失いかけている。そんな子どもにとって，ゲームであれ，何であれ，好きなことが残っていることはそれだけで後ろめたさから自分の心を助けてくれる宝物である。

　なによりも，不登校に至る子どもの状態は個人の病理（つまりその人の疾病）によるものではない。むしろ，周囲との関係性などを含む社会的な状態像と言えるだろう。だからこそ，私たち臨床家はこのような子どもたちが病院を訪れた時に安易にゲーム行動症として個人の病理に帰結してしまうことは避け，家族やコミュニ

ティなどを巻き込んだ居場所づくりの支援を行っていく必要がある。周囲から見ればゲームにハマって心配かもしれないが，この段階で大切なことは「好きなことから離れさせる」ことよりも，家族や周囲の大人が本人や本人の好きなものや好きなこと肯定的な眼差しを向け，まず家庭の中に「居場所」を回復していくことであろう。時々，「家の居心地が良すぎるから外に出ない」と述べて，ネットやゲームを取り上げることを勧める専門家もいるが，ネットやゲームの取り上げは，極めて高い確率で失敗をするギャンブルであり，家庭内における暴力などの引き金にもなる。

　一方で，取り上げの背景には「このまま外に出られなかったらどうしよう」などといった親御さんの不安がある。つまり，親御さんが取り上げた背景の一つには私たち臨床家が親御さんの不安を少なくするような支援をできていないということなのだ。

　このような親御さんには，「ゲームをやめて子どもさんとどんな生活がしたい？」ということについて考えてもらうことが大切になってくる。このような質問を投げかけると「以前のように普通に会話したい」，「休みの日に美味しいものを食べに行きたい」などといった気持ちが語られるが，そのために「今」「できそうな」ことを親御さんと一緒に考えてもらうことが大切になってくる。

　「今」「できそうな」ことを考えていく際には，現在の親子関係の親密度についても考える必要がある。例えば，現在の親子関係があいさつも返ってこない段階であれば，あいさつをすることが「今」「できそうな」ことになるだろう。あいさつはするけど，夕飯は１人で食べているのであれば「食べたいものを尋ねる」ことが「今」「できそうなこと」になるだろう。このような段階で，「ゲーム以外の余暇に誘ってみましょう」と提案しても，「今」「できない」ことを提案することになり，実際に親御さんも自分の関わりがうまくいっているという実感は持ち

にくい。ゲーム以外の余暇の提案は，少なくとも親御さんと子どもが雑談できるくらいの関係性がないと難しいだろう。

　不登校であった子どもの回復の道筋は居場所の回復の道筋でもある。当初は家庭の中でもうしろめたさを感じていた子どもたちは，嫌な気持ちを振り払うようにゲームなどに没頭する。そのようなゲームの世界は当初は居場所と言えるような安心感を得られる場所ではなく，ただただ，不安の海の中で溺れないようにしがみつく救命浮き輪のような存在である。そんなゲームの世界で子どもたちはやがて他者と出会い，一緒に遊び，笑い，雑談をするといった月日を重ねるうちに親密な関係を築くようになっていく。このようにして，オンラインゲームの世界は子どもにとっての居場所となり，そこで出会った友達の影響を受けながら子どもたちの世界は広がっていくのである。

　そんな子どもたちの世界と私たちの世界が地続きになるように，私たち大人は子どもたちの好きなものや好きなことに肯定的な眼差しを向けていく必要があるのだろう。

文　献

Higuchi S, Osaki Y & Kinjo A et al.（2021）Development and validation of a nine-item short screening test for ICD-11 gaming disorder (GAMES test) and estimation of the prevalence in the general young population. Journal of Behavioral Addictions, 10(2)；263-280. doi: 10.1556/2006.2021.00041.

Kaptsis D, King DL & Delfabbro PH et al.（2016）Withdrawal symptoms in internet gaming disorder：A systematic review. Clinical Psychology Review, 43；58-66. doi:10.1016/j.cpr.2015.11.006. Epub 2015 Dec 7.

子ども家庭庁（2023）青少年のインターネット利用環境実態調査 https://www.cfa.go.jp/assets/contents/node/basic_page/field_ref_resources/9a55b57d-cd9d-4cf6-8ed4-3-da8efa12d63/6527c9ee/20231004_policies_youth-kankyou_internet_research_results-etc_05.pdf（2024年4月29日閲覧）

Liau A, Choo H & Li D et al.（2015）Pathological video-gaming among youth：A prospective study examining dynamic protective factors. Addiction Research & Theory, 23；301-308.

Matthias B, Kimberly SY & Christian L et al.（2016）PotenzaIntegrating psychological and neurobiological considerations regarding the development and maintenance of specific Internet-use disorders: An Interaction of Person-Affect-Cognition-Execution (I-PACE) model. Neuroscience & Biobehavioral Reviews, 71；252-266.

Ropovik I, Martončik M & Babinčák P et al.（2023）Risk and protective factors for (internet) gaming disorder：A meta-analysis of pre-COVID studies. Addictive Behaviors, 139；107590. doi: 10.1016/j.addbeh.2022.107590. Epub 2022 Dec 17.

総務省（2016）中学生のインターネットの利用状況と依存傾向に関する調査 https://www.soumu.go.jp/iicp/chousakenkyu/data/research/survey/telecom/2016/20160630_02.pdf（2024年4月29日閲覧）

総務省（2023）通信利用動向調査 https://www.soumu.go.jp/johotsusintokei/statistics/data/230529_1.pdf（2024年4月29日閲覧）

Su B, Yu C & Zhang W et al.（2018）Father-child longitudinal relationship：Parental monitoring and internet gaming disorder in chinese adolescents. Front Psychol, 6(9)；95. doi: 10.3389/fpsyg.2018.00095.

東京都（2020）家庭における青少年の携帯電話・スマートフォン等の利用等に関する調査 https://www.metro.tokyo.lg.jp/tosei/hodohappyo/press/2020/04/06/02.html

Young KS. Psychology of computer use: XL. Addictive use of the Internet: a case that breaks the stereotype. Psychol Rep. 1996 Dec;79(3 Pt 1)；899-902. doi: 10.2466/pr0.1996.79.3.899.（2024年4月29日閲覧）

精 神 療 法　増刊第 11 号 2024

若者の「見えない傷」を見る

Toshihiko Matsumoto

松本　俊彦＊

Ⅰ　はじめに

　わが国では，1998 年に突如急増し，年間自殺者数が 3 万人を越える事態が 14 年にわたって続いた。そうした中で 2008 年に自殺対策基本法が成立し，以降，わが国では国を挙げての自殺対策が展開されてきた。その結果，2009 年を境に自殺者総数は減少傾向へと転じ，2019 年の自殺者総数はついに 2 万人前後にまでなった。

　しかし，これはあくまでも自殺者総数の話であり，若者に限っては必ずしも手放しでは喜べない状況にある。年代別の自殺死亡率は，他の年代では 2009 年以降，確実に自殺死亡率が減少傾向を示しているのに対し，十代に限っては横ばいもしくは微増で推移している。特に小・中・高校に在籍する児童・生徒の場合には，自殺者総数が減少し続ける中，一貫して増加傾向を示して続けてきた。特にコロナ禍に入った 2020 年にはさらなる急激な上昇を呈し，中でも高校生女子は前年比 2 倍となり，以降も現在までその水準で高止まりした状態にある。

　子どもや若者たちの自殺——とりわけ高校生女子の自殺——の背景に何があるのか。それを

＊国立精神・神経医療研究センター 精神保健研究所
　薬物依存研究部
　〒 187-8553　東京都小平市小川東町 4-1-1

語るのは容易ではない。警察庁統計でも，児童生徒における自殺の原因・動機として最も多いカテゴリーは，「不明」である。ただ一つ明確なのは，近年，若者におけるリストカットや市販薬乱用といった，「故意の自傷」（Hawton et al., 2006）の増加を示唆するデータが存在する，ということだ（国立成育医療研究センター　コロナ×子ども本部，2023；松本，2021）。その意味では，若者の自殺予防の方策を考えるには，故意の自傷と自殺とがいかなる関係にあるのかについて，理解を深める必要がある。

Ⅱ　自傷とは何か

1．自殺と何が違うのか

　自殺企図とは，自殺を目的として，「これくらいやれば死ねるだろう」という致死的な結果を予測して，故意に自分の身体を傷つける行為のことを指す。一方，自傷とは，自殺以外の目的から，「これくらいであれば死なないだろう」という非致死的な結果を予測して，故意に自分の身体を傷つける行為のことをいう。その意味では，両者は，自分で自分の身体を傷つけるという点が共通しているものの，行為の目的や，行為の結果としてどのような事態を予測しているのか，といった点が異なっているといえる。

２．自傷の方法と道具，傷つける身体部位

　自傷の方法として最も多いのが，「（刃物などで）皮膚を切る」という行為である。他にも，「（鋭利なもので）皮膚を刺す」，「壁に頭をぶつける」「壁を拳で殴る」「自分の身体を殴る」「自分の身体を嚙む」「皮膚をつねる」「皮膚に爪を食い込ませる」「身体を物にぶつける」「皮膚をむしる」，「皮膚を焼く（熱いものを押し当ててわざと火傷させる）」といった方法で自傷する者もいる。複数の方法で自傷に及ぶ者も珍しくない。

　自傷に用いる道具としては，カッターやナイフ，カミソリ，コンパス，筆記用具，自分の爪などが代表的である。また，自傷する身体部位については，手首・前腕が最も多く，他には，上腕，手掌，手指，大腿部，脛，手甲といったケースもある。

３．自傷の意図・目的

　自傷ほど多くの誤解と偏見に曝されている行動もない。一般の人の中には，リストカットなどの自傷の大半は，「誰かの気を惹くために」行われる，一種のアピール的な行動と決めつける援助者がまれならずいるが，実はそのことを支持する学術的知見はどこにも存在しない。

　学術的な研究が示しているのは次の二点である。一つは，自傷の96％は一人きりの状況で行われ，誰にも告白されないということであり，そしてもう一つは，自傷の多くは，怒りや不安，絶望感，罪悪感といったつらい感情の緩和を意図して行われる，ということである（Hawton et al., 2006）。本来であれば，自分では手に負えないつらい感情に圧倒されたとき，子どもは大人に助けを求めたり，周囲に相談したりすべきところであるが，彼らはそれをせずに，自分ひとりでつらい感情に対処しようとしているわけである。

　なぜ周囲に助けを求めないのか？　おそらく周囲に信頼できる大人がいなかったり，「自分には価値がない，自分は人に助けを求めるに値

しない」という思い込みが強かったり，かつて人に助けを求めた結果，かえってつらい目に遭ったりした経験が影響している。その意味では，自傷とは，周囲へのアピールどころか，むしろそれとはまったく反対に，誰かに助けを求めたり相談したりせずに，孤独に苦痛を解決しようとする行動と捉えるべきだろう。

４．「鎮痛薬」としての自傷

　自傷には，「心の痛み」に対する「鎮痛薬」としての機能がある。実際，自傷を繰り返す者の多くは，自傷後の気分変化について，「ホッとする」とか「スッキリとする」といった，安堵感や解放感を報告する。このことは，自傷によって心理的苦痛が低減されていることを示唆している。

　自傷には，つらい記憶やつらい感情から意識を逸らし，それらを封印する機能もあるらしい。ある自傷患者は筆者にこう語った。「心の痛みを身体の痛みに置き換えているんです。心の痛みは意味不明で怖いけど，身体の痛みならば，『あ，ここに傷があるから痛くて当然なんだ』って納得できるんです」。つまり，自傷という現象は，「身体の痛み」を使って「心の痛み」に蓋をし，「なかったこと」にするプロセスと理解できるだろう。

　あるいは，こうもいえるかもしれない。自傷する者が切っているのは皮膚だけではなく，皮膚を「切る」のとともに，つらい記憶やつらい感情を意識の中で「切り離し」ているのだ，と。

５．自傷と自殺との関係

　自傷には重大な欠点がある。まず，結局のところそれは一時しのぎにすぎないという点である。根本的な原因が未解決のままならば，長期的には余計につらい感情に襲われかねない。

　それから，自傷を何度も繰り返していると，あたかも麻薬のように慣れが生じ，鎮痛効果が減衰し，その分を補うために自傷の頻度や程度をエスカレートさせなければならなくなる。や

がて，「切ってもつらいが，切らなきゃなおつらい」という状態に陥ると，今度は，「自殺するため」に自分の身体を傷つけることを考え始める傾向がある。

　要するに，自傷とは，「死にたいくらいつらい今を生き延びるために」をくり返しながら，逆説的に死をたぐり寄せてしまうのである。実際，自傷経験のある十代の若者は，そうでない者に比べて，十年以内に自殺既遂によって死亡するリスクが数百倍高いという報告がある（Owens et al., 2002）。

　肝に銘じておくべきなのは，自傷する者は，「自殺するため」に自傷するわけではないが，自傷していないときには，頭の中はいつも「消えたい」「死にたい」という気持ちでいっぱいである，ということだ。だからこそ，たとえ「リストカットなんかじゃ死なない」といえたとしても，「リストカットをする奴は死なない」とは到底いえず，支援の対象とする必要があるのである。

Ⅲ　過剰摂取とは何か

1．市販薬乱用が増えている

　近年，精神科医療の現場では，十代の市販薬乱用患者が顕著に増加している（松本，2021）。いまや十代で最も多く乱用されている薬物は，大麻でも脱法ハーブでも覚醒剤でもなく，市販薬という状況になっているといってよいだろう。

　市販薬乱用は，女性，それもいわゆる「よい子」に多く，さまざまなメンタルヘルス問題を抱え，中でも自傷や摂食障害が多い傾向がある。乱用の動機は，決して「ハイになる」ためではなく，「つらい気持ちを和らげる」という苦痛の緩和にある（宇佐美・松本，2020）。つまり，彼らはそのつらい気持ちを親や学校の先生などの身近な大人に相談せずに，ドラッグストアで自分の小遣いで簡単に購入できる市販薬をこっそり過剰摂取（overdosing；OD）して紛らわせているわけである。

2．乱用されやすい市販薬

　乱用されている市販薬の多くは，鎮咳薬と感冒薬，中でもブロン錠とパブロンゴールド A 錠が多い。ブロンは咳止め薬で，気管支拡張作用のあるメチルエフェドリンもしくはプソイドエフェドリン（覚醒剤原料）と，脳の咳中枢を抑えるデヒドロコデイン（オピオイド成分）が含まれている。前者には，意欲を高める作用があり，後者には，不安を和らげる作用がある。

　現在は，いずれの製品も「1 店舗での販売はひとり 1 箱」「3 日以内の再購入はできない」といった制限がなされており，乱用に対する一定の歯止めをかけている。しかしその結果，近年では，コンタック（感冒薬），メジコン（鎮咳薬），レスタミン（抗アレルギー薬）といった，販売個数制限されていない別の市販薬製品が乱用されるようになっている（松本他，2023）。

　コンタックとメジコンには，鎮咳成分デキストロメトルファンが，レスタミンには抗ヒスタミン作用薬成分ジフェンヒドラミンが含まれている。これらの成分は，他の薬剤との相互作用で急激に血中濃度が上昇しやすく，比較的容易に中毒量に達してしまう。その結果，デキストロメトルファン中毒では呼吸停止が，ジフェンヒドラミン中毒では心停止が生じうる。特にデキストロメトルファンの場合，グレープフルーツ飲料と同時摂取すると，柑橘系果汁に含まれるフラノクマリン類が，肝臓のチトクローム系酵素（CYP3A4）を長時間阻害するために血中濃度の急激な上昇を呈しやすく，致死的な事故となりやすい。

3．自傷と OD の関係

　すでに述べたように，市販薬 OD もまた，リストカットなどの自傷と同様，誰にも相談できないつらい気持ちを自分ひとりで和らげる，という「孤独な対処」として行われる傾向がある。そして実際，1 人の若者に自傷と市販薬 OD の両方が併存していることは全く珍しいことでは

表1　リストカットと OD との共通点・相違点（複数回答可）

Rodham K, Hawton K, Evans E: Reasons for deliberate self-harm: comparison of self-poisoners and self-cutters in a community sample of adolescents. J Am Acad Child Adolesc. Psychiatry. 43（1）: 80-87, 2004.

選択された動機	リストカット %	OD %	P
つらい感情から解放されたい	73.3	72.6	0.91
自分自身を罰したい	45.0	38.5	0.36
死にたい	40.2	66.7	＜ 0.001
絶望しているのを示したい	37.6	43.9	0.40
愛されているのか知りたい	27.8	41.2	0.04
周囲の注意を惹きたい	21.7	28.8	0.24
驚かせたい	18.6	24.6	0.30
仕返しをしたい	12.5	17.2	0.35

ない。その意味では，両者の間には共通点が多く，その関係は密接であるというるだろう。

　しかしその一方で，決定的な相違点があることを忘れてはならない。それは，市販薬 OD は，身体への害をコントロールししにくい，という点である。自傷の場合，視覚的に傷の程度を確認しつつ，傷の大きさや深さをコントロールしやすく，また，「切ればすぐに傷がつくし，やめればそれ以上傷は深くならない」といったように，行為と害との関係は直接的かつ即時性がある。

　ところが，OD はそうではない。身体の損傷は身体内部で潜行し，視覚的に確認することはできない。そして，弊害に気づくのは，これまでの OD の害がある程度蓄積した後となる。しかも，気づいてから慌てて OD をやめても内臓障害は容易には回復しない。その意味で，行為と害との関係は間接的かつ時間的遅延がある。

　以上からわかるのは，OD は自傷に比べ，行為の結果を予測しにくく，結果をコントロールすることがむずかしい，ということだ。おそらく OD を繰り返す若者自身もそのことは漠然と自覚しているのだろう。実際，多くの市販薬乱用患者はそう語っている。「それ（市販薬 OD）で死ねるとは思ってないけど，万一死んでも，それはそれで構わない」と。そのような，両者における意図の微妙な違いは，表1に示したRodham らの研究結果にも反映されている。つ

まり，習慣的にリストカットを繰り返す若者と習慣的に OD を繰り返す若者に対し，それぞれ行為の動機を複数回答可とした質問すると，いずれも7割超の者が感情的苦痛への対処として行っている点は共通しているものの，「死にたい」を動機とする者の割合が有意に異なっている。

　要するに，OD とは自傷と自殺の中間に位置する行動である。事実，自傷患者の追跡調査からは，治療経過中に深刻な自殺行動におよんだ患者の特徴として，市販薬乱用が合併していたことが明らかにされている（松本他，2023）。こういい換えてもよい。市販薬 OD は，生きるための自傷を自殺へと変質させる触媒である，と。

Ⅳ　自殺への対応

1．"Respond medically, not emotionally"

　では自傷を繰り返す子どもとどのように向き合ったらよいのだろうか。

　まず，傷の手当てを求めてきたり，自傷の告白をした場合には，「よく来たね」，「よく話してくれたね」と肯定的な評価を伝える必要がある。忘れてはならないのは，自傷とは，単に「自分の身体を傷つける」行為だけを指しているのではなく，「傷つけた身体をケアしないこと」「傷つけたことを信頼できる人に伝えないこと」も含む行為である，ということだ。

　したがって，例えば，自傷による傷の手当て

を求めて保健室や保健管理センターを訪れるのは、「確かに自分を傷つけてしまったけれど、それでも自分を大切にしたい」という気持ちの現れである。同じ自傷をしたならば、傷の手当てをしないよりはする方が、自分を大切にする行動と理解すべきである。むしろ、「傷がケロイド状に瘢痕化してもかまわない」「感染して化膿してもかまわない」と傷を放置する方が、はるかに自傷的態度なのである。

次に、穏やかで冷静な対応を心がける必要がある。グロテスクな自傷創を前にして驚いたり、怖がったり、怒ったり、叱責したり、拒絶的な態度をとったり、過度に同情したり、悲しげな顔をしたり、あるいは、わざとらしく見て見ぬふりをしたり……といった反応は、いずれも不自然で極端なものである。こうした反応はすべて自傷を強化し、二次的に、他者の存在を意識したアピール的な行為へと変容させてしまう。

不適切な強化が最も少ない反応は、あたかも冷静な外科医のような態度である。穏やかかつ冷静に傷の観察をし、必要な手当てを粛々と、丁寧にこなす。そして手当てが終わったら、「この人がこのように自らを傷つける背景にはどのような困難な問題があるのか」と、冷静に推測をめぐらせる……そうした態度が望ましい。

要するに、「Respond medically, not emotionally（感情的に反応するな、医療者のように冷静に反応せよ）」である。

2．正直に話せる関係性を保つ

すでに述べたように、自傷や OD は決して安全とはいえない。しかし、だからといって、「自傷や OD はダメ。ゼッタイ。」では、若者は隠すだけである。これらの行為は確かに長期的には自殺の危険因子であるが、心の痛みを和らげ、「死にたいくらいつらい今」を生き延びるのに役立つという点では、短期的には保護的な因子として機能している。

まずは正直な告白をねぎらうことだ。若者が自傷や OD を「やめることができない」、ある

いは、「やめたくない」と主張する場合には、自傷や OD の害を減らす提案、さらには、害を低減してより安全に自傷や OD をする方法を提案せざるをえない。

なお、その自殺リスクの高さや健康被害を考えれば、OD を繰り返す子には原則として精神科治療が必要であろう。ただ、かかわりが「頭ごなしの否定」から始まると、精神科受診が一種の「懲罰」と誤解され、つながりにくくなってしまう点には留意すべきである。

3．「見える傷」の背後には「見えない傷」がある

すでに述べたように、自傷や OD には「心の痛みに対する鎮痛薬」として機能し、一時的には自殺を延期する効果がある。援助者の仕事は、そのような身体的な痛みや意識変容を必要とする背景に、何があるのかを考えることである。

以前、筆者は、習慣性自傷患者の調査から、患者の67%が子ども時代に身体的、心理的、あるいは性的虐待、もしくはネグレクトの被害を受けていることが判明し、さらに、両親間のドメスティックバイオレンス場面を繰り返し目撃していたり、学校で長期にわたっていじめを受けていたり、といった出来事まで含めると、なんと9割あまりの患者が何らかのトラウマ体験を持っていたのである（松本他、2008）。

しかも、そうした患者の多くは、20歳以降にならないとその事実を人に語ることはできない。おそらくそれ以前の段階では、皮膚を切ることで生活史記憶から切り離したり、OD で意識を変容させたりして、心にかたく蓋をし、「なかったこと」として生き延びるしかない。

その意味でも、自傷という「見える傷」の背後には、何かしら「見えない傷」（＝心の傷）があると心得ておくべきだ。

4．加害者とカブらない態度で！

自傷・OD を繰り返す若者に対して、「もう切っちゃダメ」「もう二度と OD しないと約束

しなさい」といった管理的な態度は禁物である。こうした，頭ごなしに決めつけ，裁くような対応は，若者の反発を招く。管理的な大人の態度が，彼らの多くが抱えているトラウマ体験の加害者を思い起こさせることも少なくない。たとえ「この子を何とか助けたい」という善意からであったとしても，若者の選択権を奪うようなパターナリスティックな過干渉にも注意したい。これもまた加害者によく見られる態度だからだ。

　子どもの中の矛盾する２つの考え・気持ち――「自傷を続けたい気持ち／続けたくない気持ち」――に寄り添い，その矛盾を正直に話し合える雰囲気を作るよう心がけるとよい。具体的には，「自傷のよい面／悪い面」について話し合いつつ，しかし，あえて自傷の是非を決めつけずに，「むずかしいねぇ」と次回の予約をとる，といった関係を続けることである。

　自傷やODを一気にやめるのを目指すよりも，まずは観察と記録を優先するとよい。つまり，「自傷・OD日記」を作るのである。どんな状況，どんな時間帯，どんなことがあった日，誰と会った後に自傷やODが多く，あるいは，少ないのか――それを一緒に考え，小さな目標を立ててみる。例えば，自傷やODを「やめる」のではなく，「減らす」「程度を軽くする」「切った後に傷のケアをする」「ODしたことを信頼できる大人に正直に話す」……などである。ほんの少しずつ，三歩進んで二歩下がりながら，ゆっくりよくなることが肝要だ。

５．「死にたい」にマイ人生哲学はいらない

　こうしたかかわりを続けていると，必ず若者たちが口にする言葉がある。それは，「死にたい」だ。実は，自傷やODをする子どもは，「死ぬ」ためにそうした行為におよぶわけではないが，そうした行為をしていないときには，頭の中はいつも「消えたい」「死にたい」という考えでいっぱいである。「死にたい」と口にするということは，やっとこちらを信頼し，本当の気持ちを話せるようになったことを意味する。

　この告白に対して，絶対にやめるべき対応がある。それは，自分の人生観や道徳観，生命観，倫理観といった，いわば「マイ人生哲学」を押しつけて，説得や議論，説教をすることである。もちろん，安易な励ましややみくもな前進を唱えるのもいただけない。

　「死にたい」という言葉に慌てないことだ。誰かに「死にたい」と告白するという行為が意味するのは，「『死にたい』くらいつらいが，もしもそのつらさが少しでも減じるのであれば，本当は生きたい」ということである。したがって，「死にたい」という気持ちの背景にある現実的な困りごと明らかにし，その困りごとを少しでも減らす方策を考えることが大切だ。

Ⅴ　おわりに

　自傷を繰り返す若者は，早くから飲酒・喫煙を経験し，OD，ドラッグ乱用者との交遊や誘惑体験など，薬物乱用の高いリスクを抱えている（Matsumoto & Imamura, 2008）。また，拒食や過食・嘔吐といった摂食障害や危険な性行動の経験がある子も少なくない。その意味では，彼らは，生き方全体が「自傷的」であるともいえる。

　しかし，彼らの自傷的な生き方の中で最も「自傷的」な行動はといえば，それは決して自傷でも，薬物乱用や摂食障害でも，危険な性行動でもない。それは，「悩みや苦痛を抱えたときに誰にも相談しないこと，人に助けを求めないこと」なのだ。

文　献

Hawton K, Rodham K & Evans E（2006）By Their Own Young Hand : Deliberate self-harm and suicidal ideas in adolescents. Jessica Kingsley Publishers Ltd.（松本俊彦・河西千秋監訳（2008）自傷と自殺―思春期における予防と介入の手引き．金剛出版）

国立成育医療研究センター　コロナ×子ども本部（2023）第７回コロナ×こどもアンケート調査報告書．https://www.ncchd.go.jp/center/activity/

covid19_kodomo/report/CxC7_repo.pdf（最終確認 2023 年 1 月 4 日）

松本俊彦（2021）10 代の薬物乱用・依存．こころの科学，217；43-49．

Owens D, Horrocks J & House A（2002）Fatal and non-fatal repetition of self-harm. Systematic review. British Journal of Psychiatry, 181；193-199．

Matsumoto T & Imamura F（2008）Self-injury in Japanese junior and senior high-school students：Prevalence and association with substance use. Psychiatry and clinical neurosciences, 62；123-125．

松本俊彦・阿瀬川孝治・伊丹昭他（2008）自己切傷患者における致死的な「故意に自分を傷つける行為」のリスク要因：3 年間の追跡調査．精神神経学雑誌，110；475-487．

松本俊彦・宇佐美貴士・船田大輔他（2023）全国の精神科医療施設における薬物関連精神疾患の実態調査．令和 4 年度厚生労働行政推進調査事業費補助金医薬品・医療機器等レギュラトリーサイエンス政策研究事業「薬物乱用・依存状況の実態把握と薬物依存症者の社会復帰に向けた支援に関する研究（研究代表者：嶋根卓也）」総括・分担研究報告書，pp 77-140．

Rodham K, Hawton K & Evans E（2004）Reasons for deliberate self-harm：Comparison of self-poisoners and self-cutters in a community sample of adolescents. Journal of the American Academy of Child & Adolescent, 43；80-87．

宇佐美貴士・松本俊彦（2020）10 代における乱用薬物の変遷と薬物関連精神障害患者の臨床的特徴．精神医学，62；1139-1148．

子どもの自殺企図への対応と自殺再企図防止

Jin Ozaki
Katsunaka Mikami

尾﨑　仁[*1]・三上　克央[*2]

I　子どもの自殺をめぐる現況

　日本の年間自殺者数は，1998年以降，3万人以上で推移していたが，2006年の自殺対策基本法成立を経て次第に減少に転じ，近年微増傾向ながら2022年は21,881人だった。一方，子どもの自殺者数は増加し続けており，2022年の20歳未満の年間自殺者数は796人，このうち小中高生の年間自殺者数は514人でいずれも過去最多だった。また，10歳代の子どもの死因の第一位は不慮の事故や悪性新生物を抑えて自殺であり，子どもの自殺対策は急務である。自殺統計によると，国内の小中高生の自殺の原因・動機は，学業・入試・進路・対人関係などの学校の問題，家庭問題，健康問題が多く，これらは自殺の直接的誘因と言える。しかし，直接的誘因は自殺を図る際の引き金に過ぎず，それまでの生育過程で長年にわたり蓄積された自殺の心理社会的準備因子がその背景にある。したがって，自殺企図者への治療・支援において，自殺企図の直接的要因となったライフイベントへの介入とともに心理社会的準備因子への介入が必須である。

　本稿では，子どもの自殺企図への対応と自殺再企図防止のための介入について，特に心理社会的治療・支援に焦点を当てて論じる。

II　自殺の危険因子と保護因子

　自殺の危険因子・保護因子について，渡辺ら（2015）および三上（2022）の総説に詳述されているため，ここでは概略を述べるに留める。自殺の危険因子として，性差（女性に自殺未遂が多く，男性に自殺既遂が多い），過去の自殺企図歴，精神疾患，自殺の致死的手段へのアクセス，自殺の家族歴，虐待，両親の離婚や死別・別居による喪失体験，学校不適応，群発自殺，メディアの影響などが挙げられる。このうち，過去の自殺企図歴は，自殺の単独で最も強力な危険因子であり，自殺企図者に対する介入により自殺再企図を防ぐことが，ひいては自殺者数の減少につながると言える。また，子どもの自殺企図例の90%以上に何らかの精神科的診断がつく。国外ではうつ病の割合が最多で，自殺既遂者の50〜60%にうつ病を認める他，物質使用依存・乱用も頻度の高い危険因子である。国内の報告では，自殺企図者のうち気分障害とともに適応障害が多く共に30%弱であり，その他に精神病圏や自閉スペクトラム症，境界性パーソナリティ障害がいずれも約10%を占める。一方，自殺の保護因子として，家族の凝集性の高さ・家族からの情緒的支援があること

＊1 兵庫県立ひょうごこころの医療センター
　〒651-1242　兵庫県神戸市北区山田町上谷上字登り尾3
＊2 東海大学医学部医学科総合診療学系
　〒259-1193　神奈川県伊勢原市下糟屋143

や，学校との良好なつながりなどが挙げられる。

自殺再企図を防ぐためには，危険因子を軽減し，保護因子を強化することが必要である。しかし，実際に介入により変えられる因子はさほど多くなく，可能なのは主に精神疾患に対する治療，家族関係の改善，および学校とのつながりの強化・学校適応の改善であろう。臨床場面では，精神疾患・障害に加えて，発達の問題や養育環境・家族関係の問題，トラウマ，対人関係や学習面での学校不適応などが複合的に重なっている自殺企図症例を少なからず経験する。こうしたケースに対する薬物療法の効果は限定的で，本人および家族，学校などの支援者をターゲットとした心理社会的治療が重要である。

Ⅲ　自殺企図への対応

自殺企図者は医療機関の救命救急部門で身体的治療を受けた後，自殺念慮が確認され精神科受診を勧められるか，コンサルテーションで精神科医の診察を受けることになる。また，縊首や過量服薬などを行ったことに保護者や学校などに気付かれたり警察に保護されたりした後，精神科受診する場合もある。精神科医は多くの場合，上記のように第三者の依頼を受けて自殺企図者の診療にあたることになる。自殺企図は自殺の最大の危険因子であり，精神科医が診察場面で最初に自殺企図者と出会ったときが再企図および自殺を防ぐための重要な機会となる。自殺企図後の初期対応において，筆者が重要と考えることを以下に述べる。

1．自殺再企図リスクの評価

初期対応では，このまま帰宅させてよいのか，外来でのフォローが必要か，あるいは入院での観察・治療が必要かという次の介入について判断する必要があり，そのために自殺再企図リスクの評価を行う。評価の際には，1）今回の自殺企図エピソードの評価，2）過去の自傷・自殺企図歴，3）現在の自殺念慮，4）生育歴と家庭・学校などの社会的状況，5）精神医学的

現症と精神医学的診断，の 5 点に留意して，本人および保護者，学校等の支援者から問診する。

1）今回の自殺企図エピソードの評価

今回の自殺企図エピソードでの自殺念慮の有無，自殺企図か非自殺性自傷かの識別，自殺企図の動機・背景，計画性，衝動性，自殺企図の手段の致死性などについて評価する。衝動性が高い場合，計画的である場合，自殺企図手段の致死性が高い場合などは，再企図リスクが高いと言える。なお，低年齢のケースや神経発達症のケース，衝動性の高いケースでは，自殺企図の手段の致死性を本人が的確に予測できず，自殺企図の意図があっても自殺企図手段の致死性は高くない場合や，逆に自殺企図の意図は乏しくても致死性の高い手段を選択し重篤な結果に陥ったり既遂に至ったりする場合もある。

2）過去の自傷・自殺企図歴

自傷・自殺企図の既往を時系列で聴取し，いつからどのような方法で自傷または自殺企図を行い，自殺念慮の強さがどのように推移しているのか，その頃にどのようなライフイベントがあったのか，知っておきたい。自殺企図の手段の致死性が時間と共に高まっている場合は，自殺再企図リスクが高いと考えられる。

3）現在の自殺念慮

自殺が未遂であったことについてどのように感じているのか，診察の時点で自殺念慮や再企図の意思がどの程度あるのかを聞いておく。ただし，自殺企図直後は患者の精神状態が一時的に改善したかのように見えるカタルシス効果により，自殺念慮の程度が過小評価されうることに留意する。

4）生育歴と家庭・学校などの社会的状況

自殺企図した子どもだけで診察を受けることは少なく，保護者や学校などの支援者も同伴することが多い。本人からは家族との関係，学校での勉強，クラスや部活での対人関係，相談できる大人がいるか，学校外の塾や習い事など生活の全体像，ストレッサーとなったライフイベントの有無を聞いておく。保護者からは生育歴

や既往歴，家庭環境・家族関係，保護者の考えるストレッサーになりうるライフイベント，精神疾患や自殺の家族歴，保護者から見た日常生活の様子を聴取し，今回の企図に関する親の解釈モデルについても尋ねる。また，保護者の了承を得た上で学校からも学習面や対人関係面など学校での適応状況について聴取する。子どもが家庭と家庭外で異なる顔を見せることは少なくない。例えば，学校の特定の教員にのみ家族関係の悩みを語ることがあれば，逆に学校では過剰適応して家庭でのみ学校での困りごとを語ることもある。できるだけ，本人のことを知る複数の第三者から本人についての情報を集め，臨床像を立体的に把握するよう努めたい。

また，その他に児童相談所や行政などの支援機関が本人・家庭に関わっている場合は，各機関からも情報収集する。早期から学校その他の支援機関と協力することは，その後の支援体制を築く上でも重要である。

5）精神医学的現症と精神医学的診断

一般的な精神医学的現症を把握し，暫定的で構わないので診断することも必要である。精神医学的診断を行うことで，精神病圏や気分障害圏など薬物療法により症状の改善と自殺再企図リスクの軽減がある程度可能なのか，あるいは精神療法や家族や学校への介入・環境調整など心理社会的治療・支援がより重要となるか，見通しを立てることができる。また，例えば統合失調症であれば突発的かつ重篤な自殺企図が目立ち（成重，2015），自閉スペクトラム症はより致死的な手段を選択し初回でも既遂に至る可能性が高い（三上，2015），というように精神疾患によって自殺企図のリスクや経過に特徴的な点が見られることも重要である。

2．入院の判断

自殺再企図リスクが高く，本人の安全を守ることが難しいと判断した場合は，入院を検討する。本人が自殺念慮の有無を含めて内面を言葉で表出することができず再企図リスクの評価が困難な場合は，本人・保護者と相談の上，保護とアセスメントのための入院を選択することもある。ただし，治療者や保護者の安心のためにむやみに入院させることは，長期的な治療・支援関係の構築の妨げとなるため，入院を選択する際には慎重を期したい。また，自殺念慮や自殺再企図リスクが完全に消退するまで入院を継続することは現実的ではない。切迫する再企図リスクが軽減し，支援体制を整え，通院での管理がある程度可能と判断した段階で退院を検討する。

3．自殺企図後の診察における精神療法としての側面

自殺を考え企図する子どもは，死にたいと考える一方で何とかしたい・助けてほしいという気持ちもあり，自殺や死について両価的であることが少なくない。また，本人が直面する問題の解決方法が自殺以外に考えられず，最終的な解決方法として自殺を選択する場合もある。既述の通り，家族・学校ともに子どもの自殺の直接的誘因であり心理社会的準備因子でもあるが，子どもにとって家族との関係を変える，学校の環境を変えるなど現状を劇的に変えることは容易ではない。また，自殺企図に至る子どもの中には，家庭や学校などで困っていることについて誰かに相談し援助を求め一緒に問題解決について考えることが苦手な子どもが多い。過去の対人関係において，親や学校の先生などに相談できる相手がいない，誰かに援助希求して助けてもらった経験がない，相談することイコール相談相手を困らせる・相談相手に迷惑をかけることと考えて話しづらい，そもそも何に困り苦しんでいるのか自覚が難しく援助希求するスキルがないことなどから，自殺に追い込まれる程の苦境に陥っても大人に助けを求められず孤立する。こうした背景から追い込まれて逃げ場がないと感じ，いよいよ自殺という方法にすがるしかなくなり自殺企図に踏み切るケースをしばしば経験する。

援助希求の経験が乏しい子どもにとって，自殺企図後の初期対応で診察した精神科医とのやりとりは，自身が抱える苦しみや死にたい気持ちと助けてほしい気持ちの両価性に揺れながら自殺企図に至ったこころの動きを言葉にして他者に聞いてもらう貴重な体験となる。このプロセスは精神療法的な営みであり，精神科医による自殺企図後の評価のためのやりとり自体が既に治療の始まりだと言える。

Ⅳ　自殺再企図を防ぐための心理社会的治療・支援

自殺再企図防止のための心理社会的介入について，エビデンスを紹介した後，日常の診療で行える心理社会的介入について述べる。

1．国内外でのエビデンス

海外では自殺企図者・過量服薬者に対する心理社会的介入の有効性について検証した研究が1990 年代から 2000 年代にかけて複数なされ，認知療法や継続的な受診勧奨などが有効であったことが報告されていたが，近年ではケース・マネジメントが注目されている。ケース・マネジメントとは，自殺企図者に対して救急受診・身体的治療を経て心理的危機介入および精神医学的・心理社会的評価と心理教育などを行った後も，医療者が中心となり精神科治療及びその他の支援につながるよう，治療・支援資源をコーディネートしながら患者や家族への介入とモニタリングを一定期間続けることを指す。国内では「自殺対策のための戦略研究（ACTION-J）」で成人の自殺企図者を対象としてケース・マネジメントを行い，自殺企図後 6 カ月間の自殺再企図予防に有効性があったと報告されている（河西他，2017）。海外では児童思春期の自殺企図例に対する介入研究が複数なされており，定期的な電話によるフォローアップやアウトリーチを含むケース・マネジメント介入によって，自殺再企図防止については一貫した有効性が示されていないものの，フォローアップ率や治療

コンプライアンスの改善には有効であったことが報告されている（Spirito et al., 2002 ; Asarnow et al., 2017 ; Rengasamy et al., 2019）。

2．日常診療での心理社会的介入

自殺再企図を防ぐために，自殺企図の直接的誘因となったライフイベントに介入すると共に，1）子どもが援助希求しやすくすること，2）家族を保護因子として機能させること，3）学校を保護因子として機能させること，4）家庭・学校・その他の支援機関を含めた総合的な支援体制を構築し中長期的な介入を行うことが重要である。これらのアプローチを通じて，子どもだけでなく家族や支援者の孤立も防ぎ，家族・学校の保護機能を高めると共に，子どもの家族・学校等への帰属感を高めて両者の良好なつながりを維持し，子どもが問題を抱えた場合に誰かに相談・援助希求することを通じて自殺再企図の手前で踏みとどまれるようになることを目指す。

1）子どもが援助希求しやすくする

子どもが援助希求しやすくするためには，継続的に相談できる場・相手と相談しやすい仕組みを作り，子ども自身が誰かに相談し援助希求する経験を重ねることが必要である。自ら援助を求められない子どもの場合，何か困ったことがあったら相談するようにと自発的な相談を随時受ける形よりも，定期的に相談する機会・場があり，相談できる相手がある程度決まっている方が相談しやすく，援助希求もしやすくなる。仮に一回の相談の場で十分に話せなくても次に話せる機会があり，子どもとのつながりが継続的に保証されていることで，援助希求はしやすくなる。継続的な相談の場で，相談相手が子どもの発するサインに目を凝らし，子どもと共に問題解決を図り，仮に早期の問題解決が望めなくともつながりを絶やさないことで，子どもが一人で問題を抱え込むことを防ぎたい。相談の場は医療機関であってもよいが，子どもにとって日常的に身近な大人と接する場である家庭や

学校などに相談できる方が望ましいため，医療機関が中心となって子どもが相談できる場をコーディネートする。

2）家族を保護因子として機能させる

　家族問題が自殺の直接的誘因となることが多く，家族は自殺の保護因子にも危険因子にもなりえることは既に述べた。養育過程で子どもと保護者や家族との間でさまざまな葛藤が生じ複雑化すると，子どもが何か問題や苦悩を抱えたとしても保護者に相談することは困難となり，家族との軋轢ゆえに家庭が安心できる居場所たりえなくなる。三上ら（2009）は，家族問題を自殺企図の直接的誘因となったライフイベントとしてとらえるのではなく，長年にわたる自殺の心理社会的準備因子として家族をとらえなおし，治療者と本人・保護者との間で自殺念慮のような重大な問題を共有できなくなっていることが問題であることを共有し，本人・保護者と丁寧に生育歴をたどり，本人が援助を求められないまま現在の自殺企図に至った背景を共有することの重要性を指摘している。

　また，子どもが孤立して自殺企図に至るほど苦悩している場合，保護者も子どもの困難に気づきながらも手を差し延べることができず対応に苦慮し，誰にも相談できず孤立していることがある。その場合，保護者にも相談相手を作りたい。治療者は生育歴のふりかえりなどの治療過程を通じて保護者の主たる相談相手となりえるが，全てを治療者が担うことは現実的ではなく，学校やその他の支援機関の支援者と保護者とをつなげることも必要となる。

　なお，家族内葛藤の軽減が困難もしくは家族機能の脆弱さのために家族を保護因子とすることが困難な場合，あるいは虐待など不適切養育の場合は，子ども・家庭の支援を行う地域行政の担当部署や児童相談所などの支援機関との連携を検討する。

3）学校を保護因子として機能させる

　既述の通り，進学・進路や学習面での悩み，対人関係の悩みなど学校に関係する問題が自殺や自殺企図の直接的契機として多く，学校不適応は自殺の危険因子である。学校を保護因子として機能させるためには，学校環境調整や学校内外の居場所・相談相手を作ることが必要である。神経発達症などから学校不適応をきたしている場合は，診断・評価に基づき転籍・転校も含む適切な学校環境調整を行う。また，学校内で大人の相談相手・相談の場を設けることも重要である。子どもにとって一番身近な相談相手は，担任や養護教諭，スクールカウンセラーなどだろう。自殺企図リスクのある子どもの相談をたった一人の教員で抱えるのは負担が大きく，学校としてのリスク管理も必要である。そのため，医療機関から学校に協力を依頼する際には，現場の教員だけでなく管理職にも必ず声をかけ，子どもに近い立場で相談する教員，保護者や他機関との連携の窓口になる教員など学校内での役割分担を行うようお願いしておく。学校を保護因子に変えることが困難な場合は，転校や学校外に居場所を作ることも考える。

4）総合的な支援体制を構築する

　自殺企図リスクのあるケースの支援者は，自らの対応が一つ間違えば子どもが自殺するのではないかとの不安を抱えることがしばしばある。また，子どもから死にたいという気持ちを打ち明けられた際に，他の大人には秘密にしてほしいと言われ，支援者が対応に難渋し他の支援者に相談できず孤立に陥ることもある。支援者の孤立を防ぎ，支援者の不安を治療・支援チームで支えるために，支援者間で情報共有・役割分担すると共に，自殺再企図リスクが切迫した場合の危機介入の仕組みを用意することが必要である。

　役割分担や危機介入について協議する際には，医療機関と保護者・学校・その他の支援機関とで支援会議など直接話し合う場を設ける。秘密が守られる保証がなければ子どもは安心して相談することができない一方で，自殺念慮や自殺企図の計画などは守秘の対象とならず，保護者に伝える必要がある。こうした限界設定につい

て，子どもの直接の相談相手となる支援者と予め確認しておく。自殺再企図リスクが切迫した際の保護者や支援者間で情報共有する方法，入院による保護も含めた危機介入方法などを検討し，クライシスプランを策定しておく。クライシスプランはできれば支援者だけでなく子ども本人とも共有しておくことが望ましい。なお，被虐待などで保護者との連携が困難な場合，保護者が支援機関間の連携を拒否する場合は，要保護児童対策地域協議会の枠組みを用いて支援機関と情報共有・連携することもありえる。

　最後に，医療機関・家族・学校・その他の支援機関を含む支援チーム内における力動的な面での留意点について述べる。子どもが特定の支援者だけに相談できる場合，本人にとってその支援者は「良き理解者」であるが，それ以外の支援者は「わかってくれない人」という構造をとりうる。良き理解者たる支援者は，時に「自分だけがこの子の苦しみを理解してあげられる」「自分が何とかこの子を救わなければ」と万能感と責任感を背負う一方で，他の支援者に対して「なぜ子どもの苦しみを理解しないのだ」と過度に批判的になることがある。つまり，子どもと支援者間での転移・逆転移が活発化し分裂が生じる。治療者は治療チーム内でこうした事態が起きうることに留意し，支援者の心の動きにも気を配りたい。

文　献

Asarnow JR, Baraff LJ & Berk M et al. (2011) An emergency department intervention for linking pediatric suicidal patients to follow-up mental health treatment. Psychiatric Services, 62(11) ; 1303-1309.

河西千秋・石井貴男・白石将毅 (2017) 積極的かつ個別性の高いケース・マネージメント介入は，自殺未遂者の自殺再企図を抑止する．精神神経学雑誌, 119(6) ; 422-427.

三上克央 (2015) 若年自閉スペクトラムの自殺（科学的根拠に基づく自殺予防総合対策推進コンソーシアム準備会：若年者の自殺対策のあり方に関するワーキンググループ）．若年者の自殺対策のあり方に関する報告書 ; 67-76.

三上克央 (2022) 児童と青年の自殺再企図防止―危険因子と保護因子に鑑みて．精神神経学雑誌, 124(5) ; 330-339.

三上克央・猪股誠司・早川典義他 (2009) 思春期自殺企図例に対する自殺再企図防止のための家族アプローチ―長年の家族背景が自殺準備因子である事例への試み．家族療法研究, 26(1) ; 56-64.

成重竜一郎 (2015) 統合失調症（科学的根拠に基づく自殺予防総合対策推進コンソーシアム準備会：若年者の自殺対策のあり方に関するワーキンググループ）．若年者の自殺対策のあり方に関する報告書 ; 61-66.

Rengasamy M & Sparks G (2019) Reduction of postdischarge suicidal behavior among adolescents through a telephone-based intervention. Psychiatric Services, 70(7) ; 545-552.

Sprito A, Boergers J & Donaldson D et al. (2002) An intervention trial to improve adherence to community treatment by adolescents after suicide attempt. Journal of the American Academy of Child & Adolescent, 41(4) ; 435-442.

渡辺由香・尾崎仁・松本英夫 (2015) 子どもの自殺．児童青年精神医学とその近接領域, 56(2) ; 137-147.

強度行動障害の概念と社会的課題

Chie Aita

會田　千重*

I　はじめに

　本稿では，知的・発達障害児（者）が呈する「強度行動障害」という状態像について述べるが，それは海外の類似概念である「チャレンジング行動」（Emerson et al., 2011, 園山他訳, 2022）と同様，本人の特性のみからもたらされるものでなく，周囲の環境・状況因が影響して生じる社会的課題といった意味合いも持つものとして述べる。

II　強度行動障害とは

　強度行動障害という概念は，精神科的診断ではなく，1988 年に福祉分野の「行動障害児（者）研究会」により提唱された「状態像」を指す（行動障害児（者）研究会, 1988）。「自分の体を叩く，食べられないものを口に入れる，危険につながる飛び出しなど「本人の健康を著しく損ねる行動」，他人を叩く，物を壊す，大泣き奇声が何時間も続くなど「周囲のくらしに著しい影響を及ぼす行動」が高い頻度で継続的に発生し，特別に配慮された支援が必要な状態のことを言う（厚生労働省ホームページ，国立重度知的障害者総合施設のぞみの園ホームページ）。表 1 に行動障害に関する新基準である

＊国立病院機構肥前精神医療センター
　〒 842-0192　佐賀県神埼郡吉野ヶ里町三津 160

「行動関連項目」も示す。

　強度行動障害については，令和 3 年度に障害支援区分認定調査で行動関連項目の合計 10 点以上が約 40,000 人，令和 3 年 10 月時点で関連する福祉サービス利用者のべ 68,906 人など定義の仕方によって差異はあるものの，実態調査による報告がなされている（厚生労働省ホームページ「強度行動障害を有する者の地域支援体制に関する検討会報告書」）。しかし未だ課題が多く，「潜在的要支援者」と言われ福祉サービスに繋がれない人たちの事件化（田中他, 2019），障害者虐待の被虐待者のうち「行動障害がある者」の割合が養護者の虐待の 28.9%，障害者福祉施設従事者等の虐待の 30.6% と虐待のハイリスク群であること（厚生労働省, 2022），福祉事業所での対応困難・職員の離職などの問題など，社会的課題もさまざまに指摘されている。

　厚生労働省によると，2013 年度に開始された福祉の専門研修「強度行動障害支援者養成研修」の研修修了者は令和 2 年度までで基礎研修 87,423 人，実践研修 46,087 人を数えるが（厚生労働省ホームページ），そのような福祉側の努力を持ってしても受け皿がなく精神科病院に長期入院している事例も未だ多い（市川他, 2016）。またセーフティーネット的に古くからいわゆる「動く重症心身障害児（者）」の中で

表 1　福祉・行政での行動障害の基準　障害支援区分認定調査の行動関連項目：10 点以上

行動関連項目	0点			1点	2点
コミュニケーション	1．日常生活に支障がない			2．特定のものであればコミュニケーションできる　3．会話以外の方法でコミュニケーションできる	4．独自の方法でコミュニケーションできる　5．コミュニケーションできない
説明の理解	1．理解できる			2．理解できない	3．理解できているか判断できない
大声・奇声を出す	1．支援が不要	2．希に支援が必要	3．月に1回以上の支援が必要	4．週に1回以上の支援が必要	5．ほぼ毎日（週5日以上）支援が必要
異食行動	1．支援が不要	2．希に支援が必要	3．月に1回以上の支援が必要	4．週に1回以上の支援が必要	5．ほぼ毎日（週5日以上）支援が必要
多動・行動の停止	1．支援が不要	2．希に支援が必要	3．月に1回以上の支援が必要	4．週に1回以上の支援が必要	5．ほぼ毎日（週5日以上）支援が必要
不安定な行動	1．支援が不要	2．希に支援が必要	3．月に1回以上の支援が必要	4．週に1回以上の支援が必要	5．ほぼ毎日（週5日以上）支援が必要
自らを傷つける行為	1．支援が不要	2．希に支援が必要	3．月に1回以上の支援が必要	4．週に1回以上の支援が必要	5．ほぼ毎日（週5日以上）支援が必要
他人を傷づける行為	1．支援が不要	2．希に支援が必要	3．月に1回以上の支援が必要	4．週に1回以上の支援が必要	5．ほぼ毎日（週5日以上）支援が必要
不適切な行為	1．支援が不要	2．希に支援が必要	3．月に1回以上の支援が必要	4．週に1回以上の支援が必要	5．ほぼ毎日（週5日以上）支援が必要
突発的行動	1．支援が不要	2．希に支援が必要	3．月に1回以上の支援が必要	4．週に1回以上の支援が必要	5．ほぼ毎日（週5日以上）支援が必要
過食・反すう等	1．支援が不要	2．希に支援が必要	3．月に1回以上の支援が必要	4．週に1回以上の支援が必要	5．ほぼ毎日（週5日以上）支援が必要
てんかん	1．年に1回以上			2．月に1回以上	3．週に1回以上

2014 年に開始した障害支援区分認定調査の行動関連項目 10 点以上が，
行動援護・重度訪問介護・重度障害者等包括支援の対象となる。

対応してきた国立病院機構「療養介護病棟」への長期入院者も後を絶たない（會田他，2019）。

強度行動障害の中核群は，精神科診断では重度知的発達症を伴う自閉スペクトラム症である（中島，1988；Inoue et al., 2022）。自閉スペクトラム症を含めた神経発達症に対する児童精神科医療は年々進んでおり，その医療的関与の必要性を疑う医療者は少ないのではないかと考える。一方，成人期や強度行動障害の状態を呈する児（者）について，医療者は「福祉領域で対応すべき問題」と考えていたのではないだろうか？　しかし自閉スペクトラム症を含めた神経発達症については，心理社会的治療を医療・福祉・教育で共働して行う事が必須である。強度行動障害についても，奥山・杉山らは「行動障害の 80％は自閉症の青年期パニックである」とし，「（福祉等と）医療との係わり合いの不十分さを改善する必要がある」とも指摘した（杉

山他，2009）。

そしてこのような「強度行動障害（チャレンジング行動）」「自閉スペクトラム症」については，心理社会的治療が第一選択であることが先行研究やガイドラインで指摘されている（NICEガイドライン，2021，2015）。具体的に有効な介入としては行動療法（応用行動分析），コミュニケーション支援，TEACCH® 自閉症プログラムに基づく構造化などがある（Autism Society of North Carolina ホームページ）。

Ⅲ　強度行動障害を呈する 知的・発達障害の人の児童期・青年期

強度行動障害を呈する知的・発達障害の人の経過について，井上らは保護者への聞き取りから以下のような特徴を報告している。各ライフステージにおける介入について，強度行動障害者の後方視的な発達軌跡調査を基に各年代で見られやすい行動障害を挙げ，乳幼児期の顕著な多動・重度の睡眠障害・こだわりの強さ，学齢期の自傷・他害・破壊的行動の増加など，各年代に分け対応する重要性，を述べている（Inoue et al., 2022）。また，のぞみの園の報告では，高齢化による身体合併症の増加や新たな情緒・行動面の問題の出現も指摘されている（日詰，2022）。

心理社会的治療について，行動療法や構造化などは成人を対象とした一般精神科病棟での極端な遅れも指摘されており（市川他，2016），今後「強度行動障害チーム医療研修」（會田他，2019）等の医療研修や医学教育による知識の普及が必要と考える。福祉の分野では「強度行動障害支援者養成研修」後のフォローアップ研修（事例研修）においてICTの活用も進んでおり，さまざまな方法で医療も福祉や教育と連携して幼少期・児童期から介入することで，強度行動障害が一定数は予防できると考える。ちなみに，教育分野でも「強度行動障害」という言葉を用いた報告が東京都教育委員会から出されたばかりである。（厚生労働省，2024）。今後の他分野との連携に期待したい。

Ⅳ　強度行動障害と心理社会的治療

心理・社会的治療のヒントについては，多岐にわたるため図1にまとめた。このようなアセスメント・介入手法を幼少期から継続して行い，かつ学校卒業後の成人期も中断することなく継続することが大切である。それぞれの評価尺度や支援手法については成書をご参照いただければと思うが，「強度行動障害」の人へ用いる時の留意点を以下に述べる。

入院患者の一日の生活を例にとって，強度行動障害の「狭義の医療」と「心理社会的治療を含めた広義の医療」の違いを見てみると，図2のようになる。患者は1日24時間のあいだ常に行動障害を呈しているわけではない。薬物療法はあくまでも情緒行動を全体的に整える可能性があるのみで，また行動制限に頼っていては適切な代替行動を試していくことができない。「狭義の医療」としてではなく，「心理社会的治療を含めた広義の医療」として考え，心理社会的治療を福祉・教育分野の情報ともあわせて，「多職種」「多分野」で共働して行う事が重要である。

心理社会的治療としては，図1の説明でも使用した「氷山モデルシート」を用いて「本人の特性と環境・状況設定」をうまくマッチングさせ（図3），精神科医療分野でも使用されることが多い「クライシスプランシート」を用いて本人の状態と対処方法（本来は本人の目指す希望に沿った目標まで）について明確にし（図4）（野村他，2024），それらとともに「ストラテジーシート」で行動の機能的アセスメントに基づく環境調整や強化の手法を組み合わせる（図5），などが有用である。かつ，主に医師の役割である薬物療法の効果は部分的であるため，直接治療場面で介入する事が多い看護師や，作業活動を行って落ち着いて過ごせる時間を増やすことができる作業療法士，行動の機能を分析して介入の方向性をアドバイスする心理療法士，地域支援者との橋渡しで介入手法や地域支援体制の

【課題となっている行動】

行動の観察をする　◎具体的な行動として：IBSOテスト
　　　　　　　　　　◎標準化された評価尺度（介入前後の比較も）：ABC-J，BPI-S
行動の成り立ちを知る
　　　　誤学習・適切な行動の未学習？ 変遷は？ トラウマやフラッシュバックの関与は？
行動の機能分析をする
　　◎行動の機能分析⇒要求？ 注目？ 回避・逃避？ 感覚強化？ 感覚回避？ その他？
　　　　MAS，QABF，「ASTなど間接的アセスメントやABC記録(Observations-sheetアプリケーションも活用)*
　　◎行動の出現時間・頻度（スキャッタープロット又はObservationsアプリケーションも活用）*

【本人の特性や状態】
・　日常生活での観察，本人の好みや希望
・　生活・コミュニケーション能力
・　身体疾患の合併や不調（体調が整っているか）
・　精神疾患の合併（優先すべき治療があるか）

特性のアセスメント手法
・　知的能力の評価（得意・苦手の評価）：
　　　各種知能検査，遠城寺式・乳幼児分析的発達検査など
・　自閉スペクトラム症特性の評価：
　　　CARS-2，PARS®-TR，ADOS-2，ADI-R
　　　他にADHD特性の評価なども
・　感覚処理特性の評価：感覚プロファイル
・　ストレングス：
　　　Vineland™Ⅱ適応行動尺度
　　　個別教育支援計画の記載内容など

【環境・状況】
・　本人の好みや希望に沿っているか？
・　合理的配慮は？（障害者差別解消法）**

介入手法（将来の姿・移行先を見据えて）
・　TEACCH®自閉症プログラムにおける構造化
・　機能的アセスメント，ストラテジーシート
・　表出コミュニケーションの支援（PECS®など）
・　感覚処理特性への配慮，刺激のコントロール
・　クライシスプランシート
・　余暇活動の充実，自立課題や作業活動の内容・量の検討
・　福祉サービスの積極的利用（入院中の行動援護・重度訪問介護も）

家族・地域支援
・　家族の状態・家族歴の把握と支援
・　地域でのネットワークによる支援（精神科・身体科医療，福祉，
　教育，行政など，発達障害支援センターや基幹相談
　　　　　　　支援センターの関与・訪問看護も有効，ICTも活用）

多職種チームで，多機関と連携し，肯定的で一貫した関わりを
自閉スペクトラム症特性とPDCAサイクルを意識して，意思決定支援も（形成～表明～実現）

IBSOテスト;Is the Behavior Specific and Objective，ABC-J;異常行動チェックリスト日本語版，BPI-S;問題行動評価尺度短縮版
MAS;問題行動動機づけ評価尺度，QABF; Questions about behavioral function，FAST; Functional Analysis Screening Tool,
CARS-2;小児自閉症評定尺度第2版，PARS®-TR;親面接式自閉スペクトラム症評定尺度テキスト改訂版，ADOS-2; Autism Diagnostic Observation
Schedule Second Edition，ADI-R; Autism Diagnostic Interview-Revised，PECS®;絵カード交換式コミュニケーションシステム,
PDCAサイクル; Plan-Do-Check-Act cycleのこと　＊＊「障害を理由とする差別の解消の推進に関する法律」

図 1　強度行動障害を伴う知的・発達障害児 (者) の心理社会的介入・地域支援のヒント

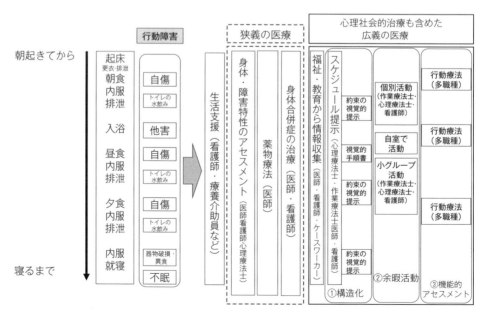

図２　入院患者の一日の生活の流れと多職種による治療介入イメージ

本人の特性

・文字を読むことや二語文程度の文章を理解することができる。
・言葉でのやりとりが多くなると混乱してしまう。
・気になることを聞いたり，気持ちを伝えたりすることができるが，関わりは一方的なことが多い。
・予定変更や見通しがつかないことが苦手で，イベント等について確認行動が多い。
・聴覚の過敏があり，騒がしい環境は苦手。

環境・状況

・活動時間以外は自室で過ごしている。
・食事は朝・夕は自室。昼食のみ他患者さんと一緒に食堂で，部屋の端で見守りの下食べている。
・毎日朝の会に参加，不定期で小集団活動（刺繍活動等）や全体活動（カラオケ等），行事に参加。
・活動や行事，イベント（誕生日，面会）の予定を繰り返し確認し，予定通り物事が進まないと表情険しく，独語が多くなり自傷したりパニックになることがある。
・周囲の大声や大きな物音に反応しやすく，耳を塞いでいることがある。
・スタッフの予告は，ことばでのみ。声かけはスタッフによって異なる。

必要なサポート

（支援のアイデア）
・スタッフによる指示の仕方や噛んだ時・噛まなかった時の対応を統一する。
・「腕を噛まずに過ごします」という約束を一日の初めにしておく。
・指示は簡単なものにする。
・予定を立てて見通しをつける。
・ご本人の様子を見て，独語が多くなったり，耳を塞ぐ様子が出てきた際には本人に確認し，自室に戻る。
・好きなものを強化子に用いる（約束を守ることができたらアニメのキャラクターのシールやお菓子，好きなアニメを見る時間といったご褒美がもらえる）。
・約束を守ることができた時には，必ずすぐに笑顔で「○○できましたね」など褒める。

（活かせそうな強み→活かせそうな場面）
1）①アニメ（TV番組）が好き。
　　②お菓子（甘いお菓子やスナック類等）が好き。
　　③活動や行事で司会をすることを好み，率先して引き受ける。
　　④スタッフとの関わりが好き
　　　→朝の会の時に他患者さんと交互に司会を担当。腕を噛まずにスタッフと一緒に過ごすことができればアニメキャラクターのシールをもらえる。シールをご褒美表に一緒に貼る。シールが5枚たまったらチョコパイがもらえる
　　（他，強化子としてスタッフと一緒にアニメを見る時間を設けることも考えられる。）
2）平仮名や二語文が書ける，読める／絵や図の視覚的情報も理解しやすい
　　　→活動前後に簡単なことばや絵・図を使ってスケジュールを提示し確認する。
　　　約束表なども本人の理解に合わせ絵や図を使用する。

図3　氷山モデルシート記載例（国立病院機構強度行動障害チーム医療研修資料より）

情報を得る役割のケースワーカーなど，多職種チーム医療が求められる。それぞれのシートの記載例を参照いただき，精神科病棟や外来診療では誰が何をできるか考えてもらいたい。例えば入院治療における心理社会的治療導入の順番としては，感覚過敏や本人の好みに配慮した環境設定や生活支援〜余暇活動の保証・スケジュールや視覚的支援の導入〜行動観察〜機能的アセスメントに基づく介入，といった流れで考えるとうまく行きやすいと思われる。詳細は筆者の関わった図書も参考に，どのような流れで心理社会的治療を進めるかイメージしてもらえれ

ばと思う（會田他，2020）。

　福祉分野で「標準的な支援」と呼ばれる，TEACCH® プログラムに基づく構造化や機能的アセスメントの手法については，福祉・教育・家庭で用いているグッズや手法を躊躇せずどんどん取り入れていけば，医療機関で一から計画・作成しなくても良い。「共通言語」「共通の手法」を用いて広義の医療としてとらえ，治療することである。

　上記のように強度行動障害を伴う人への医療は「心理社会的治療」がメインであり，そこに必要な薬物療法を「多剤・大量・長期投与」に

	クライシスプラン（危機対応の方法）		
	いつもの自分 (*^_^*)	注意サイン (>_<)	介入が必要 (T_T)
食事	1日3食きちんと食べる 食欲がある	食事を残す カレー・野菜・シチュウが嫌い	食べられるものを，食べてもらう
睡眠	夜21時から7時まで ゆっくり眠れる		
表情	自然な表情，笑顔	表情が硬くなる	甲高い声で，「キィー」と言っているとき，泣く
自傷	なし	なし	頭突き，自分をかむ
他害	穏やか	他者の名前を言って，「○○つねる」「○○叩く」と言うとき	腕をつねる，引っかく，噛みつく
器物破損		穏やかに過ごせているが，意に反したことや強制的に自室へ入室したときなどは要注意	物を使って，天井に投げる為必要な物だけを部屋に入れる

	いつもの自分でいるために 必要なこと	自分でする治療および 他者の力を借りる治療	強制的な介入
予防的対処 介入方法	・決められたスケジュールに沿って生活できている ・生活のリズムを整える	・頓服薬（不眠時・不穏時）を飲む ・刺激を避けて休息する ・フェイススケールによる視覚化 ・気分転換できるような療育の導入	・頓服薬（不眠時・不穏時）を飲む ・身体的，精神的病状の悪化を認める場合には，医師へ相談し検討
	【気分転換の方法】朝の会参加，カラオケ		

図4　クライシスプランシート記載例

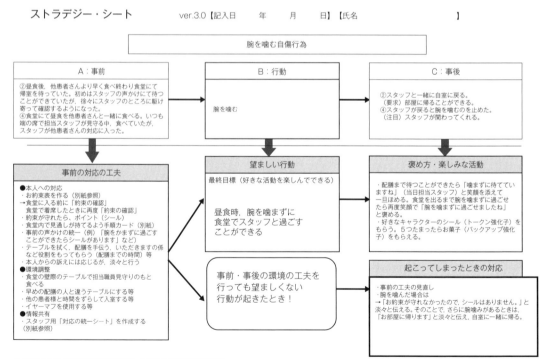

図5　ストラテジーシート記載例（国立病院機構　強度行動障害チーム医療研修資料より）

ならないように補助的に用いる事が望ましい。薬物療法については，効果や副作用の個人差に留意した Start low, go slow の原則を意識し（Hässler et al., 2010），減薬についても「離脱症状が起こりやすいため月に1日量の20％ずつ減らす」などゆっくり行うべきと指摘している先行研究も参考にする（Emerson et al., 2011，園山他訳，2022）。かつ行動障害の機能によっては無効であることや逆効果もあり得る事を念頭に薬物療法を行うべき（吉川，2020），などの注意点があることも付け加えておく。

　また強度行動障害を伴う人は，身体科的治療においても，「受診をする」「検査を受ける」「処置・治療を受ける」など，一般的には当然得られる医療サービスを受けられず，非常に困難を伴っていることも忘れてはならない。そのような身体科的治療を少しでも受けやすく可能にするのは，やはり心理社会的治療に含まれるような「視覚的支援」「手順書」「プレパレーション」，そして医療者側の自閉スペクトラム症や知的・発達障害全般への理解・知識の向上であることは言うまでもない。

V　強度行動障害と地域支援体制づくり

　地域支援体制として，まずは前述したような児童期・青年期の関りを継続して行い，強度行動障害が生じないよう予防することが何より重要である。行動障害は本人の特性と環境・状況因のミスマッチであり，特定の機能を持った行動のため，定着（誤学習）してしまってからでは容易に修正できないことも多い。また年齢が高くなり，体が大きくなったり力が強くなったりしたりした後では，行動障害によりもたらされる本人の不都合や不適応，周囲への影響も大きくなってしまう。そのためⅣで述べたような心理社会的治療を幼少時から地域の福祉サービスや学校教育，医療的関りの中で少しずつ積み重ねていくことが基本である。

　しかし Foxx らの報告では，介入により短期・中期的にチャレンジング行動の顕著な減少

が見られるというエビデンスはあるものの，長期の追跡調査では，チャレンジング行動の完全な消失は稀であり，改善を維持するためには多くの継続的支援を必要とすることが示唆されている（Foxx, 1990；Jensen et al., 1993）。厚労省の報告でも，いったん強度行動障害が定着してしまった場合，「特定の事業所，特定の支援者だけで支えるには限界があり，地域の中で複数の事業所，関係機関が連携して支援を行う体制を構築していく事が必要である」と述べられている（厚生労働省ホームページ）。このような知見が明らかになったことから，医療機関でも，これまであった「強度行動障害は福祉が対応すべき問題」，あるいは「医療は最後の最後に対応すべき」といったような間違った認識を正し，地域支援体制に早期から医療が参画し，お互いの分野の強みや苦手を知った上でのネットワーク作りに努める事が有効と考える。

　厚労省が提示している「強度行動障害を有する者の地域支援体制（イメージ）」を示す（図6）（厚生労働省ホームページ）。福祉分野では担当の相談支援員のみでなく，「標準的な支援」を踏まえ適切な支援ができる「中核的人材」，状態が悪化した者に対する集中的支援を行う「広域的支援人材」（発達障害者地域支援マネジャー等）などが関わりを持つことになる。その際に発達障害者支援センター，基幹相談支援センター，または地域生活支援拠点を担う自立支援協議会などの関係機関と連携する，地域全体での検討のために「発達障害者支援地域協議会」や強度行動障害支援のためのモデル事業などを利用する，といったことがあげられる。また教育機関とも双方主催の個別ケース会議，専門家チーム（医師）の巡回相談，要保護児童対策地域協議会（要対協）でのケース会議などが地域支援体制づくりとしてあげられる。福祉や教育分野で培われた，TEACCH® 自閉症プログラムに基づく構造化や機能的アセスメントを中心とした「標準的な支援」を医療場面でも取り入れ，そこに教育現場も含めて積み上げてきたコ

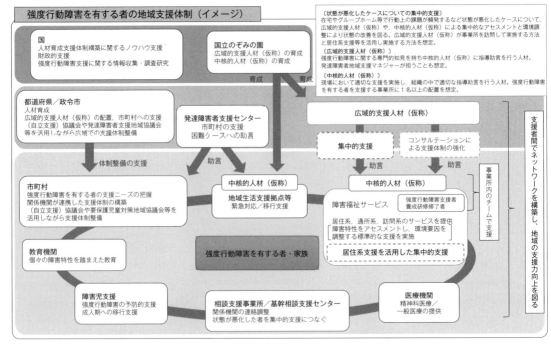

図6　強度行動障害を有する者の地域支援体制に関する検討会報告書〜概要③〜

ミュニケーションや活動のスキルをくみ入れていくことで、「行動障害を呈さずにその人らしく過ごせる時間」が増えていくと思われる。そのためには、現在一部の医療機関しか施設基準を満たさない診療報酬加算について（表2），追加・新設がされると、この分野の医療の追い風になると考える。

そして事例を通した関わりのみでなく、日頃から強度行動障害支援者養成研修やフォローアップ研修，強度行動障害医療研修，学校主催の研修などへの医療・福祉・教育関係者の相互乗り入れによる、「共通言語」「共通の手法」づくりが重要と考える。

Ⅲで述べた強度行動障害を呈する人のライフステージを振り返っても、幼少期から児童・青年・成人期へと育っていく中で、まずは強度行動障害の状態を予防できること、一度強度行動障害の状態になった人も行動障害が軽減してその人らしい生活を送れること、を目標に人生全般を見通した地域支援体制作りが重要である。

「強度行動障害」と聞くと、どうしても医学モデルのみで考えてしまい、「治療や行動障害軽減のあとに豊かな暮らしがあればいい」と考えてしまいがちであるが、そうではなく「小さい頃から大人になった姿を想像し、その人らしい豊かな暮らしを皆で協力して目指すことで、適切なアセスメントや治療・支援ができる」という考え方にシフトしていければと思う。

文　献

會田千重（2020）強度行動障害の医療概論．（肥前精神医療センター監修，會田千重編集）多職種チームで行う強度行動障害のある人への医療的アプローチ．pp.10-44．中央法規.

會田千重・西村泰亮・瀬口康昌他（2019）行動障害を有する重度・最重度知的障害児（者）に対する行動療法・構造化のとりくみ─国立病院機構14施設の専門病棟における多施設共同研究．児童青年精神医学とその近接領域，60（4）：499-515.

Autism Society of North Carolina. The 27 evidence-based practices. https://www.autismsoci-

表2　診療報酬　強度行動障害入院医療管理加算

I　強度行動障害スコア

	行動障害の内容	行動障害の目安の例示	1点	3点	5点
1	ひどく自分の体を叩いたり傷つけたりする等の行為	肉が見えたり，頭部が変形に至るような叩きをしたり，つめをはぐなど	週1回以上	日1回以上	1日中
2	ひどく叩いたり蹴ったりする等の行為	噛みつき，蹴り，なぐり，髪ひき，頭突きなど，相手が怪我をしかねないような行動など	週1回以上	日1回以上	1日に頻回
3	激しいこだわり	強く指示しても，どうしても服を脱ぐとか，どうしても外出を拒みとおす，何百メートルも離れた場所に戻り取りに行く，などの行為で止めても止めきれないもの	週1回以上	日1回以上	1日に頻回
4	激しい器物破損	ガラス，家具，ドア，茶碗，椅子，眼鏡などをこわし，その結果危害が本人にもまわりにも大きいものしてでも破ってしまうなど	月1回以上	週1回以上	1日に頻回
5	睡眠障害	昼夜が逆転してしまっている，ベッドについていられず人や物に危害を加えるなど	月1回以上	週1回以上	ほぼ毎日
6	食べられないものを口に入れたり，過食，反すう等の食事に関する行動	テーブルごとひっくり返す，食器ごと投げるとか，椅子に座っていられず，皆と一緒に食事ができない。便や釘・石など食べ体に異常をきたした偏食など	週1回以上	ほぼ毎日	ほぼ毎食
7	排せつに関する強度の障害	便を手でこねたり，便を投げたり，便を壁面になすりつける。強迫的に排尿排便行為を繰り返すなど	月1回以上	週1回以上	ほぼ毎日
8	著しい多動	身体・生命の危険につながる飛び出しをする。目を離すと一時も座れず走り回る。ベランダの上など高く危険なところに上る	月1回以上	週1回以上	ほぼ毎日
9	通常と違う声を上げたり，大声を出す等の行動	たえられないような大声を出す。一度泣き始めると大泣きが何時間も続く	ほぼ毎日	1日中	絶えず
10	パニックへの対応が困難	一度パニックが出ると，体力的にとても収められずつきあっていかれない状態を呈する			困難
11	他人に恐怖感を与える程度の粗暴な行為があり，対応が困難	日常生活のちょっとしたこを注意しても，爆発的な行動を呈し，かかわっている側が恐怖を感じさせられるような状況がある。			困難

II　医療度判断スコア

1　行動障害に対する専門医療の実施の有無
　①向精神薬等による治療 …… 5点
　②行動療法，動作法，TEACCHなどの技法を取り入れた薬物療法以外の専門医療 …… 5点

2　神経・成員疾患の合併状態
　①著しい視聴覚障害（全盲などがあり，かつ何らかの手段で移動する能力をもつ） …… 5点
　②てんかん発作が週1回以上，または6カ月以内のてんかん重積発作の既往 …… 5点
　③自閉症等によりこだわりが著しく対応困難 …… 5点
　④その他の精神疾患や不眠に対し向精神薬等による治療が必要 …… 5点

3　身体疾患の合併状態
　①自傷・他害による外傷，多動・てんかん発作での転倒による外傷の治療（6カ月以内に） …… 3点
　②慢性擦過傷・皮疹などによる外用剤・軟膏処理（6カ月以内に1カ月以上継続） …… 3点
　③便秘のため週2回以上の浣腸，または座薬（下剤は定期内服していること） …… 3点
　④呼吸器感染のための検査・処置・治療（6カ月以内にあれば） …… 3点
　⑤その他の身体疾患での検査・治療（定期薬内服による副作用チェックのための検査以外，6カ月にあれば） …… 3点

4　自傷・他害・事故による外傷等のリスクを有する行動障害への対応
　①行動障害のため常に1対1の対応が必要 …… 3点
　②行動障害のため個室対応等が必要（1対1の対応でも開放処遇困難） …… 5点
　③行動障害のための個室対応でも処遇困難（自傷，多動による転倒・外傷の危険） …… 10点
　　※いずれが一つを選択

5　患者自身の死亡に繋がるリスクを有する行動障害への対応
　①食事（異食，他害に繋がるような盗食，詰め込みによる窒息の危険など） …… 3.5点
　②排泄（排泄訓練が必要，糞食やトイレの水飲み，多動による転倒・外傷の危険） …… 3.5点
　③移動（多動のためどこへ行くかわからない，多動による転倒・外傷の危険） …… 3.5点
　④入浴（多動による転倒・外傷・溺水の危険，多飲による水中毒の危険） …… 3.5点
　⑤更衣（破衣・脱衣のための窒息の危険，異食の危険） …… 3.5点
　　※次により配点
　　・常時1対1で医療的観察が必要な場合及び入院期間中の生命の危機回避のため個室対応や個別の時間での対応を行っている場合（5点）
　　・時に1対1で医療的観察が必要な場合（3点）

注）「強度行動障害児（者）の医療度判断基準　評価の手引き」に基づき評価を行うこと
「I」が10点以上，かつ「II」が24点以上

「I強度行動障害スコア」10点以上，「II医療度判定スコア」24点以上かつ施設基準を満たせば，診療報酬における強度行動障害入院医療管理加算の対象。「医療型障害児入所施設，国立病院機構の設置する医療機関であって厚生労働大臣の指定するものに係る障害者施設等入院基本料を算定する病棟」，および「児童・思春期精神科入院医療管理料を算定する病棟」のみ。
「I強度行動障害スコア」は福祉・行政の「強度行動障害児判定基準」と同様の内容で，同基準は20点以上が福祉報酬における福祉型障害児入所施設，児童発達支援及び放課後等デイサービスの加算対象（2022年時点）。基になっているのは同じく福祉・行政分野の「強度行動障害判定基準表」である（1993年からの旧基準で，10点以上が「強度行動障害」に相当）。

ety-nc.org/treatment/（2024 年 3 月現在）

独立行政法人国立重度知的障害者総合施設のぞみの園ホームページ「強度行動障害支援者養成研修」．https://www.nozomi.go.jp/training/supporter.html（2024 年 3 月現在）

Emerson E & Einfeld SL（2011）Challenging Behaviour. Third Edition（園山繁樹・野口幸弘監修・翻訳（2022）チャレンジング行動．第 3 章 チャレンジング行動の疫学（pp.19-30），第 10 章「薬物療法」（pp.117-119）二瓶社．

Foxx R（1990）"Harry"：A ten year follow-up of the successful treatment of a self-injurious man. Research in Developmental Disabilities, 11（1）；67-76.

Hässler F & Reis O（2010）Pharmacotherapy of disruptive behavior in mentally retarded subjects：A review of the current literature. Developmental Disabilities Research Reviews, 16（3）；265-272.

日詰正文（2022）成人期から高齢期の強度行動障害の問題．（日詰正文・吉川徹・樋端佑樹 編集）対話から始める 脱！強度行動障害．pp.172-175．日本評論社．

Jensen CC & Heidorn SD（1993）Ten-year follow-up of a successful treatment of self-injurious behavior. Behavioral Interventions, 8（4）；263-280.

狩野俊介・野村照幸著，編集（2024）危機がチャンスに変わる クライシス・プラン入門―精神医療・保健・福祉実践で明日から使える協働プラン．中央法規．

行動障害児（者）研究会（1988）キリン記念財団助成研究：強度行動障害児（者）の行動改善および処遇のあり方に関する研究報告書．p.4．

厚生労働省ホームページ「強度行動障害を有する者の地域支援体制に関する検討会」．https://www.mhlw.go.jp/stf/newpage_28187.html（2024 年 3 月現在）

厚生労働省社会・援護局 障害保健福祉部 障害福祉課地域生活支援推進室（2022）令和 2 年度「障害者虐待の防止，障害者の養護者に対する支援等に関する法律」に基づく対応状況等に関する調査結果報告書．p.10・p.24．

Masahiko I et al.（2022）Developmental trajectories of challenging behaviors reported retrospectively by Japanese parents of adult children with intellectual disabilities. International Journal of Developmental Disabilities. Published Online；26 Jun.

中島陽子（1998）強度行動障害の医療に関わる研究．（江草安彦監修）厚生省心身障害研究「強度行動障害の処遇に関する研究」平成 8 年度重症心身障害療育マニュアル第 2 版．p.42．医歯薬出版株式会社．

National Institute for Health and Clinical Excellence Guideline NG170（2013 update 2021），142（2012 update 2021），11（2015）．https://www.nice.org.uk/
（2024 年 3 月現在）

杉山登志郎他（2009）広汎性発達障害に対する早期治療法の開発：Ⅱ強度行動障害の再検討．平成 20 年度厚生労働科学研究「発達障害者の新しい診断・治療法の開発に関する研究」総括・分担研究報告書；1-10．

田中究・木下直俊（2019）強度行動障害をもつ人たちの居場所―三田市の監禁事件から見えるもの．日本社会精神医学会雑誌，28（4）；364-371.

東京都教育委員会「強度行動障害のある児童・生徒への効果的な指導の在り方検討委員会」https://www.kyoiku.metro.tokyo.lg.jp/school/document/special_needs_education/challenging_behaver.html（2024 年 3 月現在）

吉川徹（2013）知的障害を伴う思春期・成人期の自閉症スペクトラム障害における薬物療法とその留意点．臨床精神薬理，16（3）；367-376．

吉川徹（2020）行動障害を伴う知的・発達障害児（者）の薬物療法．児童青年精神医学とその近接領域，62（4）；454-458.

不登校

Hirokage Ushijima

牛島　洋景*

I　はじめに

令和5年10月23日に文部科学省より児童生徒の問題行動・不登校等生徒指導上の諸課題に関する調査のさまざまな資料が公開された（文部科学省，2023）。その中で不登校についての調査結果を見ることができる。この調査では，「不登校」を『年度間に30日以上登校しなかった児童生徒のうち，何らかの心理的，情緒的，身体的，あるいは社会的要因・背景により，児童生徒が登校しないあるいはしたくともできない状況にある者（ただし，「病気」や「経済的理由」，「新型コロナウイルスの感染回避」による者を除く。）』と定義している。この調査結果を見ると，小中学生の不登校の児童数（割合）は，10年前の平成24年に112,689人（1.09%）であり，この時は前年と比較し不登校児童数（割合）の低下が見られていた。しかしその後は増加の一途を辿り，令和2年のコロナ禍においては196,127人（2.05%）とほぼ倍となり，令和4年には299,048人（3.17%）と平成24年のおよそ3倍，令和2年から4年の2年で1.5倍と急激な増加が見られているのは特筆すべきことである（図1）。コロナ禍によるさまざま

な社会情勢の変化は，子どもの生活に大きな影響を与えてことは想像に難くない。ただ，コロナ禍の直接の影響というよりは，コロナ禍によって，家庭や子ども，社会が抱える脆弱性が炙り出されたと，筆者には感じられる。本章では，不登校についての理解を確認し，その評価や対応の方法について，順に述べていきたい。

II　不登校とは

不登校の概念の変遷については，齊藤（2006）の著書にその記載が詳しくあり，その理解や対応について重要な要素が含まれているため，ここで触れておきたい。1950年代後半に，欧米から学校恐怖症，登校拒否の概念が紹介され，その要因についてわが国でもさまざまな議論がなされるようになった。1950年代には，母子関係や父子関係にかかわる家庭の状況，子ども自身の不安の高さなどにその発現の要因があることを中心に議論されていたが，1970年代から90年代には，学校にその要因があるといった学校責任論が議論の中心となった。これらの流れは，何かに不登校の原因を見出そうとするものであり，対立的な論争とも言い換えることができる。この対立に危機感を持って一定の解決を見出そうとしたのが，2003年5月に文部省学校不適応対策調査研究者協力会議（2003）が示した，「今後の不登校の対応への在り方に

＊うしじまこころの診療所
〒272-0033　千葉県市川市市川南 1-10-1
　　　　　　ザ・タワーズ・ウエスト 211

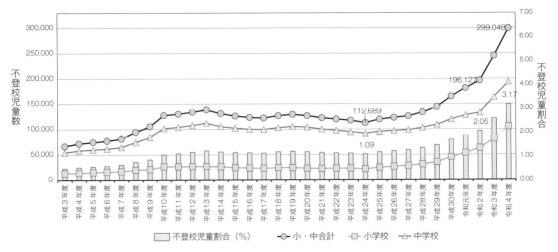

図1　不登校児童数と割合
（児童生徒の問題行動・不登校等生徒指導上の諸課題に関する調査より作成）

ついて（報告）」であろう。この報告の中で，不登校については，『特定の子どもに特有の問題があることによって起こることとしてではなく，どの子どもにも起こりうることとしてとらえ，当事者への理解を深める必要がある。』と明確に示されている。また，『個々の不登校の事例に着目すると，その要因・背景は多様であり，そうした児童生徒の行為すべてを「問題行動」と決め付けるかのような誤解を避ける』ことの意義と必要性を指摘している。

Ⅲ　現在の不登校の背景に見えてくること

現在の不登校が増え続ける背景には何があるのだろうか。先に示した不登校数の年次推移では，コロナ禍の令和2年から急激にその数を増していることはすでに述べた。コロナ禍において指摘されていたのは，虐待やドメスティックバイオレンス（DV）の認知件数の増加であった。才村ら（2023）は，児童相談所や市区町村に対し虐待相談などの実態や課題等に関する質問紙調査を実施し，前年同期に比して児童相談所での相談件数の総数が相当減少しているのに対し，全相談のうち虐待を含む養護相談の件数は増加していること，自粛や在宅勤務の増加に

伴い家庭内のトラブルが増大，DVや虐待に繋がっている可能性が大きいことを指摘している。この家庭の混乱は子どもの生活の乱れや不登校などにつながっている可能性は高い。この指摘からは，家庭での子どもの支持機能や，子どもを社会で守る機能に関する課題がコロナ禍でより明確になった考えることもできる。子どもを社会で守る機能に関して言えば，同時に深刻なのは教員不足であろう。文部科学相の調査（2022）では，令和3年5月1日時点での教員の不足は，小学校で0.26%，中学校で0.33%，特別支援学校で0.26%となっている。配置されている教員のうち，正規職員は小学校で87.38%，中学校で87.45%，高等学校で89.59%，特別支援学校で81.43%，正規職員のうち再任用（フルタイム・短時間）は3〜8%となっている。指導方法の工夫改善などの指導体制の充実のために配置を予定していた教員，児童生徒支援などの運営体制の充実のために配置を予定していた教員で，その不足を補っている学校もあるようであるが，校長や教頭，教務主任などがその任を負っている場合もある。教員の休職者数の推移にも注目すべきものがある（文部科学省，2022）。図2に示すように，教員の休職も不登

校同様令和2年度から増加に転じている。教員の休職のうち，精神疾患による休職数の増加も深刻であり（図3），特に20歳，30歳台の割合の高さは特筆すべきものがある。その要因としてはさまざま考えられるが，コロナ禍での拙速なICTの推進への対応，教員間での業務量や内容のばらつき，保護者からの過度な要望や苦情への対応のほか，コロナ禍で児童生徒や教職員間でのコミュニケーションの取りづらさがあったことなどが指摘されている。この教職員間のコミュニケーションの取りづらさは，教員の孤立を招く要因とも考えられる。これら，教育現場の問題と児童相談所の相談件数の減少と併せ考えると，子どもや保護者が家庭の内外で他者に頼れない状況，つまりは孤立が問題を深刻化させている可能性は否めず，不登校の増加のみならず，不登校の対応にも大きく影響してくることは，知っておかなければならない。

Ⅳ　不登校の評価について

　不登校は現象的に言えば，「年度間に30日以上登校しなかった児童生徒のうち，何らかの心理的，情緒的，身体的，あるいは社会的要因・背景により，児童生徒が登校しないあるいはしたくともできない状況」であるが，潜在的な子どもの問題や，その背景にある心理社会的な問題が，子どもの不登校を通して表現されていると捉えるべきだと私は考えている。そういった意味で，不登校という状態に対する評価は慎重かつ丁寧に行わなくてはならないが，臨床現場では"How to"的な対応を求められることが多い印象がある。例を挙げるならば「登校しろといった方がいいのかどうか」「朝は起こした方がいいのかどうか」「ゲームはしていいのかどうか」などがそれである。これらは対応にあたる部分であり，対応以前に評価を行うことが重要であることは言うまでもない。評価に関して齊藤（2006）は多軸評価を提唱している。これは背景疾患の診断（1軸），発達障害の診断（2軸），不登校出現様式による下位分類の評価（3軸），不登校の経過に関する評価（4軸），環境の評価（5軸）をもって評価するものである。私はこの5つの軸の評価について，①子ども自身が持つ疾患や要素，特性を見極め（1－2軸），②それが環境との関わりの中でどのような文脈で不登校という状態が出現し推移しているのかを理解し（3－4軸），③回復のために必要なリソースを見極める（4－5軸）といった一連の流れがあるように感じている。①，②の段階が評価の主たる部分ではあるが，特に②，③の要素をしっかり見極める必要を感じる。というのは，教育現場でも発達障害や精神疾患の理解がここ十数年で広がっている印象はあるのであるが，そこで止まっている感は否めないからである。特に②，③の中には，虐待やDVといった愛着形成に大きく関わる要因や，発達障害の時間経過の中での変化に関する事項が多く含まれ，本人の持つ疾患，要素，特性（強みも含む）と，それらがどう関係し，現在の環境の中での対人関係にどう反映されているのか，綿密な観察と評価が必要な部分である。虐待やDVといった愛着形成に関しての評価や発達障害の時間経過の中での変化に関する事項の詳細は本書の別項に譲るが，この評価をおろそかにして，不登校の評価は十分に行えないことを知っておくべきであろう。

Ⅴ　不登校の評価における教育機関との
円滑な連携の必要性

　不登校の評価を行う上で，学校での様子や学校の状況を正確に把握し，その後の支援を組み立てるために，教育機関との円滑な連携は必須である。互いに情報交換をすることはもちろん，互いの機関の特色や強み，弱みを丁寧に見極めなくてはならない。その一助として，筆者の診療所で「子ども相談」という取り組みを行っている。子ども相談は受診した保護者うち，連携に同意した保護者に案内の用紙を配布し，連携を希望する教員の連絡を待つものである。連絡があった場合には精神保健福祉士が対応し，学

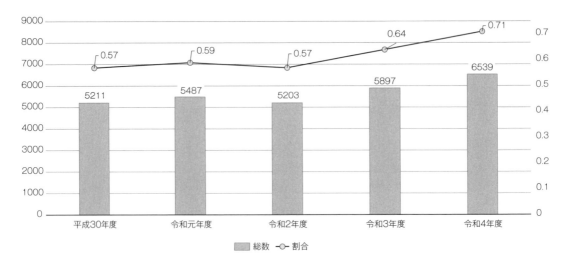

図2　教員休職者数年度推移
（文部科学省「令和 4 年度公立学校教職員の人事行政状況調査について」より作成）

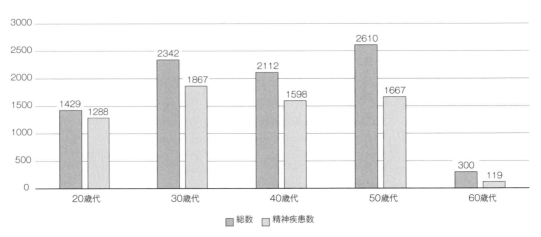

図3　教員年代別休職者数と精神疾患による休職者数
（文部科学省「令和 4 年度公立学校教職員の人事行政状況調査について」より作成）

校の状況，不登校に陥る経緯，教員の困りごとなどを確認し，評価の一助としている。必要に応じて個別の関係者会議（ケース会議）を設定し，話し合いの場を持つことも多い。この取り組みは，医療からの視点に偏りがちな評価をバランスよく行うとともに，支援の組み立てに非常に役立っている。同時に，この取り組みで明らかになったのは，多くの教員は疲弊し，協力者であるべき他機関からの指摘や対応に傷つい

ているということである。特に医療機関は社会的にも一定の影響力を有しているため，医療機関から学校への指示は，指示というよりは命令に近い印象で受け取られ，その指示に混乱・疲弊していることも少なくはないというのが筆者の印象である。その指示は，先の述べたような問題を多く抱えた学校現場では実施困難なものも多くあり，専門家の“お墨付き”を得た保護者からのさらなる要求や非難に晒されている場

合もある。これは，1970年台から90年台に起こった対立的議論の再来ともいえ，教員の休職数の増加に拍車をかけ，個々の教員や学校現場の孤立を強くするであろう。円滑な連携は，こういった対立の構造に医師が自ら身を置かず，医師自身が不登校の解決に責任を負うという一定の自負とともに，横並びで，双方向的，互助的な関係を維持するという謙虚さを持つことで成立するように感じている。このような円滑な連携を形作ることは，適切な評価を行うことに寄与し，教員や学校現場の孤立を防ぐとともに，のちの効果的な支援体制の構築に結びつくものである。

Ⅵ　不登校治療を進めていく上で留意すること

　不登校の評価を行う中で認められた背景疾患や発達障害については，その治療を十分に行うことは大前提である。また，不登校の経過の評価を指標に，登校することが適切な時期なのかどうかを判断し，登校を避けるべき子どもについては，保護者や教師にその間の過ごし方をアドバイスし，協力を求めなくてはならない。このような対応の中で，登校の再開を必須のゴールとしない柔軟な対応を心がけなくてはならない。これは学校に行かなくていいといった極端な立場ではなく，学校を支援の輪の中に置きながら，他のいくつかの支援機関を組み合わせ，その子に合った方法を考えるという立場である。不登校の子の多くは，学校での対人関係に傷つき，「もう学校なんてまっぴらごめんだ」という考えをもち，完全に学校に背を向けている場合が多い。しかし，日本に住んでいる以上，義務教育の呪縛はあり，学校から完全に離れるという事態に，一定の不安や孤立感を持っている場合も多い。本当にその子にとって危険であるならば学校の登校を控え，その危険に対して具体的な対策を行うべきである。学校に対する極端に否定的な認知をトラウマの反応として捉えるのであれば，学校での傷つきの記憶の整理を，危険に対する具体的な対策とともに行うべきで

あろう。子どもの中には，学校に対する否定的な認知のみではなく，「この先生と話すのは楽しい」「スクールカウンセラーさんとなら話せる」「校長先生は一緒に遊んでくれる」といった肯定的認知を持つ場合も多く，それを安心感にかえながら学校との関わりの一助としてみることが重要である。特に注意を要するのは，「学校に行きたい」「困っていることは何もない」と述べているのに，決して登校をしない子どもである。これらの子どもの発言を真に受け，登校を押していくケースにはよく出会うが，この場合は「学校に行くのはつらい」と言えるようマネージメントする必要である。集団に緊張が高く，少人数が適しているのであれば，適応指導教室の利用や放課後の教員との関わりなどは安心感を増す可能性はある。発達の特性が明確にあり，構造化された環境が適応しやすい子どもならば，支援学級や通級指導教室の利用が安心感の醸成につながることも多い。もちろん，そういった学校の部分利用さえ困難な子どもは一定数存在する。その際は，学校以外の支援機関に目を向け，放課後デイサービスやフリースクールなどの支援機関にも積極的にアクセスして良いだろう。利用できそうな外部機関の一覧表を用意している市区町村もあるので，参考にしてよいと思われる。外部機関を利用することに関しては，今後の広がりを見越して，教員と関係機関との連携を図ってもらうことも決して忘れてはならない。同時に忘れてはならないのは，不登校が持つ，子どもや家庭のSOSとしての側面である。不登校を訴え相談を開始する事例の中には，不登校を理由に他の問題の手助けが必要だと気づかれるケースも多い。具体的には，虐待やDV，いじめなどの外傷体験に関する問題を抱えた事例がこれにあたる。このような事例は，社会的に孤立している場合も多く，不登校であるからこそ，支援者（機関）との繋がりを維持できるといった逆説的な強みもある。不登校を不登校という現象のみで理解しない態度は決して忘れてはならない。

Ⅶ　補助的な取り組み―支援者支援について

　筆者は医療に限った支援に限界を感じることも多い。また，支援を行う中で燃え尽きていく保護者や支援者を多く見てきた。その背景には，コロナ禍に象徴されるような，繋がりの喪失，孤立といった問題が隠れているように思う。私は支援者支援こそが不登校支援の中でも重要な役割を占めているように思う。家族が孤立しない試みとして，不登校の家族教室などは重要である。これは不登校に関しての知識を得るとともに，家族同士が語らう場として機能し，家族の孤立を少しでも和らげることができると考えている。医療機関で行うには限界があるともわれるが，なんらかの形で母族支援は行うべきである。地域の支援者が繋がりを感じられる取り組みとして，市川子ども支援研究会という取り組みを筆者は行っている。地域で子どもの支援に取り組む支援者の集まりで，支援者が気軽に関わり合い，支え合う場として機能している。この会では，何かを解決することにはできないものの，肩書きを気にせず自ら積極的に発言し気づきを深めること，参加者が互いの話に耳を傾け身近に仲間がいることに気づくこと，仲間との繋がりを感じること，そして地域が豊かになることを目的としている。ホームページを通して必要な情報発信も行いながら，いつも誰かと繋がっている感覚を得ることが少しでもできれば，支援者の燃え尽きそのものも減らせるのではないだろうか。

Ⅷ　不登校，その後。

　多くの不登校の子どもは，出会ってすぐの頃は「困っていない」「大丈夫」と述べることが多い。来週には学校に行く，新学期になったら学校に行くなど述べる子もいるが，結局登校できないことがほとんどである。学校に行きたい気持ちがそう言わせる部分もあるが，学校に行けない惨めさ，寂しさ，不安，いたたまれなさなどがそう言わせている部分もある。大人はその「学校に行く」を真に受けず，隠された気持ちや傷つきを想像しながら接するべきであろう。そうする中で居場所を見つけると，子どもは少しずつ自分がうまくできないことや不安を感じていることなどを教えてくれる。今まで決して触れることのなかった傷つきを開示する子は多い。初めて聞く話も多く，その体験やそれに伴う子どもの感情に圧倒されることも少なくないが，それが不登校からの回復，ひいては健康な心理発達の歩みの再開と言えるのではないか。不登校支援は，不登校支援にして，心理発達の手助けの場に他ならない。であれば，このサインを見逃すことなく，子どもや家庭，支援者が不登校を通して社会と繋がりを維持し，その心理発達に寄与すべきである。そしてこの繋がりこそ，支援者を支援する重要な要素であることも忘れてはならない。

文　献

文部科学省（2022）「教員不足」に関する実態調査. https://www.mext.go.jp/a_menu/shotou/kyoin/mext_00003.html
文部科学省（2022）令和4年度公立学校教職員の人事行政状況調査について. https://www.mext.go.jp/a_menu/shotou/jinji/1411820_00007.htm
文部科学省（2023）児童生徒の問題行動・不登校等生徒指導上の諸課題に関する調査. https://www.mext.go.jp/b_menu/toukei/chousa01/shidou/1267646.htm
文部省学校不適応対策調査研究者協力会議（2003）今後の不登校の対応への在り方について（報告）. https://warp.da.ndl.go.jp/info:ndljp/pid/1283839/www.mext.go.jp/b_menu/public/2003/03041134.htm#01
才村純・都築繁幸・植田美津恵他（2022）新型コロナ禍における子育て家庭の育児ストレスや子ども虐待の実態及びその対策に関する予備的研究. 東京通信大学紀要，（2434-6934）4；339-357.
齊藤万比古（2006）不登校の児童・思春期精神医学. 金剛出版.

近年のひきこもり問題と支援について

Naoji Kondo

近藤　直司*

Ⅰ　はじめに

　精神医学・臨床心理学領域において，ひきこもり問題が積極的に取り上げられるようになったのは 2000 年前後であり，この時期から学術専門誌においていくつかの特集が組まれた。本稿の目的の一つは，2000 年前後と近年の特集を比較することによって，ひきこもり問題に対する問題認識や論点の変化について検討することである。また，そのうえで，さらに深めるべきいくつかの論点を取り上げてみたい。

Ⅱ　2000 年前後の特集について

　若者のひきこもり問題は，1993 年頃から精神医学領域の学術雑誌において取り上げられるようになり，2000 年前後から特集が組まれるようになった。1997 年には「臨床精神医学」において「ひきこもりの精神病理」という特集が組まれ，「精神医学」では 2003 年に「ひきこもりの病理と診断・治療」という特集がある。また 2001 年には，編集委員会からの依頼で，筆者が精神神経学雑誌に総説を執筆した（近藤，2001）。

　当時の論点としては，ひきこもりを精神医学的な問題として取り上げるべきかどうかという疑問から始まり，従来の精神病理モデルは現代

的なひきこもり問題にどれくらい活用・応用できるのか，どの範囲のケースまでを精神科医療の対象とすべきかといった観点から企画・構成されていた。本人と家族を対象とした治療・支援についても取り上げられてはいたが，ひきこもりケースに実際に関わっている援助者が少なかった。われわれには見当違いと感じる読後感も見聞きしたので，読者には実感が湧かなかったのではないかと想像する。

Ⅲ　近年の特集にみられる特徴

　次に，ひきこもり問題を取り上げた近年の特集を概観してみたい。本稿で取り上げる特集は，2020 年，「こころの科学」における「ひきこもりに現場で向き合う」，2021 年，「公衆衛生」における「社会につながれない隠されたひきこもり 8050 問題」，2022 年，「精神医学」における「ひきこもりの理解と支援」である。特集の構成・内容は編者や編集委員会の意向・指向性が反映されるものではあるが，2000 年前後の特集と比較することによって，さまざまな変遷が窺われる。ひきこもり問題の捉え方，支援の方法論や支援体制などに，どのような変化が生じているかを読み解いていきたい。

1．支援体制整備の進展

　まず，行政的な支援体制について述べておく。

＊大正大学
　〒170-8470　東京都豊島区西巣鴨 3-18-17

2000 年前後においては，ひきこもりケースに特化した支援体制は未構築であり，精神保健福祉センターや一部の保健所などが，通常の精神保健福祉相談業務の一環として，家族相談，訪問，本人との面接やグループ支援，家族教室などに取り組んでいた。

2009 年から，厚生労働省が主管するひきこもり対策推進事業によってひきこもり地域支援センターの設置がはじまり，都道府県・政令指定都市に，ひきこもりケースに特化した相談機関が開設されることとなった。

さらに，2013 年の生活困窮者自立支援法によって，ひきこもり対策が法的に位置づけられた。その後，2021 年の改正社会福祉法に基づく重層的支援体制整備事業は，市町村におけるひきこもり対策の強化を目的の一つとしているが，人員配置や技術的な問題が大きな課題である。

2．新たな診断カテゴリーとの関連

次に，精神医学領域についてみていきたい。まず，国際的な診断基準に採用された，いくつかの新たな診断カテゴリーとひきこもり問題との関連が取り上げられている。例えば，ため込み症と社会的孤立の関連，ネット依存やゲーム依存とひきこもりの関連などである。

この他，2022 年に改訂された DSM-5-TR 精神疾患の診断・統計マニュアルに「Hikikomori」が掲載されたというニュースがあり，今後，国際的な研究の進展が期待される（加藤，2022）。

3．発達障害との関連

筆者らは，精神保健福祉センターにおける相談支援を通して，ひきこもり問題と発達障害，とくに自閉スペクトラム症との関連に気づき，それを 2001 年に初めて論文化した（近藤，2001）。当時は，両者を結びつけて論じることに違和感を述べる人も少なくなかったが，その後，発達障害はひきこもりの一要因となり得るという見解が定着したこともあってか，近年の特集においては大きく取り上げられてはいない。

現時点においては，むしろ生じている問題やその人の言動を発達障害によるものと安易に解釈する合理化，発達障害への過集中，過剰診断が懸念される。

4．パーソナリティ論の退潮

発達障害に関心が向けられている一方で，パーソナリティ障害，あるいはナルシシズムやシゾイドなど，パーソナリティの病理との関連からひきこもり問題を論じる論文がほとんどみられないことも近年の特徴と言えそうである。臨床的なパーソナリティ論の衰退とも言えるし，神経心理学的発達論がパーソナリティ論に取って代わったようにもみえる。

筆者は現在もパーソナリティのあり方がひきこもり問題と密接に関連していると考えている。とくに，ひきこもり当事者だけでなく，家族や援助者のナルシシズムに注目することによって，問題が複雑化する様相や支援のあり方が検討しやすくなると思われるので，これについては後に述べたい。

5．すべての年代を支援対象としていること

ひきこもり問題が論じられ始めた頃は，ひきこもりは若者に生じる問題と捉えられてきたが，近年の特集においては，ひきこもり問題はあらゆる年代に生じる問題であることが前提となっている。

こうした状況においてとりわけ関心が高いのは，いわゆる「8050 問題」である。このようなケースに対しては，高齢者支援とひきこもり支援との協働が求められ，その具体的な方法が論じられるようになっている。

6．相談支援機関からの発信が中心

三誌の特集をみる限り，全体的には相談支援機関からの発信が多く，医療機関はやや影が薄い。しかし，不安・恐怖や抑うつ関連症状，強迫症状などに対する薬物療法の有効性が期待されるケースは少なくないし，外来通院の他には，

ほとんど外出せずに生活している人たちもいる。長くひきこもっていた人がようやく医療機関につながることもあり，こうしたケースに対する治療上の留意点なども積極的に論じたいテーマである。

7．特色ある支援を有効に活用するためのトリアージ機能

筆者は以前から，本人や家族の意向も不明確なまま，あるいは，医療の必要性を十分に検討することなく，とにかく闇雲に精神科医療に繋ごうとするような地域支援活動があること，そのことが当事者と精神科医療とのミスマッチと不要な医療不信を生じさせ，本当に必要なときに頑なに受診を拒むケースを作り出してきた一面があることを指摘してきた。

近年の特集においても，精神保健福祉センターに勤務する精神科医や心理・福祉専門職による執筆が多いが，ここでは精神科医療につなぐ，つながないといった論点には全く触れられていない。このことから窺われるのは，薬物療法の有効性に期待できるケースにはそのことを丁寧に説明して医療機関への受診を勧め，受診を急がないケースは自らの施設でフォローするか，関係機関の心理−社会的な支援につなぐ，そしてこの際に，カウンセリング系の支援と活動系の支援，個別支援とグループ支援の適否や組み合わせを個々のケースごとに検討するといった，いわゆるトリアージを精神保健福祉相談において日常的に実践しているということである。さらに緊急性を要するケースについては，警察と精神保健福祉相談の役割・機能を組み合わせた危機支援を要することもある。

紙面には現れてこないが，これらは多様な生物−心理−社会的要因を背景とするひきこもりケースにおいては極めて重要なアセスメント機能であり，ひきこもり問題に対する支援体制整備において中核的な専門機関が担うべき役割である。また，市町村の支援体制整備においても，このことが一つの課題となろう。

8．ピア支援活動と居場所支援

ひきこもり当事者とその家族が執筆していることも近年の特集にみられる特徴であり，ピア支援活動やいわゆる居場所支援も取り上げられている（後藤，2021；伊藤，2022）。ピア支援活動や良質な民間支援団体は，ひきこもり当事者にとってハードルが低く，アクセスしやすいこと，当事者の感覚に近く，心理的に脅かされるような不安が軽いことが大きな強みであろう。公的機関や専門職のもつ避けがたい権威性が，ひきこもる人たちには脅威として体験されやすいことを考えると，ピア支援に対する期待は大きい。

同時に，地域ごとのネットワーク支援の構築を検討する際には，こうした支援活動の強みを十分に活かすために，7．で述べたアセスメントやトリアージの機能が重要である。

9．就労をゴールとしない支援

厚生労働省が2011年に公表した「ひきこもりの評価・支援に関するガイドライン」については，しばしば批判を耳にしてきた。その一つは，ケースのアセスメントにおいて精神医学的診断が前面に出ていることで，当事者にレッテル貼りのような印象を与えやすいことであり，もう一つは，出会い・評価段階から個人的支援段階，中間的・過渡的な集団との再会段階，社会参加の試行段階といった段階的な支援目標を示したことによって，常にステップアップを求められ，当事者の意向やそのときどきの心情，さまざまなケースの個別性が尊重されていないといった趣旨の批判である。とくに二点目については，確かに，実際のケースはそれぞれに多様な経過を辿り，紆余曲折や停滞，多様なゴールがあることだろう。

境は，10代後半からひきこもっていたが，30歳頃には祖母の介護，40歳頃には妹夫婦の子どもの世話や家事の手伝い，50歳頃には癌を発病した父親の介護，60歳頃には母親の介護を担ってきた人を取り上げ，家族の中で長年にわたって役割を果たしてきたことを誰に恥じ

ることのない人生であると評価し，「ひきこもる人と家族が共に生きるための支援」の意義を強調している（境，2021）。

10．ひきこもり問題の捉え方が変化してきていること

　この他，援助者の間でも，ひきこもりを早急に解決しなければならない症状や状態像として捉えるべきではない，ひきこもっていることも含めて，現在のその人を承認・受容する必要があり，ケースによっては，その人の生き方として承認することも必要であるといった，これまでより柔軟で寛容な支援姿勢を重視する雰囲気が生まれ始めている。これは，基本的に好ましい状況であると思う。

　しかし，例えば中学生・高校生年代の不登校・ひきこもりケースでは，本人の強みを伝えながら積極的に励ますことで，一度は断念していた社会参加やそれぞれの進路に取り組み，その後，自己実現を叶える人たちも多い。また，一旦は無理に押そうとしない心積もりをしたとしても，何の変化も生じないまま年月が経過してゆけば，支援がうまく展開しないのは自らの支援技術に問題があるのだろうという自責感を抱き始めたり，自分がクライエントのひきこもりの長期化に加担しているのではないかといった迷いが生じるのは必然である。

　押すのか，見守るのかを選択する一つの判断材料になりそうなのは，自己実現や社会参加を断念している，その深さと強さかもしれない。断念のレベルが浅い思春期の若者を励ますことを早々と諦めてしまうこと，あるいは，社会の中に自らの居場所を見出そうとすることを，より深い傷付きを伴って本格的に断念し，すでに長い年月を経ている人に対して一方的に社会参加や就労を促すこと，これらはいずれも適切ではないだろう。

　しかしこれとて，実際の支援現場において，支援方針やその人に向き合う態度を判断するための基準としては曖昧すぎると思う。押すのか押さないのか，励ますのか現状をそのまま容認するのかといったジレンマは，ひきこもりケースに向き合っている援助者には常に生じるものであり，単に見守りを推奨するだけでは済まされない課題である。このことについては，後でさらに論じてみたい。

11．社会学的観点の重視

　三誌の特集において，ひきこもり問題に対する社会学的考察が取り上げられている。端的に言えば，人を追い詰め，ひきこもらせてしまう社会・環境のあり方こそを問うべきであるという見解であり，ここでは価値観，規範意識，スティグマ，多様性に不寛容な社会のあり方などが問われる（伊藤，2022）。また，女性がひきこもりに至る特有のメカニズムや社会的状況について考察しているジェンダー論も提起されている（後藤，2021）。

　この他，山﨑・公文（2020）が報告した高知県における「農福連携」の取り組みと考察は，社会的アプローチの実践例・理念として特筆すべきであると思う。彼らは，人手不足に悩む農家の現場と，働きたくても働けない人たちとを結びつけることに留まらず，農家の人たちとひきこもり当事者，保健・医療分野の専門職，市町村職員らの継続的な交流と相互理解の意義に着目しており，本格的・実践的な地域づくりの一例を提示している。

　ここまで，近年の特集の傾向をまとめてみた。つづいて，以下の論点について，もう少し掘り下げてみたい。一つは，近年の特集において低調にみえるパーソナリティ論，もう一つは，ひきこもり問題とアイデンティティ拡散との関連，そして，上記のような援助者のジレンマについてである。

Ⅳ　ひきこもり問題とパーソナリティ論

　ナルシシズム論はひきこもりという現象を理解しようとするときに有用な概念であることは以前から指摘されてきた。例えば，自尊心の傷

つきやすさやセルフ・エスティームの不安定さのために，対人関係を維持することが難しい人がいるし，母親を自分の手足のように扱おうとする人もいる。また，ナルシスティックな対象関係をもつ人は万能的な理想化と幻滅の振れ幅が大きく，期待していたこととのずれを感じると，その関係からひきこもりやすい傾向がある。これらはいずれもナルシシズム問題に集約することができる（近藤，2022）。

さらに，家族と援助者のナルシシズムが問題を複雑化させる，あるいは治療・支援の進展を阻むことがある。ここでいうナルシシズムは，おもに共感の欠如，自尊心の傷つきを防衛するために生じる利己主義（Selfishness）を指している。例えば，親が自身の利己的な願望を満たすために，ひきこもっている子どもを一方的に叱咤激励すること，あるいは，子どもの心情に対する共感性の欠如や，自らの傷つきに耐えられず，子どもとの関係からひきこもってしまうことによって，ひきこもりケースに特有の家族状況が形成される（近藤，2022）。

また，援助者のナルシシズムが問題になることも少なくない。医療職には，もともと「病者を救う専門家」という自負があるし，心理・福祉専門職には，悩み，困窮している人たちを理解し，支援することをアイデンティティとしている人も多いと思う。そして，ひきこもっている人たちにとっては，こうした援助者の自負やアイデンティティが脅威となり，劣等感を強く刺激されること，自身のアイデンティティを脅かされることがあるのは自明である。

また，ひきこもっている人を社会参加させたいとか，ひきこもりを改善させたいと願うこと，つまり援助者の願望がナルシシズムの表れである場合もあろう。自分の内面を開示することや，支援を求めることに強い恐れを抱いている人たち，傷つけられることに過敏になっている人たち，近寄ってくる他者に背を向けようとせざるを得ない人たちとの関係において，援助者が利己的な要求や願望を自制することや，性急に内

面を知ろうとし過ぎない慎重さが求められるケース，あるいは，そのような局面は，それほど稀なことではないように思われる。

例えば，面接の開始にあたって，多くの援助者はその目標を明確にしてクライエントと共有したいと考える。しかし，自分という存在にすっかり幻滅している人や，自分にも何かできそうなことがあるのか，そもそも何がしたかったかもわからなくなっているような人，過去と現在とを連続的に捉え，将来を想像することができなくなっている人たちと今後の目標を共有することは簡単ではない。他者の力も借りながら，まずは一歩を踏み出し，これまでと違う景色を眺めてみるのも悪くはないと思えるまでに，長い経過を要することも少なくない。こうした局面において，援助者が要求や願望を自制することは，やはり重要なことであろうと思われる。

また，ある程度の目標を共有してスタートしたとしても，面接や支援の経過において，共有したはずの目標からかけ離れたような展開になることもある。混沌とした状況に困惑した援助者が，当初の目標を改めて確認・共有し，軌道修正を図ろうとすることもあるが，これも自分が楽になりたいだけではないかと感じることがある。

V　ひきこもり問題とアイデンティティ拡散

小此木（2000）は，現代のわれわれが対象としているひきこもりの臨床的な記述は，E・H・エリクソンの「アイデンティティ拡散症候群（Identity Diffusion Syndrome）から始まったと述べ，アイデンティティ拡散に伴って生じるひきこもりを以下のように要約している。

アイデンティティ拡散症候群とは，後期思春期および思春期後期において自我同一性が形成される途中で，社会から与えられる心理社会的モラトリアム（猶予期間）を利用し，社会的自己定義を確立することができなくなった状態をいう。その臨床像としては，自意

識ばかりが過剰になり，社会が与えてくれるモラトリアムを有意義に活用することができない。いろいろな同一化を試みたり，アイデンティティ選択のゲームを楽しむ自我の活力が失われ，いつになっても自己定義を回避する選択麻痺の状態に陥る。人と親密になると呑み込まれる不安が起こり，対人的な距離のとり方が失調し，未来に対する希望や展望が失われる。生活全体の緩慢化，絶望感，無気力が生じ，どんな社会的活動からもひきこもってしまう。

確かに，アイデンティティ拡散という臨床像は，今日的なひきこもり問題に置き換えてみても違和感がない。しかし，それ以上に重要なのは，すでに 1959 年，1968 年の著書（Erikson, 1959, 1968）において，エリクソンがアイデンティティ拡散の状態にある若者らとの治療において治療者が統合すべきジレンマを指摘していることである。

その一つは，非行に代表されるような否定的アイデンティティに対する援助者のジレンマである。ひきこもりケースに当てはめてみると，「ひきこもっていることや，そうならざるを得なかった経緯を否定せずに受け入れてほしい」，そして，「ひきこもっていることが自分のすべてではないということを理解してほしい」ということになろう。これは本人の葛藤の現れと捉え得ることもあるし，葛藤にまで至らない揺れ動きや移り変わりと捉えられることもあろう。これを統合すべき「第 1 のジレンマ」と呼びたい。

またエリクソンは，アデンティティ拡散に対する治療・援助論として，青年期にふさわしい他者と自己に対する基本的信頼感の獲得を支援するという確固たる姿勢を強調する一方で，特有の治療抵抗を尊重する必要があることを示した。この治療抵抗は，真の自己を保持しようとする健康的な努力の現われであり，エリクソンはこれを「アイデンティティ抵抗」と呼んだ。

アイデンティティ抵抗は，弱体化したアイデンティティを治療者によって破壊され，治療者のアイデンティティを押しつけられ，侵入される恐怖によって生じるものであり，治療者とのコミュニケーションを拒否する，つまり，治療・支援からのひきこもりとして現れる。これを統合すべき「第 2 のジレンマ」と呼びたい。

この他，筆者は，シゾイド問題をもつクライエントとの心理療法ケースを提示し，対象者を理解しようとする姿勢と同時に，ある局面においては，わかろうとしすぎないことが必須であった臨床経験を報告した（近藤，2022）。援助者の態度が若者を強く脅かすという点においては「第 2 のジレンマ」と共通しているが，「第 2 のジレンマ」においては，援助者の価値観や信念の押しつけ，洗脳，拒絶できないような関係に誘い込むことなどが問題であるのに対して，患者・クライエントを「理解すること」「理解しようとすること」をめぐって生じるジレンマは，より特異的なものと考えられるので，「理解しようと努めること」と「わかろうとし過ぎないこと」，これを統合すべき「第 3 のジレンマ」と呼びたい。この第 3 のジレンマが問題になる対象は，第 1，第 2 のジレンマと比較すれば限定的であり，とくにシゾイド的な心理機制をもつ人との支援関係において留意すべきことであろう。

VI　おわりに

医療・保健・福祉領域の学術専門誌における近年の特集から，この 20 年ほどの間に生じた，ひきこもり問題の捉え方と治療・支援姿勢の変化，あるいは，背景要因に関する論点の多様化について考察した。また，パーソナリティ論とアイデンティティ拡散に対する治療論が，現在のひきこもりケースの支援を考える上でも有用であることを述べた。

文　献

Erikson EH（1959）Identity and the Life Cycle. Psychological Issues Vol Ⅰ. No.1. Monogrph1. International University Press.（小此木啓吾訳編（1973）自我同一性 アイデンティティとライフサイクル. 誠信書房）

Erikson EH（1968）Identity-youth and crisis. W.W.Norton & Company Inc.（岩瀬庸理訳（1973）アイデンティティ 青年と危機. 金沢文庫）

後藤美穂（2021）ひきこもり女性への働き掛けと居場所づくり. 公衆衛生, 85（10）；680-685.

伊藤康貴（2022）「ひきこもり」の当事者活動からの報告—ひきこもりのパラダイム・シフトのために. 精神医学, 64（11）；1545-1550.

加藤隆弘（2022）COVID-19 時代の新たなひきこもり—社会的ひきこもりを量産しないために. 精神医学, 64（11）；1487-1494.

近藤直司（2001）青年期のひきこもりについて. 精神神経学雑誌, 103（7）；556-565.

近藤直司（2022）ひきこもりとナルシシズム. 思春期青年期精神医学, 32（2）；109-118.

近藤直司（2023）ひきこもりと居場所—アイデンティティ拡散からひきこもり問題を再考する. 思春期青年期精神医学, 33（2）；79-87.

小此木啓吾（2000）ひきこもりの心理社会的背景.（狩野力八郎・近藤直司編）青年のひきこもり, pp.13-26. 岩崎学術出版社.

境泉洋（2021）長期化するひきこもり本人と共に生きる家族の相談支援. 公衆衛生, 85（10）；655-660.

山﨑正雄・公文一也（2020）「地方」でのひきこもり支援. こころの科学, 212；62-66.

※本稿の構成上, 記載すべき参考文献はきわめて多数に及ぶため, 取り上げた三誌の特集からは, その内容を引用・紹介した論文のみを参考文献としたことをお許しいただきたい.

金剛出版 図書案内

〒112-0005 東京都文京区水道1-5-16　Tel. 03-3815-6661　Fax. 03-3818-6848
URL https://www.kongoshuppan.co.jp/

ラウンドテーブルトーク 児童精神科医という仕事
臨床の過去・現在，そして明日を語る

[編著]岩垂喜貴　[著]小平雅基　渡部京太　齊藤万比古
四六判／並製／224頁／定価3,080円

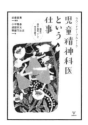

4人の経験豊かな児童精神科医が，臨床の現状と問題点を語る。第1部は齊藤万比古医師と岩垂喜貴医師によるトークイベントを収載。教科書的な知識ではなく臨床実践に基づく入院論・治療論が語られる。第2部では異なるアプローチで臨床に携わってきた4人がこれからの児童精神科臨床についてラウンドテーブルトーク形式で語りあう。実践から生み出された知恵から，課題を乗り越えるヒントが見えてくる。

臨床心理学スタンダードテキスト

[編集委員]岩壁 茂　遠藤利彦　黒木俊秀　中嶋義文　中村知靖　橋本和明
　　　　　　増沢 高　村瀬嘉代子
B5判／上製／1,000頁／定価16,500円

臨床領域・学問領域ごとに第一人者が展開する集合知の結晶，公認心理師時代を迎えた臨床心理学の新基準スタンダード。公認心理師の職責から心理学概論，臨床心理学概論，研究法・統計法・心理学実験，心理学理論，アセスメント，心理支援，主要5領域，精神疾患と治療，そして関係行政論へ。公認心理師／臨床心理士として研究・臨床において研鑽を積む上で不可欠の知識と理解と経験を，多様な視点と論点から語り尽くす。

必携 発達障害支援ハンドブック

[編著]下山晴彦　村瀬嘉代子　森岡正芳
B5判／並製／560頁／定価6,820円

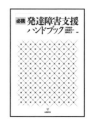

発達障害支援の現状と課題，発達障害当事者・保護者の視点，制度設計を巡る行政的視点，生活を整える福祉的視点，学校・コミュニティとの連携，発達障害研究，そして習得しておくべき支援スキルまで，変わりゆく現状に即応するためには欠かせない発達障害支援のエッセンスを提供する。広範なテーマを網羅しながら，多様化する当事者ニーズに応えるための包括的発達障害ガイド。

子ども虐待とトラウマケア
再トラウマ化を防ぐトラウマインフォームドケア

[著]亀岡智美
A5判／上製／232頁／定価3,740円

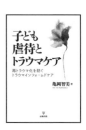

長年精神科臨床に携わってきた著者により子ども虐待とトラウマケアに必要なさまざまな視点や対処法が示されており，医療・保健・福祉・教育・司法といったあらゆる支援現場の方にとって指針となる必携の書。各章は被虐待児に起こるPTSDの諸症状やアセスメントのポイントからTIC，重要な治療プログラムとしてのTF-CBT，アタッチメントや発達障害との関連など，多岐にわたる臨床実践的視点から構成されている。

価格は10%税込です。

VI

摂食症

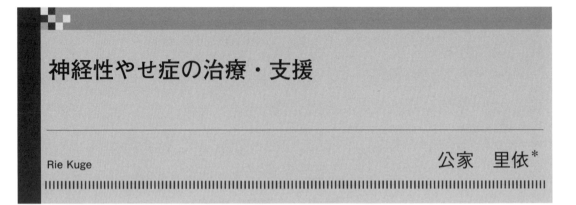

神経性やせ症の治療・支援

Rie Kuge

公家　里依*

I　はじめに

　英国国立医療技術評価機構（National Institute for Health and Care Excellence：NICE）ガイドライン 2017 では，身体的に安定している児童青年期の神経性やせ症（Anorexia Nervosa：AN）の心理治療の第一選択は，AN に焦点を当てた家族療法（Family Therapy for AN：FT-AN），第二選択は摂食障害に焦点を当てた認知行動療法（Eating-Disorder-Focused Cognitive Behavioural Therapy：CBT-ED）とされている（NICE, 2017）。いずれの治療も実践するにあたって研修を受講し，マニュアルに沿って行うことが求められるが，本稿では，FT-AN，CBT-ED の両者に共通する重要な要素を基に明日からの臨床に活かすことができるよう，治療者の姿勢，心理教育，家族支援について概説する。

II　治療者の姿勢

　子どもが AN となり治療者の前に現れた際は，子ども，その家族にとって見通しが持てず，非常に不安が強く，安心安全が感じられない状態であることが多い。FT-AN において，子ども，家族の不安が非常に強い治療初期は子ども，家族が変化，改善することが可能と思えるよう治療者が不安を和らげることができる安全基地となることが必要であると考えられている（Eisler et al., 2016）。治療者が安全基地となるためには，飢餓の影響，身体的なリスクの評価，回復のために必要な食事，食事に対する恐怖への対処などについて専門知識を持ち，子ども，家族の不安を抱える必要がある。また，CBT-ED において治療者は，積極的かつ共感的であるだけでなく，必要なとき，特に困難で不安を呼び起こすような課題に子どもが取り組む際に頼れる存在でなければならないとされており（Fairburn, 2008），治療者の姿勢は FT-AN，CBT の両者で共通していると考えられる。

　また，AN の子どもは不確実なことに対して脆弱であること（Kaye et al., 2013）が知られており，FT-AN の治療初期は不安を軽減するために治療の構造を明確にし，予測可能性，確実性の高いものにする必要があるとされている（Eisler et al., 2016）。本邦の臨床で考えると，例えば入院治療では，摂取すべき食事量，摂取できない場合に追加で摂取するもの，食事摂取の時間などについての枠組みを明確に決める。このような枠組みが厳しいと捉えられることもあるが，枠組みにより予測可能性，確実性が高まり，不確実なことに対して脆弱な AN の子どもの不安を下げることができる。また，体重増加への

＊信州大学医学部附属病院　子どものこころ診療部
　〒 390-8621　長野県松本市旭 3-1-1

恐怖から，子どもが泣きながら治療者に食事量を減らすさまざまな交渉をすることがよく経験される。交渉に応じることは一見親切な対応に見えるが，症状の改善には寄与せず，次の食事場面をより困難にするため，治療者は枠組み通りに食事摂取ができるよう子どもを援助する必要がある。その際に治療者に求められる姿勢は，AN症状である恐怖に理解を示しつつも，穏やかではあるが毅然と枠組みを守る姿勢と考える。

治療が進展し，安定して体重回復が得られ，子どもと家族の不安が軽減した段階では，子ども，家族が自身で食事に関連する不安や日常生活での課題を対処，解決することができるように治療者が援助する関係性，子どもや家族がより責任を担う関係性に変化していくことが望ましい。

Ⅲ　心理教育

心理教育はFT-AN，CBT-EDのいずれにおいても，特に治療初期に重要で不可欠な治療の要素と考えられている。心理教育は，子どもと家族が安心感を感じられ，治療への動機づけを高められるようにするだけでなく，子どもたちの言動の変化の一部が飢餓状態による身体・精神面への影響によって生じていることを伝え，子どもと家族が子どもの健康的な側面とAN症状を分けて捉える外在化ができるように行う（Eisler et al., 2016）。また，心理教育は，子どもと家族がANによってどのような体験をしているか，ANが子どもや家族にどのような影響を与えているかを治療者が理解をしていることを伝え，子ども，家族の苦しみを理解し，認め，治療者との信頼関係の構築を促進するものとして位置づけられている（Eisler et al., 2016）。実際に心理教育を行う際は，視覚素材を子どもの発達段階に応じて使用すると受け入れられやすく，理解されやすい。

1．子どもの治療への動機づけを高める

ANの子どもたちは，親に勧められ，あるいは説得され，医療機関を受診することが多く，治療への両価性がみられ，病識や治療への動機づけが十分ではないことが多い。しかし，飢餓状態による身体・精神面への影響について丁寧に説明していく中で，少ない食事摂取量で腹部膨満感を感じやすいことや便秘であること，寒さに弱くなったこと，以前より集中できなくなったことなど，本人が身体・精神面の変化を自覚し，不便に感じていることを確認できることがある。本人が不便と感じている変化は飢餓状態により生じていることを伝え，飢餓状態が回復すれば症状は改善すること，飢餓状態から回復するためには食事摂取が不可欠であり，食事が薬であることを理解できるように伝える。

また，AN症状が維持されてきたということは，不便と感じる悪い面だけでなく何らかの良い面を持ち合わせていると考えられる。CBT-EDでは，ANの子どもが変わる決心するのを援助するために，現在と将来における変わることのメリットとデメリットについて検討するセッションがあり（Grave, 2020），この変わることのデメリットに症状の良い面が含まれている。CBT-EDのセッションを参考に，変わることのデメリット，症状が持つ子どもにとっての良い面を理解することで，その子どもにとってどのような援助があれば，AN症状を手放しやすくなるかを理解して援助計画を立てることができ，改善に対する不安，変化への抵抗を和らげやすくなる。AN症状の良い面としては，ANになったことで親の心配，ケアが得られるようになったこと，家族関係が密接になったこと，周囲からの期待を回避できることなどが子どもから語られることが多い。

2．回復過程について共有する

体重を回復させる初期にANの子どもにとっては体重回復のスピードが速く感じられ不安になり，食事摂取量を減らそうとする可能性がある。このような反応を予防するため，低体重では脱水を呈しており，体重回復の過程で水分貯留により体重の数値が急激に増える可能性があるが，

より身体的回復が得られ，水分貯留が改善することで落ち着くことを事前に心理教育的に伝える。体重回復の過程で，子どもが想像しているような水分貯留以外の体重の急増が生じないことを体験し，体重増加への恐怖を和らげることも重要と考える。その他，飢餓状態で食事摂取量を増やした初期は腹部膨満感，腹痛などの消化器症状が生じやすいが，このような症状もさらに身体的な回復が得られることで改善する，一過性のものであることを事前に伝えておくとよい。

また，AN の回復過程について，理想体重の85％まで回復するのに平均 11.3 カ月，AN の精神症状の回復までに平均 22.6 カ月を要した報告（Couturier, 2006）があり，AN の精神症状は体重回復後すぐには軽減せず，一旦増悪するものの，その後も体重回復が続き，健康的な体重を維持することで軽減する過程をたどることが多いことを共有し，子どもが見通しを持ちやすいようにする。一時的に症状が増悪している時期に，治療者が子どもの不安を抱えられることも重要である。

3．子どもが AN 症状を外在化できるようにする

AN の子どもが食事場面で恐怖を感じ，回復に不可欠な食事摂取が困難になるのは，その子どもが弱いわけでも，努力が不足しているわけでもなく，飢餓状態，AN 症状により生じていることを伝え，AN 症状を外在化できるように促し，子どもの自責感を和らげるようにする。子どもと治療者で AN 症状の外在化を共有することで，治療者が子どもと対立する構造を避けやすくもなる。また，外在化の手法としてAN 症状について説明し，AN 症状を妖怪，幽霊などに例え，名前をつけるようなかかわりをすることが知られているが，子どもが自覚している症状を紙に記載し，ともに確認するようなかかわりだけでも症状と距離を置くことができる。その他，絵本や漫画など，その子どもが受け入れやすい素材を活用し，どのような子どもが AN になりやすいか，AN ではどんな考えが生じやすいかなどを共有するかかわりも有用である。

IV　家族支援

摂食障害をもつ人をケアする人は精神病圏の人をケアする人よりも強い不安，抑うつを体験し得るという報告がある（Zabala et al., 2009）。子どもが AN となり，食事，体重に関連する厳格なルールで家族を巻き込むことで，家族は疲弊し，ときに子どものことを批判したり，敵意を感じたりすることがある。家族に高い感情表出，敵意，批判がみられる場合，AN の予後が不良であることが知られており（Le Grange et al., 1992），家族も AN 症状を外在化できるように促すことが重要である。まず，治療者が子どもを責めず，AN 症状を外在化する姿をモデルとして家族に示す。

以前の FT-AN では，AN を身体疾患のように捉え外在化することが強調されていたが，近年では AN の素因，リスクファクターとしての気質やパーソナリティである，不安の高さ，認知柔軟性の乏しさ，完璧主義，不確実なことやネガティブな感情への耐性の低さ，アレキシサイミアなどが飢餓状態ではより顕著な傾向となり，AN 症状の維持要因となり得ること（Kaye et al., 2013），飢餓状態から生じる神経内分泌学的な変化を含めた AN の症状形成メカニズム（Frank et al., 2019）を伝えることで，より広い概念で外在化することができるといわれている（Eisler et al., 2016）。

FT-AN では，家族を治療の対象ではなく，重要な治療資源と捉え，治療チームの一員として位置づける。家族が治療チームの一員として行動できるよう，家族のこれまでの苦労を労い，家族が抱いていることが多い不安，自責感，罪悪感などを和らげられるようにかかわる。また，親が食事のケアをすることを強調し，食事場面で AN の子どもにどのような不安が生じるか，具体的にどのようなかかわりが望ましいかを家族に心理教育する（Eisler et al., 2016）。一方，CBT-ED は FT-AN と異なり，親が治療の援助が可能で子どもが望むのであれば治療に参加す

るが，親は食事のケアをする役割を担うのではなく，変化しようとする子どもを援助する役割となる（Dalle Grave et al., 2019）。FT-ANとCBT-EDでは親の役割が異なるが，いずれの治療においても親が効果的な援助ができるように心理教育が必要と考えられている。

親に心理教育を行うにあたって，集団で行うことの効果が知られており，筆者が所属する信州大学医学部附属病院子どものこころ診療部（以下，当診療部）では臨床研究として集団家族心理教育を行っている。他施設においても相互支援，学習を目的とした専門家が援助する形で家族教室が行われているところは少なくない（小原・鈴木，2014）。集団で心理教育を行うことで期待される効果は，同じような困難を抱えている家族と接することで孤立感，スティグマが軽減されること，互いに新しい対処法，問題解決方法を学ぶ機会が得られること，異なる治療段階の家族の存在から，改善への希望が得られること，安心安全な場で新しいスキルを試すこと，互いの感情を共有することができることなどが挙げられる（Simic et al., 2021）。

家族に心理教育で伝える内容として，上記の子どもに心理教育で伝える内容に加え，ここではFT-ANの原則に基づく親による食事のケアと，望ましいかかわりとしてのvalidationについて説明する。

1．ファミリーミール

親がANの子どもの食事のケアができるようにしていくための心理教育，実践をする場として，FT-ANで特徴的なセッションとして知られている，ファミリーミールを活用することができる。ファミリーミールは治療者の前で，子ども，その家族が食事摂取をするセッションである（Eisler et al., 2016）。ファミリーミールの目的は，家族が直面している最も困難な体験を治療者が共有する意欲を持っていることを示し，治療関係を構築する機会とすること，家族の強みを見出すこと，食事場面のエナクトメントを通して，治療

者が家族関係，信念，行動，構造，家族のかかわり方を理解すること，治療者が家族の否定的なかかわりを遮ったり，肯定的な方向に動かしたり，子どもを援助する新しい方法を試す機会とすることとされている（Eisler et al., 2016）。実際に治療者の前で食事摂取することが重要ではあるが，より重要なのは食後の面接，フィードバックである。治療者の前で行う食事と自宅での食事はどのような点が異なるか，家族のどのようなかかわりがあると食事摂取を促すことができるかなどを話し合い，家族の望ましいかかわりを強化したり，子どもにとって援助にならないかかわりはどのようなものかを探り，代替案を提案したりし，家族が自信をもって子どもの食事のケア，援助をできるようにしていく。

当診療部の入院治療では，FT-ANのファミリーミールを参考にANの子どもが外出泊をする前に病棟で親が食事の付き添い，見守りを行っている。その前段階として医師，病棟スタッフが食事の付き添い，見守りをし，どのような援助がその子どもにとって効果的と考えられるかを親に心理教育している。病棟で親が食事の付き添いをした後，院内のレストラン，外出先や外泊において家族で食事を摂取するが，外出泊の際は，オンラインで家族の食事を観察し，必要に応じて助言をすることも行っている。

2．親の望ましいかかわりとしてのvalidation

親がANの子どもの食事のケアをする際に知っておくとよい望ましいかかわりの基本として，validationが挙げられる（Linehan, 1997）。validationのエッセンスは，「セラピストが患者に対して，患者の反応は現在の生活，状況において当然のことであり，理解可能なものだと伝えることである」とされており，親だけでなく，治療者がANの子どもにかかわる際に知っておくべき重要な概念である。英国で行われているFT-ANの原則に基づいた複数の家族で行うマルチファミリーセラピーでも，validationについて心理教育，ロールプレイをするセ

ッションが行われている（Simic et al., 2021）。例えば，AN の子どもが体重増加への恐怖から食事を前に泣いて「食べたくない」と述べた際，子どもの様子から食事に対して非常に強い恐怖を感じていることを推測し，恐怖に理解を示し，「食べることが怖いんだね」と子どもが感じている感情に名前をつけて穏やかに返すが，食べないことは許容しないというようなかかわりが validation の 1 例である。AN 症状から恐怖を感じることは理解できることとして受け止めるが，食べないことは許容せず，適切な線引きをする。そうでなければ，さらに子どもの体重は減少し，次の食事でより恐怖が高まる結果になり，AN 症状の改善には寄与しない。また，子どものネガティブな感情を言葉にして穏やかに返すかかわりは，ネガティブな感情に耐性が低く，適切な感情調整が苦手なことが多い AN の子どもの感情調整能力の成長をゆっくりと促していく上でも重要である。外在化と同様に，治療者が親のモデルとなり，適切な validation を AN の子どもと親にできるようになる必要があるだろう。

V　おわりに

AN は精神障害の中で最も死亡率が高く，治療者が不安を感じ，疲弊することが少なくない。それでも子どもたちが成長，改善し得るという希望，期待を忘れずにかかわり続けることが治療者の姿勢として不可欠である。本稿が治療者の AN に対する知識，技術を増やすきっかけとなり，不安を和らげ，希望，期待を忘れずに AN の子どもたちと家族にかかわるための一助となることを願っている。

文　献

Couturier J & Lock J（2006）What is recovery in adolescent anorexia nervosa? International Journal of Eating Disorders, 39；550-555.

Dalle Grave R, Eckhardt S & Calugi S et al.（2019）A conceptual comparison of family-based treatment and enhanced cognitive behavior therapy in the treatment of adolescents with eating disorders. Journal of Eating Disorders, 7；42.

Eisler I, Simic M & Blessitt E et al.（2016）Maudsley Service Manual for Child and Adolescent Eating Disorders. https://mccaed.slam.nhs.uk/wp-content/uploads/2019/11/Maudsley-Service-Manualfor-Child-and-Adolescent-Eating-Disorders-July-2016.pdf

Fairburn CG（2008）Cognitive behavior therapy and eating disorders. Guilford Press.（切池信夫監訳（2010）摂食障害の認知行動療法. 医学書院）

Frank GKW, DeGuzman MC & Shott ME（2019）Motivation to eat and not to eat—The psychobiological conflict in anorexia nervosa. Physiology & Behavior, 206；185-190.

Grave RD & Calugi S（2020）Cognitive Behavior Therapy for Adolescents with Eating Disorders. Guilford Press.（吉内一浩監訳（2023）思春期の摂食障害のための認知行動療法 CBT-E マニュアル. 金子書房）

Kaye WH, Wierenga CE & Bailer UF et al.（2013）Nothing tastes as good as skinny feels：The neurobiology of anorexia nervosa. Trends in Neurosciences, 36；110-120.

Le Grange D, Eisler I & Dare C et al.（1992）Family criticism and self-starvation：A study of expressed emotion. Journal of Family Therapy, 14；177-192.

Linehan MM（1997）Validation and psychotherapy. In Bohart A & Greenber L（Eds.）Empathy Reconsidered：New directions in psychotherapy. pp. 353-392. American Psychological Association.

National Institute for Health and Care Excellence（2017）National Institute for Health and Care Excellence：Clinical guidelines. Eating Disorders: recognition and treatment Full guideline. https://www.nice.org.uk/guidance/ng69.

小原千郷・鈴木眞理（2014）本邦における摂食障害家族会の実態調査. 心身医学, 54；165-173.

Simic M, Baudinet J & Blessitt E et al.（2021）Multi-Family Therapy for Anorexia Nervosa：A treatment manual, 1st edition. Routledge.

Zabala MJ, Macdonald P & Treasure J（2009）Appraisal of caregiving burden, expressed emotion and psychological distress in families of people with eating disorders：A systematic review. European Eating Disorders Review, 17；338-349.

神経性過食症・過食性障害の診断と治療課題

Noriaki Ohsako
Michiko Nakazato

大迫　鑑顕*1*2・中里　道子*2*3

I　はじめに

　摂食障害（ED：Eating Disorder）は，DSM-5では主に神経性無食欲症（AN：Anorexia Nervosa），神経性大食症（BN：Bulimia Nervosa），過食性障害（BED：Binge-Eating Disorder）に分類され，児童期・青年期のメンタルヘルスにおいて重要な精神疾患の一つである。BN やBED において，本邦での患者数は 1980 年代以降増加しており，ED の中でも多くの割合が過食症状を有していることが示されている。その治療においては，早期治療介入とその後の治療継続の重要性が指摘されている一方で，未治療者の多さが急務の課題であり，実用性や治療への受容性が高い治療法の開発が求められている。本稿では，BN や BED の診断，治療課題，そのさまざまな治療課題を検討した心理療法に関して紹介する。

II　診断

　ED は DSM-5（American Psychiatric Asso-

＊1　Clinical Psychology Unit, Bellvitge University
　　Hospital-IDIBELL
　　c/Feixa Llarge s/n, L'Hospitalet de Llobregat, Barcelona,
　　08907, Spain.
＊2　千葉大学大学院医学研究院精神医学
　　〒 260-8670　千葉県千葉市中央区亥鼻 1-8-1
＊3　国際医療福祉大学医学部精神医学
　　〒 286-8686　千葉県成田市公津の杜 4-3

ciation, 2013）において，「食行動障害および摂食障害群（FED：Feeding and Eating Disorders）」の中に分類されており，主要な ED として AN，BN，BED に大別されている。BN は，食べることを抑制できないという感覚を伴う反復する過食行動と，それに伴う体重増加を防ぐために行う自己誘発性嘔吐，拒食，下剤等の医薬品の乱用といった代償行動，そして体型や体重によって過度に影響を受ける自己評価を特徴とし，BED は，自己嫌悪，抑うつ気分，強い罪責感や明らかな苦痛を伴う過食行動を認める一方で，代償行為を伴わないことを特徴としている（表 1）。診断確定後も同一患者において経過中に診断分類が移行する場合があり（Eddy et al., 2008），経過の注意深い観察が必要である。

　ED 以外の併発精神障害の存在にも注意を払う必要があり，BN や BED は気分障害や不安障害の併存率が高く（Filipponi et al., 2022；Arija et al., 2022），他の精神疾患の併存は EDの治療結果に悪影響を及ぼす可能性がある（Sala et al., 2023）。近年，発達障害との関連の指摘もあり，特に注意欠如・多動性障害（ADHD：Attention-Deficit／Hyperactivity Disorder）に関しては，複数のシステマティックレビュー（SR：Systematic Review）で ADHDの衝動性と過食行動に有意な相関があることが報告されている（Kaisari, Dourish & Higgs,

表 1　DSM-5 における診断分類

	低体重	過食	代償行動	体重・体型・食事の過大評価
AN				
摂食制限型	+	-	+	+
過食排出型	+	+	+	+
BN	-	+	+	+
BED	-	+	-	+/-

*AN, anorexia nervosa; BN, bulimia nervosa; BED, binge-eating disorder.
* American Psychiatric Association. 2013. Diagnostic and Statistical Manual of Mental Disorders, 5th Ed（DSM-5）.
Arlington: American Psychiatric Publishing. より改変して引用

2017；Levin & Rawana, 2016）。臨床的には，不安障害，気分障害，統合失調症，発達障害など，二次障害としての食行動異常を呈する精神障害も多く存在し，その鑑別が重要となる。

Ⅲ　有病率

　BN や BED の有病率に関しては，国内外でさまざまな疫学調査が行われており，その結果は経済的または体型に対する文化的な影響により左右される。オランダの研究では，19 歳女性の点有病率が BN0.6%，BED1.6%（Smink, van Hoeken & Hoek, 2012），米国の研究では，BN の生涯有病率は男性 0.08%，女性 0.46%，BED の生涯有病率は男性 0.42%，女性 1.25% で，BN，BED ともに女性の方が高かった（Udo & Grilo, 2018）。国内では，16 〜 23 歳の女学生の点有病率の経年変化の検証で，BN は 1982 年 0.00%，1992 年 0.45%，2002 年 2.32% と，2000 年代に入るまでは顕著な増加傾向で推移し（Nakai, Nin & Noma, 2014），2000 年代以降の BN 患者数は横ばいで推移していることが報告されている（安藤，2017）。一方で，2020 年の COVID-19 流行以降，ED の有病率増加の可能性の指摘や（Kurisu et al., 2022），ED 患者の低年齢化の報告（Takakura et al., 2022）もあり，今後，傾向が変化していく可能性がある。
　国内の他の精神疾患の生涯有病率は，統合失調症 0.19 〜 1.79%（Nakane, Ohta & Radford, 1992），うつ病 5.16%（Kato et al., 2021），双極性障害 0.6%（Kato et al., 2021），不安障害

2.6%（Ishikawa, Kawakami & Kessler, 2015）と報告されており，BN や BED は他の精神疾患と比較して，決して少なくない患者数が存在することが推察できる。

Ⅳ　治療につなげる重要性

　ED の治療において，治療開始の遅れが回復の障害となる可能性があり（Flynn et al., 2021），治療開始初期の症状改善の良好さ，モチベーションの高さ，重症度の低さ，罹病期間の短さが予後良好因子であること（Vall & Wade, 2015）などからも，早期の治療介入が重要と言える。BN では，発症から治療開始までの期間が短期間であるほど予後良好であるとされるが（Keel et al., 1999；Reas et al., 2000），Austin らの SR では，ED 患者の発症から治療開始までの期間が BN 53.0 カ月，BED 67.4 カ月と，未治療期間が長いことが明らかとなっている（Austin et al., 2021）。治療開始後に必要な治療継続期間に関しても複数の検討がなされている。Keel らのレビューでは，治療継続による改善率が，BN では 1 年後 28%，5 〜 20 年後 70% 以上，BED では 1 年後 25 〜 80%，4 年後 82%，12 年後 67% であった（Keel & Brown, 2010）。Steinhausen らのレビューでは，BN の長期転帰に関して，寛解 45%，軽快 27%，慢性化 23% としている（Steinhausen & Weber, 2009）。この 2 つの研究から，結果にばらつきがあるものの，概ね観察期間が長いほど回復する割合は増加し，最終

表2　NICE ガイドライン（2017）BN，BED への心理療法

		第一選択	第二選択	第三選択
BN	成人	GSH-CBT	個人 CBT-ED	
	小児 若年成人	BN に焦点を当てた家族療法	個人 CBT-ED	
BED		GSH-CBT	集団 CBT-ED	個人 CBT-ED

* BN, bulimia nervosa; BED, binge-eating disorder: GSH-CBT, guided self-help cognitive behavioral therapy: CBT-ED, eating-disorder-focused cognitive behavioral therapy.
* National institute for Health and Care Excellence（NICE）. 2017. "Eating Disorders: Recognition and Treatment." National institute for Health and Care Excellence（NICE）. nice.org.uk/guidance/ng69. より改変して引用

的には 80% 近くが回復もしくは軽快した状態となると考えられる。一方で，BN と高い死亡リスクの関係の指摘があり，BN は一般集団と比較して，全死亡リスクの標準化死亡比が 1.9 倍，女性における自殺による標準化死亡比が 7.5 倍 と 高 く（Chesney, Goodwin & Fazel, 2014），さらには，罹病期間が長いほど自殺企図率が増加するとされ（Ahn, Lee & Jung, 2019），いかに早期治療介入とその後の治療継続が重要かがわかる。

これらの状況に反して，医療費や治療へのアクセスの問題，スティグマへの懸念（Becker et al., 2010），病識の低さ（Hart et al., 2011）から未治療の患者や十分な期間治療を継続できないことが深刻な問題となっている。治療開始前の評価での予後予測は困難であり（Vall & Wade, 2015），実際に ED 患者が医療機関を受診しても，多くの医療機関では適切な ED の治療ではなく，体重のみにフォーカスした治療が行われているのが現状で，それは特に BED で顕著である傾向がある（Hart et al., 2011）。そのため，これらの状況を改善できるための適切な治療法の開発が求められている。

V　認知行動療法（CBT）

1．有効性

BN や BED に対する心理療法に関しては，2000 年代以降，認知行動療法（CBT：Cognitive Behavioral Therapy）の有効性やその実践方法に関するさまざまな検討が蓄積されてきて

いる。Vogel らによる SR では，ED の診断やそのケアレベルに関わらず，CBT は思春期の ED に対して合理的に実践可能であり，受容性が高く，また，効果的であることを示している（Vogel, Singh & Accurso, 2021）。BN や BED に対しても CBT の受容性の高さ，高い治療効果は認められ，BN では 3 〜 12 カ月，BED では 2 年間の追跡調査で治療維持効果を認めた（Vogel, Singh & Accurso, 2021）。CBT は ED の中でも特に BN，BED に対して優れた短期的な治療効果を示すとされ（Kaidesoja, Cooper & Fordham, 2023），BN や BED においては，他の心理療法や薬物療法と比較して CBT が最も効果的であると位置づけられており（Hilbert et al., 2019；Svaldi et al., 2019），海外の主要なガイドラインでも CBT は主要な治療法の一つとして推奨されている（Hilbert, Hoek & Schmidt, 2017）。

英国の NICE ガイドライン（National institute for Health and Care Excellence：NICE, 2017）は，BN，BED に対する心理療法として，さまざまな形で CBT を提供することを推奨している（表2）。BN に対する心理療法としては，成人では，第一選択として BN に焦点を当てたガイドセルフヘルプ（GSH：Guided Self-Help）プログラム，GSH を 4 週間実施後にプログラムが受け入れられない，禁忌，または効果がない場合は，第二選択として ED に焦点を当てた個別での認知行動療法（CBT-ED：Eating-Disorder-Focused Cognitive Behavioral Therapy）

を，小児・若年成人では，第一選択として若年BN に焦点を当てた家族療法，家族療法が受け入れられない，禁忌，または効果がない場合は，個別での CBT-ED を推奨している。BED に対する心理療法としては，第一選択として BED に焦点を当てた GSH プログラム，GSH を 4 週間実施後にプログラムが受け入れられない，禁忌，または効果がない場合は，第二選択として集団での CBT-ED，集団 CBT-ED が利用できない場合，または本人が拒否する場合は，第三選択として個別の CBT-ED を推奨している。

2．ED に焦点を当てた認知行動療法（CBT-ED）

CBT-ED は，英国オックスフォード大学のFairburn らによって開発された，後述する超診断的認知行動理論に基づき，ED の診断，病型を選ばずに適応できる治療法（National institute for Health and Care Excellence : NICE, 2017）であり，2018 年 4 月より日本国内でもBN に対して保険収載された。CBT-ED では，病気がなぜ起こったかではなく，どのように病気が維持されているのかということに注目し，食事日記やさまざまな行動実験を通じて，規則正しい食事パターンを確立し，食べものや体重・体型に関する偏った考え方，極端な食事制限を見直すことに取り組んでいく。また，過食などの問題行動を引き起こすその他の要因（環境や出来事，気分や感情など）にも焦点を当てており，ED の身体的健康やその他の症状に対するリスクを軽減することを目的としている。

3．超診断的理論

ED の超診断的認知行動理論に関しては，Fairburn らの論文で詳述されている（Fairburn, Cooper & Shafran, 2003）。ED を超診断的に診ることの根拠としては，一つは診断や病型間の移行がしばしばあること（Eddy et al., 2008），もう一つは診断，病型間で類似する精神病理の存在があげられている（図 1）。論文

内では，ED は基本的に認知障害であり，自己評価スキームにおける体型や食事をコントロールすること等への過大評価，という中核となる精神病理があるとしている。ED に特徴的な過食や代償行動は，ED の中核の精神病理の表現もしくは派生であり，それらの行動によって患者はさらに体型や食事のコントロールを重視するようになり，体重制御行動を強めてしまう悪循環に陥る。日常生活内で起こる嫌な出来事や否定的な気分も，摂食をコントロールする力を弱めたり，その一時的な嫌な気分を解消するための過食を強める方向に影響する。次第に，感情をコントロールするためにも過食や代償行動を行い，それに依存するようになる。結果として低体重となると，飢餓症候群が出現し，それが中核の精神病理を強めるように作用する。個々の患者によりこのメカニズムが作動している部分は異なるが，これにより ED が自己永続的に持続することになる，というのがこの理論である。

4．ガイドセルフヘルプ（GSH）

BN や BED に対する CBT の有効性が認められている一方で，未治療の患者や十分期間治療を継続できないことが深刻な問題となっていたが（Becker et al., 2010 ; Hart et al., 2011），2000 年代に入り英国の Schmidt らのグループは，BN や BED の治療において，簡易，低コスト，良好な治療効果を期待できる治療法としてセルフヘルプの CBT である GSH を提唱した（Schmidt et al., 2007）。GSH は，本格的なCBT の前に自助的に症状に取り組む方法として開発され，心理教育，セルフモニタリング，定期的な食事摂取など，CBT の中で自力で実施可能な要素を取り出したプログラムを使用し（Treasure et al., 1996），プログラムの遂行に際しては，専門知識を持つ看護師や心理士などがプログラムの進行を援助する（Palmer et al., 2002）。NICE ガイドラインでは，GSH の内容に関して言及されており，CBT の考え方に沿ったプログラム内容であること，ガイド役であ

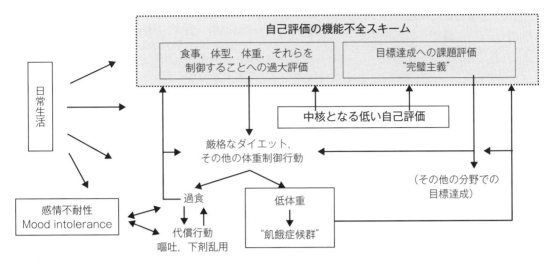

図1　摂食障害が維持される超診断的理論

* Fairburn, Christopher G., Zafra Cooper, and Roz Shafran. 2003. "Cognitive Behaviour Therapy for Eating Disorders: A 'Transdiagnostic' Theory and Treatment." Behaviour Research and Therapy 41 (5) : 509–28. https:// doi.org/10.1016/S0005-7967 (02) 00088-8. より改変して引用

るコーチはプログラムのアドヒアランス向上により注力すること，自助努力の継続のためにコーチによる簡易的なサポートセッションを取り入れること，コーチはプログラム進行のサポートのみに注力することが述べられている。

　BED に対する GSH の治療に関して，Ghaderi らの SR では，過食の消失や頻度の減少，ED に関連する精神病理の改善を認めた一方で，BMI や抑うつ症状には有意な改善を認めなかったとしている（Ghaderi et al., 2018）。また，Linardon らの SR では，その治療効果は治療者が主導する個人もしくは集団の治療には劣るとされた（Linardon, 2018）。BN に対しては，BED と同様，治療者が主導する個人もしくは集団の治療と比べて，過食の消失や抑うつの改善に対して劣っていたことが複数の SR で指摘されているが（Linardon & Wade, 2018；Linardon et al., 2017），ED に関連する精神病理の改善や過食頻度の減少に関して，その治療効果が一程度認められている（Traviss-Turner, West & Hill, 2017）。そのため，BN や BED に対する GSH は，本格的な CBT を行う前に実施する治療法として推奨されている。

Ⅵ　インターネットを用いた認知行動療法（iCBT）

　近年では，治療開始の初期段階で患者が受け入れやすく，負担が少なく治療を継続しやすい低強度の治療法として，インターネットを用いた CBT（iCBT：Internet-Based Cognitive Behavioral Therapy）に関する検討が多く報告されている。他の精神疾患では，うつ病や不安障害などに対するインターネットを利用した治療介入の報告が増えつつあり，オンラインで介入することで，費用対効果や利便性が高く，多くの人がアプローチできる可能性がある。iCBT に関しては，うつ病（Karyotaki et al., 2021），不安障害（Eilert et al., 2021），PSTD（Simon et al., 2021），自殺予防（Yu et al., 2022）などに対する治療効果が示されており，治療の早期介入とその後の適切な治療の継続の観点から低強度な治療法が求められている BN や BED の治療においても活用されることが期待されている。

1．iCBT の有効性と課題

　Pittock らは，過食症状を伴う患者に対する iCBT の有効性を検討する SR を行い，iCBT は，他の心理療法への優位性を示すことは困難であるものの，過食行動を減らすことに有効であり，また，その治療効果は治療終了後も持続したと示した（Pittock, Hodges & Lawrie, 2018）。一方で，Linardon らは，ED に対して提供されるさまざまな形式の CBT の治療脱落率の比較検討に関するメタ解析研究を行い（Linardon, Hindle & Brennan, 2018），ED 全般で iCBT は対面を含む他の形式の CBT と比較して治療脱落率が優位に高く，その傾向は BN では目立たないものの BED では同様であったとし，その高い治療脱落率が課題であるとした。ただし，全ての形式の CBT を含めた治療脱落率は 24％ と非常に高く，ED 自体がそもそも治療脱落率の高い疾患であることも留意する必要がある。iCBT での治療脱落の主要な理由として，インターネット上では対面での CBT と異なり，患者と治療者の対話性が限定的であり，治療同盟を結ぶことが困難であることがあげられる。iCBT の治療脱落率の高さは，うつ病に対する iCBT でも同様の傾向が指摘されており（Richards & Richardson, 2012），また，不十分な治療連携と心理療法の治療脱落との強い相関がメタ解析研究で示されている（Sharf, Primavera & Diener, 2010）。ED に対する心理療法においても，その治療効果と治療同盟の重要性が示されており（Graves et al., 2017），特に ED 治療においては治療同盟が治療脱落を最小限に抑える要素である可能性が示唆されている。コンピュータを使用する難しさも iCBT の治療脱落に関連している可能性がある（Fernandez et al., 2015）。iCBT は高い利便性から，より多くの人へアプローチできる可能性があり，その治療効果も一程度期待できる一方で，高い治療脱落率という課題があると言える。

2．インターネットを用いたガイドセルフヘルプ（iGSH-CBT：Internet Guided Self-Help Cognitive Behavioral Therapy）

　CBT と同様に GSH に関しても，費用対効果，利便性，治療へのアクセスのしやすさという観点から，オンラインでの介入が試みられている。

　BN や BED に対する iGSH-CBT の効果を検討した複数のランダム化比較試験（RCT：Randomized Controlled Trial）が行われている。BN に対しては，Wagner らは，iGSH-CBT はガイド付き読書療法と比較して，過食頻度の減少，ED の病理の改善に関して，同等の改善効果，治療維持効果があるとし（Wagner, Penelo et al., 2013），Barakat らは，待機群と比較して，過食頻度の減少に関して有意な改善を認めたとした（Barakat et al., 2023）。BED に対しては，複数の RCT で待機群と比較して過食頻度の優位な減少を認めた（Melisse et al., 2023；Wyssen et al., 2021）。König らの RCT では，BED に対する iGSH-CBT と CBT の費用対効果に関する比較検討を行い，治療効果の観点では CBT に優位性があるが費用が高くなる傾向があり，iGSH-CBT の方が費用対効果に優れていると結論付けている（König et al., 2018）。

　BN や BED に対する iGSH-CBT の治療効果，費用対効果が期待される一方で，治療脱落率に関しては iCBT と同様に高くなる傾向がある。Dölemeyer らによる SR では，ED 治療全般における iGSH-CBT を含むインターネットを介した治療の効果検討を行い，インターネットを介した治療介入を行った患者の治療脱落率は 9 ～ 47.2％ で，特に BN を含む研究でその治療脱落率が高かった（Dölemeyer et al., 2013）。GSH の主体が書籍からオンラインへ変化することで，心理面への介入が時間的に，空間的に拡大した一方で，医療者の役割が「治療者」から「ガイド」へと変化し，その結果，治療介入の役割が最終的な治療法としてではなく，その治療の必要性の理解，回復への足掛かりとしての役割へ変化したことが一つの要因として考え

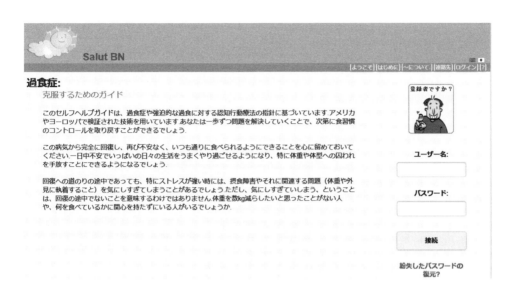

図2　Salut BN ログイン画面
* https://salut-ed.com/jp/

られる（Yim & Schmidt, 2019）。

　本邦において，千葉大学，国際医療福祉大学が共同研究で，スイスの Net Union 社が開発した iGSH-CBT プログラムの一つである Salut BN の日本語版プログラムを開発している（図2）。Salut BN は，変化への動機づけ，自己観察，行動の変化，思考の変化，問題解決法，自己主張，再発防止の7つの章から成り，プログラム内のメッセージシステムを使用し週1回のコーチによるサポートを継続し，プログラムを4か月間実施する。コーチの役割は，週1回メッセージをプログラム利用者に送信し，利用者のオンラインプログラム遂行をモニターする。先行研究において，日本の臨床場面における iGSH-CBT の実施に大きな問題がなかったことが示されており（Ohsako, 2023），現在，RCT が行われている。

Ⅶ　おわりに

　BN や BED に対する心理療法は，CBT や GSH の有効性が示されている一方で，治療へのアクセスの問題や高い治療脱落率などの課題があげられており，その実施方法に関して様々な検討がなされている。オンラインで治療介入をすることで，治療へのアクセスの問題を解決することが期待されているが，高い治療脱落率という課題は解決されておらず，その運用方法に関してさらなる解決策が見いだされることが期待されている。日本の臨床現場においては，iCBT や iGSH-CBT は，いまだ広く普及しているとは言えず，今後の追加研究が必要な状況である。

文　　献

Ahn J, Jung-Hyun L & Young-Chul J（2019）Predictors of Suicide Attempts in Individuals with Eating Disorders. Suicide and Life-Threatening Behavior 49（3）；789-97.

American Psychiatric Association（2013）Diagnostic and Statistical Manual of Mental Disorders, 5th Ed（DSM-5）. American Psychiatric Publishing.

Andrea W, Andrea HM & Nadine MB et al.（2021）BED-online：Acceptance and efficacy of an internet-based treatment for binge-eating disorder: A randomized clinical trial including waitlist conditions. European Eating Disorders Review, 29（6）；937-54.

安藤哲也（2017）摂食障害の診療体制整備に関する研究：厚生労働科学研究費補助金障害者対策総合研究事業〈障害者政策総合研究事業（精神障害分野）〉.

Alexandra P, Laura H & Stephen ML（2018）The effectiveness of internet-delivered cognitive behavioural therapy for those with bulimic symptoms: A systematic review. BMC Research Notes, 11（October）；748.

Anja H, David P & Stephan H et al.（2019）Meta-analysis of the efficacy of psychological and medical treatments for binge-eating disorder. Journal of Consulting and Clinical Psychology, 87（1）；91-105.

Arija VV, María José SC & José Pedro NR et al.（2022）[Characterization, epidemiology and trends of eating disorders]. Nutricion Hospitalaria 39（Spec No2）；8-15.

Ata G, Jenny O & Sanna Gustafsson et al.（2018）Psychological, pharmacological, and combined treatments for binge eating disorder：A systematic review and meta-analysis. PeerJ 6（June）；e5113.

Austin A, Michaela F & Katie Richards et al.（2021）Duration of untreated eating disorder and relationship to outcomes：A systematic review of the literature." European Eating Disorders Review, 29（3）；329-345.

Barakat S, Amy LB & Michelle C et al.（2023）A randomised controlled trial of clinician supported vs self-help delivery of online cognitive behaviour therapy for bulimia nervosa. Psychiatry Research, 329（November）；115534.

Becker AE, Adrienne HA & Alexandra P et al.（2010）A qualitative study of perceived social barriers to care for eating disorders：Perspectives from ethnically diverse health care consumers. The International Journal of Eating Disorders, 43（7）；633-647.

Bernou M, Elske van den B & Margo de J et al.（2023）Efficacy of web-based, guided self-help cognitive behavioral therapy-enhanced for binge eating disorder: Randomized controlled trial. Journal of Medical Internet Research, 25（May）；e40472.

Caterina F, Chiara V & Tommaso F et al.（2022）

The follow-up of eating disorders from adolescence to early adulthood：A systematic review. International Journal of Environmental Research and Public Health, 19（23）；16237.

Edward C, Guy MG & Seena F（2014）Risks of all-cause and suicide mortality in mental disorders：A meta-review. World Psychiatry, 13（2）；153.

Eirini K, Orestis E & Clara M et al.（2021）Internet-based cognitive behavioral therapy for depression. JAMA Psychiatry, 78（4）；1-11.

Emily NV, Simar S & Erin CA（2021）A systematic review of cognitive behavior therapy and dialectical behavior therapy for adolescent eating disorders. Journal of Eating Disorders, 9（October）；131.

Eva V & Tracey DW（2015）Predictors of treatment outcome in individuals with eating disorders: A systematic review and meta-analysis. International Journal of Eating Disorders, 48（7）；946-971.

Fairburn CG, Zafra C & Roz S（2003）Cognitive behaviour therapy for eating disorders：A 'transdiagnostic' theory and treatment. Behaviour Research and Therapy, 41（5）；509-528.

Fernandez E, Dara S & Joshua KS et al.（2015）Meta-analysis of dropout from cognitive behavioral therapy：Magnitude, timing, and moderators. Journal of Consulting and Clinical Psychology, 83（6）；1108-1122.

Frédérique RES, Daphne Van H & Hans WH（2012）Epidemiology of eating disorders: incidence, prevalence and mortality rates. Current Psychiatry Reports, 14（4）；406-414.

Gemma D T-T, Robert MW & Andrew JH（2017）Guided self-help for eating disorders: A systematic review and metaregression. European Eating Disorders Review, 25（3）；148-164.

Gudrun W, Eva P & Christian W et al.（2013）Internet-delivered cognitive-behavioural therapy V. Conventional guided self-help for bulimia nervosa: Long-term eEvaluation of a randomised controlled trial. The British Journal of Psychiatry, 202（2）；135-141.

Hans-Helmut K, Florian B & Hans-Christoph F et al.（2018）Economic evaluation of cognitive behavioral therapy and internet-based guided self-help for binge-eating disorder. International Journal of Eating Disorders, 51 (2) ; 155-164.

Hilbert A, Hans WH & Ricarda S (2017) Evidence-based clinical guidelines for eating disorders : International comparison. Current Opinion in Psychiatry, 30 (6) ; 423-437.

Ishikawa H, Kawakami N & Kessler RC (2015) Lifetime and 12-month prevalence, severity and unmet need for treatment of common mental disorders in Japan : Results from the final dataset of world mental health Japan survey. Epidemiology and Psychiatric Sciences, 25 (3) ; 217-229.

Jake L (2018) Rates of abstinence following psychological or behavioral treatments for binge-eating disorder : Meta-analysis. International Journal of Eating Disorders, 51 (8) ; 785-797.

Jake L, Annemarie H & Leah B (2018) Dropout from cognitive-behavioral therapy for eating disorders : A meta-analysis of randomized, controlled trials. International Journal of Eating Disorders 51 (5) ; 381-391.

Jake L & Tracey DW (2018) How many individuals achieve symptom abstinence following psychological treatments for bulimia nervosa? A meta-analytic review. International Journal of Eating Disorders, 51 (4) ; 287-294.

Jake L, Tracey W & Xochitl de la PG et al. (2017) Psychotherapy for bulimia nervosa on symptoms of depression : A meta-analysis of randomized controlled trials. International Journal of Eating Disorders, 50 (10) ; 1124-1136.

Jennifer S, Florian S & Julia B et al. (2019) Efficacy of psychotherapies and pharmacotherapies for bulimia nervosa. Psychological Medicine, 49 (6) ; 898-910.

Kamryn TE, David JD & Debra LF et al. (2008) Diagnostic crossover in anorexia nervosa and bulimia nervosa : Implications for DSM-V. The American Journal of Psychiatry, 165 (2) ; 245-250.

Keel PK, James EM & Kathryn BM et al. (1999) Long-term outcome of bulimia nervosa. Archives of General Psychiatry, 56 (1) ; 63-69.

Ken K, Mikiko M & Kaoruko S et al (2022) Increased prevalence of eating disorders in Japan since the start of the COVID-19 pandemic. Eating and Weight Disorders, 27 (6) ; 2251.

Laura MH, M Teresa G & Anthony FJ et al.(2011) Unmet need for treatment in the eating disorders : A systematic review of eating disorder specific treatment seeking among community cases. Clinical Psychology Review, 31 (5) ; 727-735.

Michaela F, Amelia A & Katie L et al. (2021) Assessing the impact of first episode rapid early intervention for eating disorders on duration of untreated eating disorder : A multi-centre quasi-experimental study. European Eating Disorders Review, 29 (3) ; 458-471.

Milla K, Zafra C & Beth F (2023) Cognitive behavioral therapy for eating disorders : A map of the systematic review evidence base. The International Journal of Eating Disorders, 56 (2) ; 295-313.

Natalie S, Lindsay R & Catrin L et al. (2021) Internet-based cognitive and behavioural therapies for post-traumatic stress disorder (PTSD) in adults. The Cochrane Database of Systematic Reviews, 2021 (5) ; 5.

National institute for Health and Care Excellence (NICE) (2017) Eating disorders: Recognition and treatment. National institute for Health and Care Excellence (NICE).

Nora E, Angel E & Rebecca W et al. (2021) The effectiveness of internet-delivered treatment for generalized anxiety sisorder : An updated systematic review and meta-analysis. Depression and Anxiety, 38 (2) ; 196-219.

Noriaki O (2023) A pilot trial of an online guided self-help cognitive behavioral therapy program for bulimia nervosa and binge eating disorder in Japanese patients.

Pamela KK & Tiffany AB (2010) Update on course and outcome in eating disorders. The International Journal of Eating Disorders, 43 (3) ; 195-204.

Panagiota K, Colin TD & Suzanne H (2017) Attention deficit hyperactivity disorder (ADHD) and disordered eating behaviour : A systematic review and a framework for future research.

Clinical Psychology Review, 53（April）; 109-121.

Reas DL, Williamson DA & Martin CK et al.（2000）Duration of illness predicts outcome for bulimia nervosa: A long-term follow-up study. International Journal of Eating Disorders, 27（4）; 428-434.

Richards D & Thomas R（2012）Computer-based psychological treatments for depression: A systematic review and meta-analysis. Clinical Psychology Review, 32（4）; 329-342.

Rivka LL & Jennine SR（2016）Attention-deficit/hyperactivity disorder and eating disorders across the lifespan : A systematic review of the literature. Clinical Psychology Review, 50（December）; 22-36.

Robert LP, Helen B & Lesley M et al.（2002）Self-help for bulimic disorders: A randomised controlled trial comparing minimal guidance with face-to-face or telephone guidance. The British Journal of Psychiatry, 181（3）; 230-235.

Ruth D, Annemarie T & Anette K et al.（2013）Internet-based interventions for eating disorders in adults : A systematic review. BMC Psychiatry, 13（August）; 207.

Sala M, Ani K & Sarah S et al.（2023）Predictors of relapse in eating disorders: A meta-analysis. Journal of Psychiatric Research, 158（November 2022）; 281-299.

See HY & Ulrike S（2019）Experiences of computer-based and conventional self-help interventions for eating disorders: A systematic review and meta-synthesis of qualitative research. International Journal of Eating Disorders, 52（10）; 1108-1124.

Sharf J, Primavera LH & Diener MJ（2010）Dropout and therapeutic alliance: A meta-analysis of adult individual psychotherapy. Psychotherapy: Theory, Research, Practice, Training, 47（4）; 637-645.

Shu T, Kenta T & Makoto Y et al.（2022）Potential impact of the COVID-19 pandemic on Japanese patients with eating disorders : A cross-sectional study. BioPsychoSocial Medicine , 16（January）; 2.

Steinhausen, H-C & Sandy W（2009）The outcome of bulimia nervosa: Findings from one-quarter century of research. The American Journal of Psychiatry, 166（12）; 1331-1141.

Tadafumi K, Kenji B & Wenjia G et al.（2021）Impact of bipolar disorder on health-related quality of life and work productivity : Estimates from the national health and wellness survey in Japan. Journal of Affective Disorders, 295（December）; 203-214.

Tiffany AG, Nassim T & Heather T-B et al.（2017）A meta-analysis of the relation between therapeutic alliance and treatment outcome in eating disorders. International Journal of Eating Disorders, 50（4）; 323-340.

Ting Y, Deying H & Fen T et al.（2022）Effectiveness of internet-based cognitive behavioral therapy for suicide: A systematic review and meta-analysis of RCTs. Psychology, Health & Medicine, 27（10）; 2186-2203.

Tomoko U & Carlos MG（2018）Prevalence and correlates of DSM-5—Defined eating disorders in a nationally representative sample of U.S. adults. Biological Psychiatry, 84（5）; 345-354.

Treasure J, Ulrike S & Nicholas T et al.（1996）Sequential treatment for bulimia nervosa incorporating : A self-care manual. The British Journal of Psychiatry, 168（1）; 94-98.

Ulrike S, Sally L & Jennifer B et al.（2007）A randomized controlled trial of family therapy and cognitive behavior therapy guided self-care for adolescents with bulimia nervosa and related disorders. American Journal of Psychiatry, 164（4）; 591-598.

Yoshibumi N, Yasuyuki O & Mark HB Radford（1992）Epidemiological studies of schizophrenia in Japan. Schizophrenia Bulletin, 18（1）; 75-84.

Yoshikatsu N, Kazuko N & Shunichi N（2014）Eating disorder symptoms among Japanese female students in 1982, 1992 and 2002. Psychiatry Research, 219（1）; 151-156.

回避・制限性食物摂取症の概念・アセスメントと治療

Dai Miyawaki

宮脇　大*

I　回避・制限性食物摂取症（Avoidant ／ Restrictive Food Intake Disorder：ARFID）とは

ARFID は，不安や抵抗感のために，摂食を回避，制限することによって低栄養状態あるいは痩せを来す精神障害である。ARFID の特徴は，摂食症の中核的概念である神経性やせ症（Anorexia Nervosa：AN）と対比すると，低体重と低栄養という点で同じであるが，精神病理が異なることである。AN は，肥満恐怖，やせ願望やボディイメージの障害があり，体型や体重へのとらわれが摂食行動問題を維持する。一方で，ARFID はそれらを持たず，それ以外の理由によって食べることが困難な病態を広く包含している。そのため，重症度，罹病期間，年齢層も多様である（宮脇ら，2016）。

II　ARFID の三要因，症状と診断基準

アメリカ精神医学会による DSM-5-TR の ARFID 診断基準を表1に示す（American Psychiatric et Association，2022）。ここでは，回避または制限された食行動の要因として，1）食べることまたは食物への明らかな無関心，2）食物の感覚的特徴に基づく回避，3）食べた後嫌悪すべき結果が生じることへの不安，の

＊大阪市立総合医療センター 児童青年精神科
　〒545-0021　大阪府大阪市都島区都島本通 2 丁目 13-22

三要因が挙げられている。

1）食べることまたは食物への明らかな無関心が要因の ARFID（以下，食無関心型 ARFID と呼ぶ）の典型例は，幼児期から食べることへの関心が乏しく小食で，親の促しによっても成長に必要な食事を摂らない子どもが該当する。この食べることへの関心の乏しさの背景には，食事中に容易に気が逸れて食品以外のものに関心が移る不注意，食事中に摂食行動が維持できないほどの興奮のしやすさ，あるいは空腹という内部感覚への気づきの乏しさが関連していると推測できる。食無関心型 ARFID 児は，知的発達症など神経発達症特性を併存していることがある。

2）食物の感覚的特徴に基づく回避が要因となる ARIFD（以下，感覚過敏型 ARFID と呼ぶ）は，味，匂い，触感，温度，見た目（例えば，黒色の食材が混じる食事）へ気づきの鋭さとこだわりがあり，これによって偏食や拒食がエスカレートし，栄養状態が悪化するようになった子どもである。この背景には，その児が感覚過敏性を有していると想定される。しばしば自閉スペクトラム症を併存している。また，身体疾患への化学療法や感染症罹患後の味覚変容が，感覚過敏 ARFID 型を発症契機になる児もいる。

3）食べた後，嫌悪すべき結果が生じることへの不安が要因となる ARFID は，いわゆる

表 1　回避・制限性食物摂取症の診断基準（DSM-5-TR）

A）摂食または栄養摂取の障害（例：食べることまたは食物への明らかな無関心；食物の感覚的特徴に基づく回避；食べた後嫌悪すべき結果が生じることへの不安）で，適切な栄養，および／または体力的要求が持続的に満たされないことで表され，以下のうち 1 つ（またはそれ以上）を伴う：
　　（1）有意の体重減少（または，子どもにおいては期待される体重増加の不足，または成長の遅延）
　　（2）有意の栄養不足
　　（3）経腸栄養または経口栄養補助食品への依存
　　（4）心理社会的機能の著しい障害
B）その障害は，食物が手に入らないということ，または関連する文化的に容認された慣習ということではうまく説明されない。
C）その摂食の障害は，神経性やせ症または神経性過食症の経過中にのみ起こるものでなく，自分の体重または体型に対する感じ方に障害があるという証拠がない。
D）その摂食の障害は，随伴する医学的状態によるものでなく，またはほかの精神疾患ではうまく説明できない。その摂食の障害がほかの医学的疾患または精神疾患を背景として起きる場合は，その摂食の障害の重症度は，その状態または障害に通常関連するような摂食の障害の重症度を超えており，特別な臨床的関与が妥当なほどである。
▶該当すれば特定せよ
寛解状態：かつて回避・制限性食物摂取症の診断基準をすべて満たしていたが，現在は一定期間診断基準を満たしていない。
American Psychiatric Association（2022）Diagnostic and Statistical Manual of Mental Disorders, 5th Text Revision（DSM-5-TR）. American Psychiatric Publishing.（日本精神神経学会日本語版用語監修，髙橋三郎・大野裕監訳，染矢俊幸・神庭重信・尾崎紀夫他訳（2023）DSM-5-TR 精神疾患の診断・統計マニュアル．医学書院）

"食事恐怖症"である（以下，食事恐怖症型 ARFID と呼ぶ）。幼児から成人まで年齢層は広い。多くの精神科医は ARFID の中核群であるイメージを持っているようである。具体的には，食物の嚥下によって窒息すること，食後に嘔吐，腹部不快感や腹痛が生じることへの予期不安から摂食を回避，制限する子どもや大人である。その精神病理は，窒息，嘔吐，腹部不快感に関連した限局性恐怖症として理解できる。発症契機としては，実際に食品を喉に詰まらせて窒息感を感じた，感染性胃腸炎のため激しく嘔吐をしたなどが典型的で，これらがトラウマ的体験となった症例である。筆者の個人的見解であるが，このような急性発症の食事恐怖症型 ARIFD 症例の多くは，数日で自然軽快することが多い。時に，脱水への補液等の小児科的治療を要することがあっても数週間以内に自然軽快するものが多いと思われる。摂食制限が遷延し，軽快したとしても再発を繰り返すごく一部の食事恐怖症型 ARIFD だけが，精神科を受診するのだろう。一方で，クラスメイトや会社の同僚が嘔吐した場面を目撃した，食中毒に関する情報を見聞きしたなど，さほど直接的でない

体験後が契機となり発症する症例や，不慣れな料理全般に腹部不快への予期不安が生じる症例，契機が分からない症例もある。食以外の領域でも新規場面への不安が惹起されやく，不安状況を回避する傾向など不安症の発症準備状態があったと推測される食事恐怖症型 ARFID は，重症化しやすい印象がある。

ここで注意すべきことは，これら三要因は，排他的ではないことである。実際に，精神科入院を要する ARFID 症例は，しばしば 2 つ，時に 3 つの特徴すべてを持っている。

ARFID の主症状は痩せであるが，子どもの場合には期待される体重増加がないことや成長の遅延，すなわち"体重減少を伴わない痩せ"が含まれる。ARFID 症状は緩徐に進行することがあり，子どもでは成長曲線を確認して初めて気づかれることがある。また痩せ以外に，栄養障害，栄養補助食品や経腸栄養を要している場合にも診断基準を満たす。加えて，痩せや栄養障害がなくても，回避または制限された食行動が心理社会的機能の著しい支障を来しているなら診断してもよいことになっている。

ARFID 概念の歴史はまだ浅い。ARFID は，2013 年に刊行された DSM-5 において，初めて採用された。以前から児童期青年期の摂食症は，成人と比べて非定型例が多いと言われてきた（高宮，2019）。このような AN に似て異なる症例は，DSM-5 刊行前の DSM-Ⅳ時代には，「特定不能の摂食障害」に一括されてしまい治療方針の決定に結びつかなかった。そのため児童期の摂食障害臨床では，DSM ではなく，Lask らが提唱した Great Ormond Street Criteria（以下，GOSC）（Lask et al., 2013）という診断基準が使用されてきた（表 2）。

GOSC は，AN や神経性過食症とは精神病理が異なる "食べない子ども" についての細かな診断分類を持っており，実用的である。このうち，選択的摂食は，顕著な偏食があり目新しい食物の摂食を拒む子どもであり，低体重であることも，肥満であることもある。制限摂食は，極端な小食の子どもで，通常は低体重，低身長となる。GOSC の選択的摂食と制限摂食は，DSM ではそれぞれ感覚過敏型 ARFID，食無関心型 ARFID に類似する。機能性嚥下障害は，窒息や嘔吐への恐怖によって食物を回避する子どもであり，食事恐怖症型 ARFID と一致する。

Ⅲ　ARIFD の有病率，性比，併存症

1．有病率

ARFID の有病率についての報告は差が大きい。一般人口における ARFID の有病率について，Dinkler ら（2021）は，9 つの研究をレビューし，対象が若年者に偏っていること，居住地やスクリーニング手法の違いなどの方法論的な限界を指摘しつつ，0.3%から 15.5%であると報告している。本邦における一般人口における報告はない（井上，2023）。臨床例における ARFID 有病率研究も同様の限界を持つ。さらに研究の多くは，米国とカナダの摂食障害の専門医療機関における児童青年期患者を対象としていたが，有病率は 5%から 32%であった（Bryant-Waugh et al., 2021）。これらの研究に

は，ARFID が DSM-5 に収載される以前のデータも含まれるため，実際の ARFID 有病率はより高い可能性がある。また大規模な自閉スペクトラム症のコホートにおける ARFID 有病率は 21%（Tanner Koomar et al., 2021）と高く，あらためて ARIFD と自閉スペクトラム症との関連の強さが示された。

2．性比

ARFID の男女比について，上述の Dinkler ら（2021）の一般人口のおける ARFID 調査では，男女比が比較的等しいと報告している。ARFID の児童青年期臨床例 261 例を対象とした研究（Watts et al., 2023）においても男女比は等しかった。さらに本研究では，ARFID の三要因毎の性差を認めなかった。女性優位である AN と対照的に，ARFID は男女比や性差が少ないようである。

3．併存症

ARFID の併存症については，不安症，自閉スペクトラム症や注意・欠如多動症などの神経発達症，うつ病，強迫症，インターネットゲーム障害など多彩な精神障害を併存すると繰り返し報告されている。ただし，これらの併存症はしばしば未診断で，ARFID のための精神科受診後に考慮されることが一般的である。

Ⅳ　ARFID の心理療法

ARFID への第一選択の治療は，AN など他の摂食症と同様に，心理療法あるいは食事療法を含めた行動心理学的介入である（宮脇ら，2020）。

1．ARFID への心理学的介入の効果とアセスメント

Willmott ら（2024）は，ARFID に対する心理学的介入に関する 50 の研究をレビューしている。半数が単一ケース研究デザインで，対象の多くは児童青年期患者であった。行動療法が 16 件，認知行動療法が 10 件，家族療法が 5 件，

表 2　Great Ormond Street Criteria：GOSC

① 神経性やせ症（anorexia nervosa: AN）
　・頑固な体重減少（食物回避，自己誘発性嘔吐，過度の運動，下剤の乱用など）
　・体重・体型に対する歪んだ認知
　・体重・体型や食物・食事への激しい没頭

② 神経性過食症（bulimia nervosa: BN）
　・繰り返される過食と排出あるいは食物制限
　・制御できないという感覚
　・体重・体型に対する歪んだ認知

③ 食物回避性情緒障害（food avoidance emotional disorder: FAED）
　・食物回避
　・体重減少
　・気分障害
　・体重・体型に対する歪んだ認知がない
　・体重・体型への激しい没頭がない
　・器質的疾患や精神病，禁止薬物の使用，薬の副作用ではない

④ 選択的摂食（selective eating: SE）
　・少なくとも 2 年間続く狭い範囲の食物嗜好
　・食べたことがない物を摂取しようとしない
　・体重・体型に対する歪んだ認知がない
　・体重・体型への激しい病的な没頭がない
　・体重は低くても正常でも高くてもよい

⑤ 制限摂食（restrictive eating: RE）
　・年齢相応より摂食量が少ない
　・栄養的には内容の問題はなく，量の問題である
　・体重・体型に対する異常な認知がない
　・体重・体型への激しい没頭がない
　・体重と身長は低いことが多い

⑥ 食物拒否（food refusal: FR）
　・一時的・断続的・場面依存的であることが多い
　・体重・体型に対する歪んだ認知がない
　・体重・体型への激しい没頭がない

⑦ 機能的嚥下障害（functional dysphagia: FD）と他の恐怖状態
　・食物回避
　・嚥下，窒息，嘔吐の恐怖など食物回避に関わる恐怖
　・体重・体型に対する歪んだ認知がない
　・体重・体型への激しい没頭がない

⑧ 広汎性拒絶症候群（pervasive refusal syndrome: PRS）
　・食べる，飲む，歩く，話すこと，セルフケアへの回避によって表される激しい感情的興奮と拒絶
　・援助に対する頑固とした抵抗

⑨ うつ状態による食欲低下（appetite loss secondary to depression）
　・食欲低下
　・頑固な食物回避がない
　・体型に対する歪んだ認知がない
　・体重・体型への没頭がない

（Eating Disorders in Childhood and Adolescence 4th ed., Lask & Bryant-Waugh, 2013, 一部改変）

これらの治療アプローチの組み合わせたものが 19 件であった。それぞれの治療は有効と思われるが，優劣は明らかではなく，むしろ注目すべきことは，食物へのエクスポージャー，心理教育，不安のマネージメント，家族が関与する ことなどの共通要素が多かったと述べている。心理療法の選択については，ARFID が広範な病態を含んでいることを反映し，個別性に焦点づけたアセスメントの重要性を指摘している。Archibald ら（2023）は，ARFID が異質性の

高い診断カテゴリーであることを強調し，多職種による総合評価と治療を推奨している。具体的には，その人に特有の症状領域とリスクを特定し，医学的，食事療法および他の介入と並行して，摂食行動問題の維持要因をターゲットにした心理的介入をすべきであると述べている。Willmott ら（2024）は，心理療法の選択は，ARFID 患者にさまざまな心理療法が有効であることを考慮すると，患者の人口統計学的背景，身体的リスクや低栄養リスク，心理社会的機能障害，精神医学的併存症や神経発達症の併存，ARFID の推進要因と維持要因，患者と家族の優先事項や目標を考慮して，心理学的定式化に基づいて行われるべきと述べている。一方で，低栄養状態と体重低下が重度の症例では，身体的改善が最優先となる方針は，諸家で一致しているようである。

2．FBT-ARFID

　児童青年期の AN に対しては，家族をベースとする治療（Family Based Treatment：FBT）という外来治療が，主要なガイドラインで第一選択である。FBT は，家族，特に親を重要な治療資源とみなし，同居家族全員の参加を求め，早期の体重回復に焦点づけるという特徴を有する行動療法的な家族療法である。AN に対して不可知論的視点を持つ，AN を患者から外在化する，治療者は権威的な"専門家"的スタンスを取らない，家族をエンパワーする，病気の症状克服に焦点を当て，実用主義的な取り組みを重視する，を原則とする（宮脇，2021）。近年，この FBT を ARFID に適応した FBT-ARFID の有効性が報告された（Lock，2021）。FBT-ARFID は FBT の原則をほぼ踏襲しながらも，それぞれ食無関心型 ARFID には「体重増加」と「食事時間の短縮」を治療目標に，感覚過敏型 ARFID には「食べられる食品の種類の増加」を治療目標に，食事恐怖症型 ARFID には「摂食に関連した不安の減少」を治療目標に介入をする（鈴木，2023）。

3．ARFID のアセスメントと治療・介入の実際

　ARFID 治療の中心は，回避していた食品や摂食へのエクスポージャーである。苦手な食品や食事状況に関して不安階層表を共同制作し，段階的なエクスポージャーを実施することが一般的である。しかし，それは容易ではない。ARFID を含む摂食症の治療が難しい理由は，当初の発症の契機となった，あるいは症状維持に寄与する心理的問題とは別に，いったん低体重や低栄養に陥ると，摂食への不安などの精神症状や消化器症状が増強し，悪循環的に難治化するからである（宮脇，2023）。

　例えば，症例 A は幼児期より偏食と小食の傾向があり，就学後に体重および身長の増加が停滞しはじめた。その後，同世代集団へ馴染めなくなった小学 4 年生頃から給食摂取後の腹部不快感が出現。さらに小食と偏食が進み，体重が減少した。その後の数カ月で，低栄養および脱水のため小児科へ緊急受診を反復するようになった。味覚の過敏さや不慣れな食材への不安は増強し，腹部不快感も容易に惹起されるようなり，いっそう摂食を回避するようになり，るい痩が進行した。入院目的で当院を受診した時には，食事中に人が接近するだけで腹部不快感，嘔気，腹痛や動悸が生じ，経口摂食がほとんどできなくなっていた。

　ARFID の治療は，まず多職種協働による総合的アセスメントが推奨されていることはすでに述べた。一方で，ARFID 患者への入院適応の基準や心理療法の選択基準は確立されておらず，食行動問題，身体的重症度，そして何よりも身近に利用できる治療資源に応じて，諸家がそれぞれ判断している。このように ARFID のアセスメントと治療選択は未だエビデンスの乏しい分野であり，以降は筆者の臨床経験による私見が多いことにご留意いただきたい。

　筆者は，摂食障害に対応する医療資源が限られており，一部の医療機関に重症例が集中しがちな本邦の現状を考慮し，簡便に摂食症のアセスメントを 3 軸で考えている。第 1 軸は痩せの

アセスメント，第２軸は摂食行動問題と精神病理のアセスメント，第３軸は発症や維持に寄与したと思われる心理的課題，不安症や自閉スペクトラム症などの併存症のアセスメントである。この１～３軸アセスメントに基づいて治療・介入をしていく。

1）第１軸：痩せのアセスメント

　内科的診療を求めるものではなく，現在，標準体重の何％程度か，つまり痩せの重症度を把握し，同時におおまかに現在と２～３年後の目標体重を算出する。通常，最終的な目標体重は安定した月経が期待できる標準体重の90％以上である。やせの重症度の判断は，「神経性食欲不振症のプライマリケアのためのガイドライン（2007 年）」の栄養状態の評価を参考にしているが，これは成人を対象にした評価基準であり，子どもへの妥当性は十分でないが，他に確立されたものはない。大まかに，標準体重90％以上を健康，85％未満を病的痩せとする。病的やせの重症度について，75 ～ 85％程度を軽症，65 ～ 75％を中等症，55 ～ 65％は重症，55％未満を最重症と考える。最重症は，餓死リスクが高く，身体的危機への介入必要性から緊急入院を適応する。ただし，標準体重55％以上であっても，成長障害が成長曲線で確認された場合，体重減少のペースが速い場合（４kg 以上／月），スムーズな起立や階段昇降の困難化，浮腫の増悪，低血糖昏睡や脱水エピソード，電解質異常や肝障害が顕著な場合は，入院適応を考慮する。井上（2023）は，小児科では急性／亜急性に発症した ARFID の幼児や学童は，しばしば身体的安定化のための緊急入院をしていること，早期の標準体重への回復を目標に外来治療で改善しない症例には入院適応をすると報告している。標準体重は，18 歳以上は BMI22 で算出し，18 歳未満は日本小児内分泌学会のウェブサイトに掲載されている標準体重を採用している。標準体重や50 パーセンタイル BMI は，加齢に伴い増加し，50 パーセンタイル BMI は 10 歳で 16.8，12 歳で 18.4，14 歳で 19.9，16 歳で 20.8 である。また身長は，親や年長のきょうだいの身長を参考に，２～３年後の身長を予測しておくことが目標体重設定に必要となる。例えば，現在 13 歳で身長 150cm の女児の３年後 16 歳時の予測身長が 160cm なら，標準体重は現在の 44.0kg から 53.4kg に増加するため，標準体重90％とした目標体重も 39.6kg から 48.1kg になる。

　また 12 ～ 15 歳頃はエネルギー必要量が生涯で最大となり，運動量の多い中学生女子では 2,700kcal ／日程度である。通常，外来治療で 0.5kg ／週以上，入院治療では 1kg ／週以上の体重回復を目指す場合は，再栄養には 3,000kcal ／日あるいはそれ以上の摂取が必要となることがある。

2）第２軸：家族を含めた摂食症のアセスメント

　近年，ARFID を評価するための半構造化診断面接（Bryant-Waugh et al., 2019）や ARFID スクリーニングツールが開発されているが，標準化された日本語版はない。

　まず ARFID の三要因，つまり食無関心型，感覚過敏型，食事恐怖症型の特徴を有するか本人と家族に問診をする。症状および回避行動の重症度や持続期間，以下の家族病理を評価する。ただし食欲低下，腹痛や腹部膨満感などの消化器症状だけを訴え，要因については自覚が乏しく，言語化できない子どもと家族は意外に多い。社交不安症や自閉スペクトラム症が併存している場合は，診断の難しさの一因となる。

　重要な鑑別診断は，脳腫瘍などの身体疾患や AN である。ARFID は体重や体型へのとらわれがないため両者の鑑別は容易に思えるが，実際には AN 患者が肥満恐怖やボディイメージの障害を隠すこともあるため，しばしば難しい。そのため，両診断を併記し診断保留とするもある。この場合は，観察できる行動についての家族情報を重視する。高カロリー食品に選択性のある摂食回避，最終食事時間の設定や運動ノルマなどの儀式化されたルール，自ら調理したがったり，家族の小食やダイエットを許さず食べ

ることを求めたりする態度は，AN に特異的であり，鑑別に役立つ。

　また第２軸には，摂食症病理だけでなく，家族のアセスメントを含むことがポイントである。これは，摂食症の原因を家族に求めるという古典的発想からではなく，むしろ逆である。子どもが摂食症を発症したことによって，結果的に生じた家族機能の低下の質と量を評価する。つまり，家族は摂食症の原因でなく，むしろ最大の治療資源であるという近年の家族療法の視座からの評価である。まず両親が，患者の痩せの重症度を把握できているか，期待される体重増加がないなどの成長障害があればそれを理解できているか，子どもの食行動の変化への気づきが適切かを評価する。続いて，食事メニューの決定と調理，摂食の主導，体重や運動量の把握などの親機能を摂食症発症後も親が保持できているかを評価する。しばしば，摂食症の重症化に伴い，子どもの不安回避行動が主導権を握るようになることがある。加えて，「私たちは子どもを病気から救ってみせる」と ARFID を外在化し，親の慈愛が保てているのかを判断する。また「あなたには苦しんで欲しくない。食べるのがつらいなら無理しなくていい」と子どもの回避行動を肯定し，同情にとどまっていないか，つまり家族の巻き込まれの程度と持続期間を評価する。ARFID 発症前から，不安を併存している子ども場合，親が巻き込まれて過剰に保証する関係性が常態化していることがある。この場合には ARFID の難治が予想されるため，親が巻き込まれに対処できるように，よりエンパワーが必要になるだろう。さらに，子どもの回避行動や不安による激越が理解できずに，反抗して摂食を拒む子どもに対し「怖がるな！ただ食べればいいだけだ！」など親が苛立ち，批判的になりすぎていないかも評価する。そうであれば，まずは批判的関係性を改善し，エクスポージャーへの準備状態を作ることが治療目標になる。これらの家族病理のアセスメントは，治療選択に関わってくる。一般的に，親は

ARFID の子どもの摂食抵抗に辟易し，無力感を味わっている。しかし，治療者の支援次第で「あなた（子ども）にとって食べることはつらいことだとわかっている。それでもあなたは食べることに挑戦する強さを持っていることを私たちは知っている。さあ，やってみよう」というように，子どもをエクスポージャーへと動機づけられるようになる親は少なくない。親が自己効力感を回復し，真剣ながら悲壮にならず，"ゲーム感覚"，"実験感覚"で，わが子をエクスポージャーに向かわせる効果は大きい。こうなれば，第１軸の身体的アセスメントが重症であったとしても外来治療を選択できることがある。逆に，外来治療では「私には子どもを変える力がない，救えない」と親の無力感が昂じたり，巻き込まれが悪化するならば，第１軸の身体評価が軽症あるいは中等症であったとしても，入院治療を選択することがある。もちろん，退院後に備えて入院中から親をエンパワーし，巻き込まれ対策を講じる必要がある。

　なお，食無関心型 ARFID 児の中に，両親の期待に応えること，食べると家族が歓喜することにも"無関心"な難治例がある。社会的コミュニケーション能力の遅れという発達段階に相応しており自然と思われる場合も，すでに食卓が不快な場として条件付けされている場合もあるようだが，その児独自の動機づけとなるトークン使用が役に立つことがある。また低栄養のため入院となった感覚過敏型あるいは食事恐怖型 ARFID 症例に対して，経鼻胃管による再栄養を実施せざるを得ない場合がある。その際には食べないので罰を受けたという心証を抱かせないように留意し，当初はつらいけれども，有効でチャレンジする価値のある治療であること，胃管留置の不快感覚は経時的に軽減することを説明しておく。これが，身体的改善，つらい治療へチャレンジしているという成功体験，そして経鼻胃管による不快感へのエクスポージャーとして機能すると，経口摂食を再開できるようになることがしばしばある。上記の症例Ａもそ

うであった。

3）第3軸：心理的課題と併存症のアセスメント

　摂食症の発症や維持に寄与していると推察される，病前性格を含めた心理的課題を評価する。また不安症や自閉スペクトラム症などの併存症評価も含まれる。第2軸の摂食症病理の治療と並行して，支援が必要な心理的課題や併存症があるかどうか，大まかに見立てておく。例えば，「真面目」「努力家」と周囲からみなされてきた患者の学校適応状況に，過剰適応，つまり潜在的不適応が見出されることがある。適切な援助希求スキルを持っていなかったり，批判を恐れて過剰なルール遵守をしていたりする。その背景に，自閉スペクトラム症特性が見出されることもある（宮脇他，2023）。自閉スペクトラム特性が関連する対人的失敗体験や感覚過敏による苦痛は，自己肯定感の低さ，対人的文脈の被害的認知，不安や強迫，身体症状につながることがある。これらが ARFID の発症，維持，再燃に寄与していることがある。通常，第3軸への介入は，摂食症病理の一定の改善後，外来で中長期的に行うものである。患者の学校や社会復帰を助け，摂食症の再燃予防にもなることを期待しての介入である。自戒を込めて言えば，多忙な外来診療下で治療者はこの介入に手抜きをしがちである。この点で，院内学級を有し同世代交流のある児童精神科病棟は，第2軸に加えて，この3軸への介入を同時にできる特殊な場である。摂食症に対する入院適応については「私たちは，家で子どもに食べさせることができない」と親に感じさせる副作用があり，親の無力感を高め反治療的であるという指摘もある（宮脇，2021）。児童精神科医はこの指摘に謙虚であるべきである。同時に，子どもの対人的文脈の被害的認知傾向が進み，これが親機能を低下させ，摂食症の維持や再燃に影響しているとアセスメントされる難治例であるなら，児童精神科病棟での治療が反治療的にならず有効かもしれない。

V　おわりに

　ARFID の概念，診断基準や心理療法についての研究を概観し，アセスメントと治療についての私見を加えた。ARFID は，異質性の高い診断カテゴリーであり，患者背景，低栄養状態，併存症 ARFID の推進要因と維持要因，患者と家族の優先事項などを多面的に評価し，心理学的定式化をして介入をすべきと報告されている。また重度の低栄養状態があれば，この改善が優先される。日常臨床では，ARFID を食無関心型，感覚過敏型，食事恐怖症型に分類し，簡便に，痩せ，摂食症，心理的課題と併存症の3軸でアセスメントすることが役立つと考えている。

文　献

American Psychiatric Association（2022）Diagnostic and Statistical Manual of Mental Disorders, 5th Text Revision（DSM-5-TR）. American Psychiatric Publishing.（日本精神神経学会日本語版用語監修，髙橋三郎・大野裕監訳，染矢俊幸・神庭重信・尾崎紀夫他訳（2023）DSM-5-TR 精神疾患の診断・統計マニュアル．医学書院）

Archibald T & Bryant-Waugh R（2023）Current evidence for avoidant restrictive food intake disorder：Implications for clinical practice and future directions. JCPP Adv, 3（2）；e12160. doi:10.1002/jcv2.12160

Bryant-Waugh R, Micali N, Cooke L, Lawson EA, Eddy KT & Thomas JJ（2019）Development of the Pica, ARFID, and rumination disorder interview, a multi-informant, semi-structured interview of feeding disorders across the lifespan：A pilot study for ages 10–22. International Journal of Eating Disorders, 52（4）；378-387. https://doi.org/10.1002/eat.22958

Dinkler L & Bryant-Waugh R（2021）Assessment of avoidant restrictive food intake disorder, pica and rumination disorder：Interview and questionnaire measures. Current Opinion in Psychiatry, 34（6）；532-542. https://doi.org/10.1097/yco.0000000000000736

井上建（2023）回避・制限性食物摂取症 Update.

臨床精神医学, 52 (3) ; 275-282.

Lask B, Bryant-Waugh R (2013) Overview of eating disorders in childhood and adolescence. Eating Disorders in Childhood and Adolescence. 4th ed. pp. 33-49. Routledge.

Lock JD (2021) Family-based treatment for avoidant ／ restrictive food intake disorder. Routledge.

宮脇大・原田朋子・山内常生 (2016)【児童思春期の精神障害】児童思春期の摂食障害. 精神科, 28 (4) ; 296-303.

宮脇大・原田朋子 (2020)【精神科診療のエビデンス—国内外の重要ガイドライン解説】(第9章) 摂食障害 Eating disorders: recognition and treatment (NICE guideline, NG69). 精神医学, 62 (5) ; 656-666.

宮脇大 (2021)【児童青年期の摂食障害治療アップデート】児童青年期の神経性やせ症に対する家族療法の実際 Family based treatment. 児童青年精神医学とその近接領域, 62 (5) ; 655-665.

宮脇大 (2023) 各論1 摂食障害 (中村和彦編) 子どものこころの診療のコツ研究のコツ. pp.36-44. 金剛出版.

宮脇大・平井香 (2023)【特集 いま, 知っておきたい発達障害 Q&A 98】発達障害と摂食障害の関係について教えてください. 精神医学, 65 (5) ; 682-686.

日本小児内分泌学会 (2024) 日本人小児の体格. http://jspe. umin. jp/medical/taikaku. html (2024年2月11日閲覧)

鈴木太 (2023)【摂食障害 レジデントが知っておきたい診断や治療のコツ！】臨床像, 診断と治療 回避・制限性食物摂取症. 精神科 Resident, 4 (3) ; 187-189.

高宮静男 (2019) 摂食障害の子どもたち：家庭や学校で早期発見・対応するための工夫. 合同出版.

Tanner Koomar TRT, Pottschmidt NR, Lutter M & Michaelson JJ (2021) Estimating the prevalence and genetic risk mechanisms of ARFID in a large autism cohort. Frontiers in Psychiatry, 12. https://doi.org/10.3389/fpsyt.2021.668297

Watts R, Archibald T, Hembry P, Howard M, Kelly C, Loomes R, Markham L, Moss H, Munuve A, Oros A, Siddall A, Rhind C, Uddin M, Ahmad Z, Bryant-Waugh R & Hübel C (2023) The clinical presentation of avoidant restrictive food intake disorder is largely independent of sex, autism spectrum disorder and anxiety traits [Manuscript submitted for publication]. medRxiv preprint. https://doi.org/10.1101/2023.02.12.23285723

Willmott E, Dickinson R, Hall C, Sadikovic K, Wadhera E, Micali N & Jewell T (2024) A scoping review of psychological interventions and outcomes for avoidant and restrictive food intake disorder (ARFID). The International Journal of Eating Disorders, 57 (1) ; 27-61. doi:10.1002/eat.24073

第 4 回 金剛出版主催ワークショップ

トラウマ臨床の現在

臨床心理士 資格更新ポイント
対象ワークショップ

4 年ぶりに金剛出版主催ワークショップを開催いたします！

今回は、トラウマ臨床の第一線で活躍する先生方にご登壇いただき、

トラウマに関するさまざまなテーマについて学べる講座を準備しております。

2 講座 ×2 週連続、対面とオンライン配信によるハイブリッド開催です（アーカイブ配信あり）。

対面・オンラインを交えると、4 講座すべての受講申し込みも可能となります。

ぜひお好きなスタイル・組み合わせでご参加ください。2 週連続の対面参加は￥1,000 オフ！

［現地参加定員：各講座 先着 100 名　参加費：現地参加 8,000 円／オンライン参加 6,000 円］

6/9 （日曜）10:00〜16:30

会場：文具共和会館（東京都台東区柳橋 1-2-10）

①「PTSD の臨床」

講師：**飛鳥井 望**（医療法人社団青山会青木病院）
齋藤 梓（上智大学総合人間科学部心理学科）

②「TF-CBT（トラウマフォーカスト認知行動療法）」

講師：**亀岡 智美**（兵庫県こころのケアセンター）

1 週目の
お申し込みは
こちら！

6/16 （日曜）10:00〜16:30

会場：連合会館（東京都千代田区神田駿河台 3-2-11）

①「誰でもできるトラウマ臨床」

講師：**杉山 登志郎**
（福井大学 子どものこころの発達研究センター）

②「トラウマインフォームドケア」

講師：**野坂 祐子**（大阪大学大学院人間科学研究科）

2 週目の
お申し込みは
こちら！

Ψ金剛出版

東京都文京区水道1-5-16　電話 03-3815-6661　FAX 03-3818-6848
https://www.kongoshuppan.co.jp/

VII

座談会

児童・青年期臨床の現状とこれから

Hideo Honda
Shozo Aoki
Toru Yoshikawa
Junko Yagi

本田　秀夫*1,　青木　省三*2,
吉川　徹*3,　八木　淳子*4

はじめに——先生方の自己紹介

本田：それでは座談会を始めさせていただきます。ご多忙のところお集まりいただき，ありがとうございます。

　今回の座談会では，「児童期・青年期のメンタルヘルスと心理社会的治療支援」という特集テーマで包括的にお話しをしていただければと思います。はじめに，それぞれの先生に自己紹介していただき，いま「児童期・青年期のメンタルヘルスと心理社会的治療支援」で，どのようなことを中心にやっておられるかをご紹介いただければと思います。

　それぞれの先生方に考えていただく間に，私が先にお話しします。司会の本田と申します。いま，大学病院を中心に児童精神科の臨床をやっております。もともと発達障害の乳幼児健診を起点にした早期発見，早期支援からその後のフォローアップを長くやっており

＊1　信州大学医学部子どものこころの発達医学教室／
　　　信州大学医学部子どものこころ診療部「といろ」／
　　　長野県発達障がい情報・支援センター
　　　〒 390-8621　長野県松本市旭 3-1-1
＊2　公益財団法人慈圭会精神医学研究所
　　　〒 702-8508　岡山県岡山市南区浦安本町 100-2
＊3　愛知県尾張福祉相談センター
　　　〒 460-0001　愛知県名古屋市中区三の丸 2 丁目 6-1
＊4　岩手医科大学医学部神経精神科学講座／
　　　附属病院児童精神科
　　　〒 028-3695　岩手県紫波郡矢巾町医大通 2-1-1

ましたが，いまは大学病院という性質上，純粋に発達障害だけの問題というよりは，思春期前後にさまざまな二次的な問題を生じて生きているお子さん方が，私の外来にはたくさん来ています。特に，不登校の方が多いですね。いまは不登校専門外来と言ってもいいのではないかと思うぐらい，不登校が臨床の中心になっているかなと思います。

　では，青木先生，よろしくお願いいたします。

青木：青木でございます。よろしくお願いいたします。私は現在，岡山市内にある慈圭病院という単科精神病院に勤務しています。研究所に所属していますが，主にやっているのは臨床です。こちらに赴任してから，青年期外来を始めました。7，8 人の若い先生たちと，看護師，心理士，作業療法士，精神保健福祉士などの多職種のスタッフと一緒に行っています。ちょうど 6 年ぐらいになるでしょうか。

　私は 2 つの大学病院でそれぞれ約 20 年，若い人を中心に，幅広い年代の人たちを診てきました。現在の青年期外来を始めるときに，これまで十分にできていなかったと思ったのは，多職種での関わりでした。自分一人での診察や面接はもちろん大切なのですが，それだけで治療や支援をしようとするのではなく，多職種のスタッフと連携しながら，総合的に支援していけないかと思ったのです。

そして，チームで若い人たちの家に訪問したり，若い人の生きている生活の現場に行ってその様子を見たりして，支援の糸口を探っていくというようなことも始めています。そうするといままで診察室で見えていなかったものが，少しずつ見えてきました。生活の中で困っていることを，診察やカウンセリングや作業療法などを通して，総合的に支援できないかと，いろいろと試行錯誤しているところです。これが今，私のやっていることです。

本田：ありがとうございます。続きまして，吉川先生お願いいたします。

吉川：愛知県の吉川でございます。私はいま，愛知県医療療育総合センター中央病院で仕事をしておりますけれども，もともとは愛知県心身障害者コロニーという名前の施設でした。以前は本当に山の上のコロニーに，病院から入所施設から障害児者に関わるさまざまな機能を集めた施設で，そこで暮らしていくことを想定したサービスを提供するような医療と福祉の総合施設だったのですけれども，そこが時代の流れとでも言いますか，山の上に障害者が集まって暮らすという概念が古びてきたこともあって，入所施設のベッド数を随分減らして，外来のサービスとあとは行政的なサービスを担っていく部分の大きい施設に，名称とともに変わりました。

もちろん外来診療もしておりますし，入院診療も担当していたのですが，しばらく前から発達障害者支援センターの副センター長という仕事をやらせていただいたり，2023年度からは愛知県の児童相談所への兼務を始めて，いまは週に2日は児童相談所の仕事をしています。2024年度からは児童相談所のほうが本務になって，週4日は児童相談所で，週1日病院で勤務をする形になっています。

やはり仕事をしている中で，福祉と医療の連携はすごく大事だということを感じる機会が多かったのと，本当に重症のケースというとちょっと意味合いが違うと思うのですけれども，本当に支援の必要なケースというのは，なかなか医療機関までたどり着かないのだなということを経験する機会も多くて……。福祉領域の支援者にいくらかでも医療の視点を持っていただくにはどうしたらいいかとか，逆に医療機関で働いている人たちに福祉の現場の支援の論理みたいなことだったり，役割とか限界とかをお伝えしていくようなことができたりとか，そういう仕事ができると，子ども全体へのサポートがいくらかでもやりやすくなるのかなというようなことをいま考えて，自分の仕事の医療と福祉の比重を逆転させるようなことを少しやり始めております。今日は楽しみに参りました。どうぞよろしくお願いします。

本田：ありがとうございます。続きまして，八木先生お願いいたします。

八木：八木と申します。よろしくお願いいたします。私は現在，大学病院の児童精神科で臨床をしていて，岩手在住20年程になります。最近はあまりこの話題を取り上げる機会がなくなってしまったのですが，いわゆる「軽度発達障害」に社会の注目が集まっていた頃，少年刑務所や少年院に勤務していた期間がありました。そこで，少年刑務所の入所者で20代前半までの，発達障害の中核群ではないけれどもどう見ても発達に問題のある人たちの多さにものすごく衝撃を受けました。

それが平成17年頃だったのですけれど，地方の小さい少年刑務所であるがゆえに可能だったことかもしれませんが発達的な問題とアタッチメントとトラウマの問題が重なっているような，その終末像のような青年たちを個別に指導・支援する場を新たに設けるという取り組みを始めることになり，岩手ゆかりの新渡戸稲造さんの『修養』という本の名前をとって「修養工場」と名付けました。

当時は，刑務所といえば保安処遇が基本で，処遇官への絶対的な服従のもとに秩序が維持されていました。そのようなやり方のみでは

絶対この人たちの真の贖罪や更生は難しいと思っていましたので，「修養」という発想で，要するに特別支援教育のような考え方を刑務所に持ち込もうとしたのです。医師と看護師と教育専門官，処遇官（現場担当）のラップアラウンド方式で一人の青年を支えるチームを作り少人数制の工場を作って，発達的な視点とアタッチメントの視点から，刑務所だけど保安だけではないものをやろうと必死に取り組んでいました。

　それから 5 年ぐらいで「修養工場」がやっと軌道に乗ってきた頃に大震災が起こり医師不足の岩手県の事情もあり，必然的に震災支援に注力することになりました。

　ところが震災支援で，子どもたちの診察をしたり調査をしたりしているうちに，少年刑務所で見て感じてきたことがらのデジャヴというか，トラウマのパワーが子どもの発達に与える影響はものすごいことなのだと思い知らされました。さまざまな背景によってトラウマを受けて傷ついた子どもたちの共通点がいろいろなところにあることに気づいて，驚きながらも，必死で診療と調査研究に取り組みました。

　そうこうするうちに，今度は岩手県内に児童精神科の入院治療をするための病棟が全然ないということで，大学病院内への児童精神科専用病棟の立ち上げに携わり，現在までトラウマと摂食障害と発達障害の二次障害を中心とする臨床を続けています。

　少年刑務所の嘱託医はずっと続けているのですが，貴重なデータをまだ形にできていないのが気がかりです。

本田：ありがとうございます。それぞれの先生がこれまでやってこられたことだけで，座談会をやらなくても本ができてしまうような感じですね。

　今回の特集で青木先生には「児童期・青年期特有のメンタルヘルスの課題」という総論的なテーマについてご執筆をお願いしており

ます。青木先生は，成人の精神科の臨床をやられながら対象の年齢を下げてきて，青年期，そして思春期まで対象を広げられて，いまは一般の精神科単科の病院で青年期外来をやっておられるということでした。先生からご覧になって，いまの児童期・青年期のメンタルヘルスの問題でこれまでと比べて変わってきたことを教えてください。あとは鍵になるような考え方や，いまの子どもたちの特徴など，お気づきになっているようなことはありますでしょうか。

いまの子どもたちの特徴

青木：本田先生のご質問にうまく答えられるかどうか，ちょっとずれるかもしれないのですが，最近考えていることを話してみたいと思います。

　私は精神科医になって 46 ～ 47 年になります。その最初の頃には，若い人が「周りの人たちが自分の悪口を言っている」というような，被害妄想あるいは被害念慮のようなものを話したら，「とにかく統合失調症を疑いなさい」「統合失調症を忘れてはいけないよ。見落としたら治療が遅れてしまうから」などと教えられました。そのときは「本当にそうなのかなあ？」と思ったのですが，でも実際に単科精神科病院に勤務してみると，統合失調症の若い人がたくさん入院してきて，やはり統合失調症は思春期の一番大事な病気だな，とすごく印象づけられました。

　ところが徐々に時代が変わるとともに，目の前に現れてくる思春期の子どもたちが変わってきました。例えばこの 10 年は，若い人がやってきて，「周りの人が自分のことをコソコソ何か言っている」とか「笑っている」と話すときに，統合失調症であることは非常にまれになってきました。

　診察に陪席した学生さんに，「国家試験では，いま診た患者さんの場合には『統合失調症を疑う』のが正解。だから実際の国家試験

ではあなたは統合失調症に丸（○）を付けなければいけないんだけれども，でも実際にはこれはほとんどバツ（×）のことが多いんだよ」と説明すると，学生さんたちはびっくりするわけです。「教科書にはそんなことは書いてありません」と。けれども，目の前にやってきている人たちが，「周囲の人がコソコソ言っている」と話すときには，実際は疎外された体験やトラウマ的な体験を根深く持っていることが多いのですね。

　要するに何か怖いことや困ったことを抱えている。そういう怖いことや困ったことを抱えていて，その体験によって人に対する不信感や敏感さが生まれ，その上に何かつらい体験が加わって，被害妄想のようなものが発展してきている。そういうふうに理解したほうが自然な人たちが，多くなってきたんですね。

　学生さんには，「統合失調症は薬が治療の主になると考えられているけれど，いま診た患者さんが薬で良くなると思いますか」という話をします。そうすると，学生さんも，患者さんの生育歴，生活史を聞いていると，この子たちが困っているのは，薬で治る病気というものとはちょっと違うのではないか，と気づくのです。もちろん薬も意味がないわけではない，と僕は思っていますが，やはり環境，安心できる環境を提供することが大事ではないかということを，だんだん思うようになったんですね。

　教科書には50年以上前の統合失調症がきちんと書いてあるけれども，目の前のことが書いてあるわけではない，目の前のことをきちんと見ると，僕たちはもう少しアプローチを変えなければいけない。いまの時代は若い人たちを診るときに，発達的な問題やトラウマを持ちながら，その人がどんなふうに生きて，どんな体験をしたのかを捉えないと，大切なものを見落としてしまう。安心，安全な環境が必要な人に薬で勝負するみたいなことを考えたら，こじれるだけになってしまうこ

とがあると思うのです。

　僕の診療で，自分が随分変わってきたなと思うのは，目の前に被害妄想や被害念慮のようなことを話す人が現れてきたときに，その人を見る眼差しや視点です。そして治療や支援の考え方です。それはたぶんきっと本田先生や吉川先生や八木先生とも，重なることがあるのではないかと思いながら，日々やっているところです。

本田：ありがとうございます。今の青木先生のご発言に対して，何かコメントなどありますでしょうか。

吉川：診療のセッティングにもよるのかもしれないですけれども，本当に自分が若いころだったら統合失調症と言っただろうなという患者さんが，そもそもちょっと減っているように感じるのは私も同じです。あと青木先生が言われたように，一見統合失調症に見えるけど，やはり背景は違うのではないかという方が増えているというのは，確かに実感としてありますね。ただこの辺りは，本当に教科書が書き換わっていくまでにあとどれくらいかかるのだろうかということも，ちょっと思ったりもしますけど。何か，やはり変化はあるだろうという実感は確かにあります。

本田：八木先生，いかがですか。

八木：私も同感です。やはり自分の「眼鏡」というか，見方のチャンネルが以前は今より少なかった。当時，紛れもない統合失調症だと思っていた女性の語ることも，トラウマインフォームドの視点で考えれば，この人はこういう経験をしてきているから，これは事実に基づいたことなのだろうと思い至れるようになりました。当時はずっと妄想だと受け取っていたことを。

　本当にそういう重い人が少なくなったということもあるのかもしれないですけど，みんなの眼鏡の数が増えたことによって，そこまでに至る前にいろいろなものを見つけだせるようにもなってきていて，終末像のような状

態に至る人がいなくなってきているのかなとも思います。自分自身の中でも何かが変わってきていて，社会との関係性の中で何をもって病的とするかも変わってきていて。例えば，昔だったら起こり得なかったことも今の時代なら技術的に実現可能になっていたりするわけですから。

　"重い"統合失調症の患者さんが少なくなったと感じられる背景には，以前はシンプルだったものが複雑になっている中で，患者さんの質も変わって来ていて，一方ではもっと早い段階で介入されるようになったこともあると思います。もし仮に，その人をそのまま最後まで何も介入せずに見ていたら，やはり以前私たちがいわゆる統合失調症だと思っていた病像がいつか現れるかもしれません。この過渡期をどう捉えるかというのは，本当に難しいと思います。

青木：本当にその通りだと思うんですよね。

　私たちはどこかの時点から，はじまりはDSM-Ⅲぐらいからかもしれませんが，現症を中心にものを見るようになった。要するに人が生きてきた歴史から，あるいはいろいろな体験をしているということの中から，あまり考えなくなった。私たちの診断や治療の中から，その人の生育歴あるいは生活歴，もちろん発達歴も含めて，縦軸で見ることが少なくなった。でも，現症をさかのぼって，歴史をたどっていくと，そんなに何かを考えなくても，この人はきっと困っただろうな，と見えることがある。

　精神医学は一見進歩しているように見えるけれども，その過程の中で失ったものもあるのではないか。トラウマは，そういう縦軸をもう一度振り返る大きなきっかけになっているのではないかということを，いま八木先生の話を伺いながら考えていました。

自分の「眼鏡」のレパートリー

本田：ありがとうございます。さきほど八木先生が「眼鏡」という話をされていましたけど，青木先生も，時々「眼鏡」という例えを使われていたように思うのですけれども。

青木：ええ。使います。

本田：八木先生は「眼鏡」のレパートリーが増えたのではないかとおっしゃっていましたが，私は以前，青木先生からお話を伺ったときに，「眼鏡をかける順番が変わってきているのかな」とうかがったように記憶しています。昔だったら真っ先にこの眼鏡をかけていたのだけれど，いまだとまず別の眼鏡をかけてみる，そういう臨床の変化があるのではないかとうかがったように思うのですが，いかがでしょうか。

青木：この診療の「眼鏡」というのは本当に厄介なもので，僕自身が統合失調症だと思っている患者さんを，例えば研修を終わったばかりの3年目，4年目の若い先生に，「先生がずっと診ておられた発達障害の方が……」と言われて，「あの人は統合失調症だよ」と言ったら，「先生，はっきりとわかる発達障害があるじゃないですか」と言われるというようなことが，何回もあるんですね。要するに，自分は30年，40年かけて自分なりの「眼鏡」を作ったつもりだったけど，その「眼鏡」はこの程度のものだったのかというようなことを，数年目の若い先生たちに気づかされることがたくさんあって，自分のかけている「眼鏡」に気づくというのはなかなか難しいものだなと思うのです。

　統合失調症眼鏡がトラウマ眼鏡になってみたり，発達障害眼鏡になってみたりするけれど，自分が今依拠している眼鏡，自分が頼りにしやすい眼鏡というのは一体何なんだろうか。統合失調症がよく見える眼鏡だろうか。発達障害がよく見える眼鏡だろうか。この眼鏡が見落としやすいものは一体何なんだろうか，という視点をいつも持っていないと，それこそ，「かける順番」と言われたように，発達障害眼鏡から，でも時に統合失調症眼鏡

も要るよねというような，いろいろな眼鏡を
かけるというような感覚が，臨床医には求め
られていると感じます。

　ただ，眼鏡なしにものを見ることが，どれ
だけ難しいか，ということも実感しています。

本田：眼鏡のたとえ話が僕は好きなので続けさ
せていただくと，もともとシュナイダーは統
合失調症の診断について，たとえ一級症状が
あったとしても控えめに診断すると述べてい
たと教わりましたよね。

吉川：はい。身体因から始めて……。

本田：そうそう。階層構造ですよね。身体因と
か，心因とか，他に検討すべきものがあって，
それでも統合失調症でしか説明ができないだ
ろうと思ったときに，慎重に統合失調症だと
診断する。いま，そこまでしてもやはり統合
失調症でなければ説明できないというケース
が，以前ほど多くはないのかもしれないと思
います。

　絶対に統合失調症の概念が必要ないとも思
わないのですが，少なくとも思春期・青年期
のケースでは，発達やトラウマで説明できる
部分が多いと思います。

　少し視点を変えていきます。この間，吉川
先生のX（旧Twitter）見ていたときに，先
生が「安心」と「安全」を安易に並列しない
で，そこは分けて考えてもいいのではないか
とポストしておられました。そのあたりで考え
ていらっしゃることを教えていただけますか。

「安心」と「安全」の違い

吉川：もともと出発点は別のところなのですが，
現在，テクニカルタームのように「安全・安
心」とひとかたまりに取り扱われることが，
増えてきているように思います。「安全・安
心」というキーワードで話している割に，話
している内容は「安全」のことだけだったり
とか，逆に「安心」のことだけだったりとか
ということが，病院臨床でもそうですし，そ
れ以外のところでも多く見られる気がして。

あえて分けて取り扱ったり，別に考えた方が
いい場面があるのではないかと思うようにな
りました。

　それこそ，昔は安心と安全の話は別々にし
ていたのに，いつの間にやらセットで扱われ
るようになってしまったような。二つの言葉
にはそれぞれの意味があると思うんです。例
えば，安全の確保ばかりやっていても安心が
ついてこないとか，逆に安心ばかり追い求め
ているけど，実は安全が確保されていないみ
たいなことがあったり，ある人の安心とか安
全を追求する介入が，他の人の安全を脅かし
ているとかっていうことが，場合によっては
起こり得る。そういうときに，登場する人た
ちそれぞれの安心と安全を分けて，どこをど
う取り扱っていけばいいのかとか，扱う軸を
増やすということなのかもしれないですけど，
そういうことをやった方が，トータルの支援
の質が上がるのではないかなということを最
近考えてはいます。

本田：ありがとうございます。安心は心の問題
なのに対して，安全というのは物理的な構造
も含めたものですよね。八木先生，いかがで
すか。

八木：being safe ということと，feeling secure
ということの違いが日本語ではわかりにくい
という感じでしょうか。例えば，今回の能登
半島地震での集団学校避難でも，子どもが安
全で安心な環境で学べるようにということを
意図して計画されたものだと思うのですが，
吉川先生がおっしゃったところの一つにまと
めた「安全・安心」として語られているけれ
ど，果たして子どもたちの feeling secure は，
どのように確保されるのだろうかと思いまし
た。確かに being safe だとは思うのですけれ
ど，心理的安心感についてはどうだったのだ
ろうかと気になります。

　吉川先生がおっしゃったように，絶対的な
一つの基準だけでは捉えきれないことがらに
対しては，やはりディメンジョナルに考える

ほかないと思います。先ほどの病気の話に戻ってしまいますが，ある視点でこうだと考えたことを裏側から見てみたり，立体的に見てみると，違う側面や共通点が見えてくる。結局は，「あらゆる事象がフラクタル構造をなしている」みたいな話にもなってしまうかもしれませんが。

吉川：そうですね。もう一つ，誰かの安心のために誰かを排除することが，まだたくさんあると思います。特に，強度行動障害の周辺のことをやっていると，安心を追求すると結局異物は排除しなければいけないみたいな。それこそ少年刑務所の話にもなるかもしれないですが，もちろん犯罪を犯した人はいるんですけど，その人たちは社会に戻ってくるわけで，それでもそこそこの安全を確保しつつ生活しなければなりませんよね。

八木：そうなんです。

本田：安心や安全について児童精神医学の視点はどのように役に立つのかとか，誰にどういう働きかけをしていくと，そこそこ安全でまあまあ安心だと思っていただけるのかとか，そのようなことを考える機会はずいぶん増えたと思います。

青木：安全・安心という言葉でまとめておくと，抵抗のしようがないというか，これが絶対正しいよねという，決め言葉のようになってしまいますよね。要するに，安心というのはどういうものなのか，誰にとって安心か，誰にとって安全か，安全と安心とはどういう関係になっているのかみたいな，中身を考えずに，安全・安心セットみたいな感じで使うようになっていて，そういう安全・安心は，ちょっと信用できない。だけど，それを言われると，反論ができない。「それはおかしいです」ということが言えない言葉なので，余計に中身を問わなければいけないですよね。

本田：おそらく，安全と安心がセットで満たされている人が大勢いて，満たされている場合には安全で安心だよね，で「ああ，そう，よ

かったね」で済むんでしょうね。精神科医は「何かがうまくいかない人たち」を対象にするので，部分的に安心が満たされていない人や，部分的に安全が満たされていない人がたくさんいる。

青木：そうですね。

本田：そこを丁寧に分けて分析していくという視点が必要なのだろうなと思います。例えば，今年の元旦に能登半島で大きな地震がありました。八木先生の方がお詳しいですけれど，多くの人が災害などで安全ではない環境に置かれた場合に，メンタルヘルスは当然一人一人違うわけですよね。そのときに，安全という条件だけでは説明できないような部分があって，むしろ secure かどうかとか，そういったところで実は違ったりするのかもしれないですよね。

八木：はい，本当にそうだと思います。東日本大震災後のコホート研究や診療で出会ってきた子どもと家族の例などから言えるのは，早い時期に物理的に安全な内陸部に転居した人たちがメンタルヘルスの回復が早かったかというと，必ずしもそんなことはなくて，「トラウマティックな出来事」にまつわる一連の経験を共有できなかった子どもたちのほうがPTSD の発症率はむしろ高かったということがありました。また，被災地に残ることにした場合は，兄弟の数が多かったり，避難所ではなく親戚の家で生活したということがおそらく保護的に働いて，受療ニーズの低さと関連していたのです。

　人々の「安心」や「安全」にはそういうさまざまな要素や側面があるので，先生方がおっしゃったような，その人にとっての安心・安全を保障する部分は何なのかというところは，個人の病理だけでは語れない，環境との相互作用の中にあると思います。それが青木先生のおっしゃる「多職種で関わる」というところにつながるのかと思います。医師が一対一で個人の病理性のみをターゲットにして

治療しようとするだけではどうにもならない部分が，実は非常に大きい。

　関連して，少年刑務所の入所者の中には，支援的な処遇官とのしっかりとした関わりが出来てくると驚くほど改善する人がいるのですが，私が当初，「罪を憎んで人を憎まず」の考えでプロジェクトを進めようとしたときには「こんな人たちは手をかけても絶対に変わらないから」と言って乗り気ではなかった処遇官たちが，「ちょっと考えてみてください。この人たちはここを出所したら，明日からあなたの子どもの隣にいるかもしれないのですよ」という話をすると，急に関心をもってやる気を出してくれたり。

　やはり自分事として捉えないと始まらない。どうにかしてこの人たちを何とかしなければいけないとなると，ほどほどにバランスのよいところを本気で探して，お互いに安全であるとはどういうことだろうと，相手の立場で真剣に考えるようになる。

　例えば，刑務官への口答えは一人前だけれど，月が地球の周りを回っているということさえ知らない20代の受刑者に対して，「そんなことも知らずに生きてきたのか」と驚くと同時に，それほど偏った知識ではいろいろなことを客観的に考えられないのも無理はない，と納得できる。

　そして知らないことを習うと大きく変わっていく彼らを見ているうちに，この人たちの学校での安心とか安全はまったくと言っていいほどなかっただろうな，こんなこともわからなかったら学校ではさぞ不安でしょうがないし，そもそも学びどころではなかったのだろうとリアルに思えてくる。

青木：精神医学において，クリアな言葉というのは気を付けなければいけないと思うんですよね。例えば受容とか共感とか，傾聴とか，こういう言葉はとてもいいけれども，受容，共感，傾聴というものを，実際に自分がするとはどういうことか。例えば受容ってどうい

うことなのかということを，受容と共感，傾聴という言葉を使わずに表現していくというようなことが，実は臨床家には必要なのではないか。キーワードを使わずに説明したときに，そのことの意味がもう少しリアルに，はっきりしてくるような気がするんですね。

　だからそういう意味では，安心・安全という言葉も，使わずに表現する，という練習を私たち臨床家はした方がいいのではないか。ただ政治家は，安全・安心がいいと思いますけれども（笑）。受容・共感なんてそんなに簡単にできるのか。受容・共感しましたと一言で書いてあると，「ええーっ」と思ってしまうんですね。だからクリアな言葉は気を付けなければいけない。いつも自分の言葉に置き換えてみることが求められているのではないかなと，吉川先生の安全・安心とはそういうことではないかなと思います。

地域連携，多職種連携

本田：ありがとうございます。児童精神科の臨床では，古典的なドイツ精神病理学の用語に当てはまりにくい考え方や現象がたくさん出てきますからね。それを無理やりわかったように古典的精神病理学の言葉に当てはめるのに，僕も昔から違和感があります。あまり用語にこだわって当てはめようとしすぎずに，ある程度素のままで記述をしていくことが重要だというのは，私も同意するところです。

　次の話題に移りたいと思います。児童精神科の領域は，地域連携，多職種連携が欠かせないと思います。地域の資源や関連職種とのネットワークを使いこなしている人が臨床をダイナミックにやれているのかなという印象を持ちます。今日お集まりの先生方も連携を重視されているように思います。

　ただ，このあたりのことは，大事とは言われているけれど意外にあまり語られないですよね。語りにくいというところもあるのかもしれません。しかしどうでしょうか。地域に

出向いていったとき，あるいは地域でいろいろな職種の人たちと接したときに，医者だけが診察室でやる臨床とは全然違うものがあると思います。そのあたりのお考えをお聞かせいただけますか。

　あとおそらく，これを読むのは若い先生方も多いと思うので，若い先生方が診察室にこもらずに，なるべくいろいろな職種の人たちと接点を持ちながら仕事をするような，励ましのお言葉をいただけるとありがたいのですけれども，いかがでしょうか。

吉川：薬物療法に対して対置される療法が，心理療法ではなく心理社会的介入とか，心理社会的な療法などと言われることに重要なポイントがあると思うんですね。社会という用語が使われますけれども，特に児童精神科の領域は本当にいま，本田先生がおっしゃったように周辺領域といかにうまくやっていくかとか，いかにお互いに上手に利用されるかということが大事な領域だと思うので，精神医学全体の中でも「社会」がより大きな意味を持つのが児童・青年期なのかな，とは思います。

　そのときに，例えば教育分野や福祉分野の言葉づかいを医療従事者が知っておく，というのは大事だと思います。若い先生方が少し余裕が出てきたら，周辺領域の言葉づかいだったり，施策の動向だったりを積極的に知っていただくのは，意味のあることだと思います。教育や福祉の方にも医療の言葉を知ってもらいたいという要望もあるのですけれど。

　こんなことを言うと，医者の傲慢さみたいな感じもしてしまうんですが，特性として医者は勉強が得意な人が多いので，よその領域の言葉をとりあえず読んで学ぶとか，知識として入れておくとか，そういうことを医師の役割にしてもそれほどバランスは悪くないと思います。

本田：医者にいきなり重荷を投げかけましたね（笑）。でも，実際に学校の先生方などとやり取りをしているときに，例えば特別支援教育

の制度のことなどをこちらが知っていたりすると，向こうがちょっと「おっ」という感じで見てくれますよね。

吉川：いまこちらから持ち掛けてすごく反応がいいのは，「教員の働き方改革は，いまこういう状況ですよね」という話題で，そういう話をこちらから振るとすぐ受け入れられてもらえる気がします。

本田：なるほど。ちなみに，いまどんなふうになっているんですか。

吉川：いろいろ動きはあるんですけど，一つ，いままでは学校だけで抱えていた業務を外へという流れがあります。部活動とかが一番わかりやすいでしょうか。部活動を外へ出したことで，すごく仕事がしやすくなっている先生もいるし，「部活命」だった先生ももちろんいらっしゃるので，そういう先生は寂しく思っている，とか。そのあたりは話題が拡がります。あと，働き方改革の一環で「チーム学校」のような話が出てきているので，多職種が少しずつ入るようになっていますよね，みたいな切り口にもなったりします。とりあえず話の枕にというのか，こちらから相手の状況を話題にすることで，この人はわれわれの負担と業務をとにかく増やそうと思って来た人ではないんだな，と思ってもらえる効果があります。

本田：貴重なご助言，ありがとうございます。この座談会が出版された後で，医者が学校の先生たちと話すときに「まず全国の教師の働き方改革について話を聞く」というブームが起きるといいですね。

　八木先生は，地域の連携などについて感じておられることや，心掛けておられることはありますか。

八木：吉川先生がおっしゃったことは，私もとても大切だと思っています。児童精神科医である私たちは，子ども，つまり発達する存在を相手にするからこそ，逆に言うと未発達な存在相手だからこそ，この子たちは今後，広

範にさまざまな影響を受けて育っていくということを考えなくてはならない。自分が関われるのはほんの一部の領域でしかないということを，私たち児童精神科医はどこかで自覚しているのだと思います。

　成人に対しては，この人の病気のこの部分（症状）に焦点を当てて，それこそ薬物療法である程度良くなるだろうな，と考えられることでも，子どもとなると，横断的な一側面だけでなく，縦断的に発達の視点で考えるということを強く意識しているために，そうなると，多方面から診立てて，多角的にみんなが関わって育てるしかない，という考えに行きつく。そう思うからこそ，吉川先生がおっしゃるように，これは医者がハブになるべきだなと。医者がその役割をやりやすい，その役割を果たしやすいのだと思います。

　例えば，看護師さんに診断学とか，薬理や処方を理解・熟達してチーム医療のリーダーをしてくださいと要求するわけにはいかない。逆に看護のスペシャリストとしてリスペクトしているからこそ，看護師としての真骨頂はどこにあるのかを，医者はハブとして考えなくてはいけない。

　チームの中でみんなに最大限に働いてもらうために，ハブになってチームをデザインする役割が児童精神科医にはあると思うので，先ほど吉川先生がおっしゃったような手法，というのでしょうか，親にしても，支援者にしても，どうやって動機づけて気持ちよく働いてもらうかということに腐心するのも，医者の役割の一つなのだろうと思います。

　みんなが生き生きと動いて機能しているチームは子どもを抱えて癒し育てる力があって，そういうチームで働けることは苦しくても喜びがありますよね。認知行動療法などの専門療法が効果を発揮するときというのは，チーム全体がそんなふうに生き生きしているときなのだろうと思います。

　例えば，セラピストの治療手腕がよかったから症状が治った，と皆が，特にセラピスト自身が思っているようなときは，たぶんあまりいい治療ではないのだろうと。子どもは自分のがんばりで良くなったと思えていて，スタッフや親は苦悩を共有しながらもそれぞれの役割を果たし互いに支えられたことを自覚して感謝し合っている，みたいなときの方が，子どもは良くなっていくように思います。そうは言っても，あのとき先生がああいうふうにしてくれたから今があるんだね，などと，10年後ぐらいにお手紙をもらったりすると，少しは役に立っていたかも，としみじみしたり。そういうことがちょっと残るぐらいの感じが，やはり一番いいのかなと私は思っています。抽象的ですが。

本田：とても共感できます。青木先生はいかがでしょうか。

青木：先ほどの吉川先生の言葉につなげていくと，僕はね，医者は診察室から，時々出たほうがいいとだんだん思うようになったんですね。どれだけできるかわからないけれども，例えば，学校の現場に行って保健室で子どもの問題を考える。病院の診察室でなくて，学校の保健室で考える。そうすると，他の人が集まってきたりして，そこで，いろいろな情報がわかってきたりする。あるいは，子どもが生活している場所で話をしていると，この子がなぜパニックを起こしているのか，何に反応しているのかが見えてきたりする。

　自分がその現場に出向いて行って，そこで何が起こっているのだろうかと考えることや，学校や家庭に行くと診察室とは違うものが見えてくることを，若い先生たちに経験してもらいたい。それが，これから求められているのではないかなと僕は思っています。

本田：ありがとうございます。私は以前横浜の療育センターで20年ぐらい働いていたのですけれども，その頃はいまよりも時間があったので，時々ですが担当する子どもさんが通っている学校を見学させてもらったりしてい

ました。あと，療育センターなので知的障害児の通園施設があったんですけれど，初めの頃は，そこに通う子どもの家に職員が家庭訪問するときに同行させてもらったりしていました。そうすると，耳で聞いているのと，実際に目で見るのとでは理解のしかたが全然違う。

　例えば，片づけがとても苦手だという親御さんがいて，その家への家庭訪問に同行したことがありました。行ってみると，たしかに部屋は片づいておらず雑然としていたのですが，本棚の本だけはきちんと整理されていて驚きました。改めて話を聞くと，その親御さんは読書が趣味だったんですね。それまで，片づけが苦手という話題しか出ていなかったので，親御さんがこういうところを大事にしているんだな，ということは，家庭訪問して初めて把握できました。

　親御さんの生活スタイルがわかれば，面接で何に力点を置いて話せば親御さんにわかってもらえそうか，などと考えやすくなります。そういうちょっとしたこと，普段の診察の中ではなかなか話題に出ないようなことを，若いときに見聞きして，スタッフと共有できたという経験は貴重でしたね。

　いまも，若い先生方にそういうチャンスをできるだけ持っていただけるようにしたいと思っているのですけれども，なかなか自分の中でそれが実現できていなくて歯がゆいですね。青木先生は，若い先生たちに外に出るようにと勧めておられるのですか。

青木：そうですね。僕は大学病院時代から入院しておられる患者さんの場合には，主治医と看護師と精神保健福祉士などがチームになって，外泊に付いていったり，あるいは退院前の訪問をしたりしていました。いまのところでも，チームで訪問させてもらったりしています。

　その中で驚くような体験をすることがあります。例えば30代の長い摂食障害の人で，原因はまったくわからなかったのですが，お宅に伺ってみると，部屋が小学校高学年のときで止まっていることがわかったことがありました。本棚の雑誌が小学〇年生とか，参考書も教科書も全部小学校高学年，当時のポスターが壁に貼ってあったのです。その当時，その人はすごくつらいいじめを受け，そのいじめの後，その人の時間が止まっているということが家に行って初めてわかった。誰もそれを表現できなかったんですね。本人も伝えることができない。家族も伝えることができない。だけども部屋に入った瞬間に，時間が止まっていることがわかるわけです。それから，私たちは，その人の時間を動かす支援を初めました。その人と外出して，服などを買い，おしゃれを楽しんでもらったりなど，いろいろやって，その人の時間は動き始めたのです。

　だからやはり現場に行くというのは，大事だと思います。もう一つ，その人の家に行くことで，その本人や家族は一人ではないと元気づけたり，自分たちの応援しようとする気持ちを伝えることができます。行かないとわからないものというのは，本人も気づいていなくて，家族も気づいていなくて，支援者も気づいていないものです。でも行ってみると意外にわかることがたくさんあります。

先生方の経験の積み方

本田：吉川先生や八木先生はいかがですか。若い先生方がそういう経験を積めるような研修ができるような仕組みは何かありますか。

吉川：自分たちが若いころに比べると，いまの若手の先生方はむしろお忙しいというのか（笑），やはり外来とか病棟の業務がみっちり入っていたりとか，特にいろいろな施設基準で居場所が制約されていたり，ということが増えているのかなと感じます。逆にそういう動きに対抗していく青木先生のようなスタンスで，ベテラン医師が積極的に若手が外に出られる機会を作ることを一所懸命やらなけれ

ばいけないのかなというのは，今日のお話を伺ってあらためて思いました。ただ，それにしても若い先生たちはほんとに忙しいですよね。

本田：あまり忙しくさせてはいけないということですよね。

青木：確かにそれはそうですね。

本田：八木先生はいかがですか。

八木：いまの若い先生たちは，私たちが学生だったころとは比べものにならないぐらいの医学的知識を持って卒業してきて，本当にたくさんのことを知っていて，継続的な勉強もしています。例えば，さきほど青木先生がおっしゃったように，テクニカルタームでパッとまとめたような記述をしているカルテがすごく多くて，こちらがそれを読んだときに，その子がどういう子で何を感じて何を思っているのかというのがありありと伝わってこないことがある。

「幻聴」と一括りにして書かれているだけでは，その中身がわからない。現象を専門用語でどう記すかということにとらわれているのかな，と感じます。そういう意味では，自分の手触り感というか，「手触りでいろいろなことを感じ考えること」をやり慣れていない世代なのかもしれない，とも思います。

DSMの弊害なのかもしれないですけど，たくさんある知識のほうに患者さんを当てはめてきれいにカルテを書いても，診断基準にそっくり当てはまっている患者さんなどは実在しないというか。やはり目の前でダイナミックに起こることをよく見て，こういうことをこの人はこういうふうに言っていたのか，と，具体的に腑に落ちてわかろうとして，それがチームで出来る限り共有されるようになればいいなと思います。

テクニカルタームに置き換えてわかった気になってしまわないように，not knowing の姿勢で現象の構造を知ろうとすることを大切にしなければと年を追うごとに思うようになったのですが，それを若い先生方に伝えるのは至難の業ですね。テクニカルタームで「わかってしまう」ことを全否定するのも違うように思いますし……。

本田：いまの先生の口ぶりからすると，それをかなり研修の初期に打ち壊すようなことをされているのではないですか。

八木：それを打ち壊すのも年長者の役目だとは思うのですが。

一人一人に適した学び方，伸び方というのがあると思いますし，バランスが難しいです。本田先生も同じ大学の先生として難しくないですか。

本田：そうですよね。難しいです。

ただ，DSMの記載を教科書のように暗記して当てはめようという学習態度の人が多いのはやはり事実だと思います。考えてみたら，僕自身もそうだったのかなとも思うんですけど。聖マリアンナ医科大学の古茶大樹先生がおっしゃっているように，精神科の診断概念の多くは所詮理念型に過ぎないのであって。それを何か金科玉条のように「これがあるに決まっている」と思うのではなく，「これはあくまで仮説的な枠組みなのだ」ということを初めからちゃんと理解しておくことが重要だと思います。だからいつでも疑問を呈すべきものであるし。とりあえず仮の言葉として何かの診断概念に当てはめるけれども，そこに当てはまらないときには自分の見ているほうが正しいかもしれない，という目を持つのがいいんだよということは，なるべく話が通じそうな先生には伝えるようにしています。通じない場合もあるので，ボソボソボソというような感じですけれど（笑）。

でも，教科書で収まりきらないとか，診察室で収まりきらないという部分があることが，この領域の魅力でもあります。ぜひそういうところをわれわれも若い先生たちに魅力的に見せていかなければいけないなとは思いますね。動機づけ行動を取らなければいけなくなりますかね。

八木：本当に（笑）。

ゲームやインターネットの問題

本田：話題を変えましょう。

　近年，ゲームやインターネットが社会全体としても当たり前という時代に入ってきています。その中で，インターネットやゲームが親子の間でときに深刻な問題になったりしますよね。

　このあたりについてのわれわれの臨床のスタンスは，児童精神科医は割と共通していると思います。でも，例えば小児科の先生とか，あとは依存症をもともとやっていた先生方がこの領域に入ってきたときに，われわれとは違うアプローチを取ったりすることも経験します。そのあたりについて先生方のご意見を伺いたいと思います。ここはまず吉川先生かな。

吉川：そうですね。本当にいま本田先生に言っていただいた通りかなと思うんですけれど。ゲームとか，インターネットの問題に対する児童精神科医らしいスタンスというか，児童精神医学の伝統から導き出される新しいものへの態度は，ある程度多くの先生方に共通するものがあると思います。

　ゲームとかネットの問題は，あまりにも機器の進歩や変化が早すぎて，この問題を子育ての中に文化的にうまく取り入れていくのが難しいと思います。そういう文化の未成熟さみたいなことであったり，まだまだこれから変わっていくことを前提として，児童精神科医がどういうスタンスでそれに向き合って，子育てのサポートをしていくのか，そういう切り口で考えていくと，割と手堅い接し方が見出されてくるのではないか，とは思っています。

本田：ありがとうございます。八木先生はいかがですか。

八木：うまく説明するのが難しいのですが，小児科と児童精神科とでは，いわゆる「問題行動」の捉え方や，患者さんや親御さんに対するアドバイスの仕方や接し方にも違いがあるように思います。「ゲーム障害などをどうにかしないと」という思いを抱いていることに違いはないと思うのですが，やはり私たち児童精神科医は子どもたちのこころの「負の部分」というか，なんらかの生きづらさを抱えた子どもたちを相手にしているから，どうしても「本当はこうするべき」という正しさを説くよりも，少しでも生きやすくなるために違う方法もあるかもという視点で，実状に合わせてどうしたらいいかな，とトップダウンよりはボトムアップ的な発想で子どもに寄り添うスタンスをとりやすい。これは，どちらが正しいか，ということではなく児童精神科医としての切り口やスタンスがそうなのだと思います。

　自分の学生時代を思い返しても決して立派なことを言えるようなものじゃないですし，みんな何かしら「正しくは生きられなかった」経験があるはずですよね。現代のゲーム障害とは形は違うけれど，それでも何とかいま職業をもってやれているよ，何とかなるよ，と。自分の中の「落ちこぼれ」感や，決してエリートではなかった自分を知っている人が児童精神科医には多いといいますか（笑）。あくまで私見なのですが。

　それこそ小児科の先生が「今のままでは駄目だ」と一所懸命指導されても上手くいかなくて，どうにも困ってしまった患者さんをお引き受けすることも多いのですが，そうなると，「急がば回れ」で，ゲームをやめる，やめない以前に，やはり土台から積み上げるしかないかなと。

本田：ありがとうございます。青木先生，いかがでしょうか。

青木：僕は基本的にいろいろなことを子どもから教えてもらうというのを専らにしています。でも，ゲームは教えてもらってもなかなかついていけない劣等生になって，ほとんど子どもたちに見捨てられた状態ですね。ですから，

僕はその楽しみが十分にはわからないのです。でも，この子はこれを楽しんでいるんだな，あるいはとりあえずゲームを必要としているんだなと考えて，どうしたらいいかねと一緒に考えていくくらいのことしか，やれていません。

　ただ，だんだん子どもに教えてもらってもわからないことが増えてくると，歳を取っても絶えず勉強しないといけないな，と。簡単に追いつけるというようなものではないので，ちょっと苦労しています。これは僕のグチです（笑）。

本田：今回，この特集号でゲームのことを書いていただいている関正樹先生は，あらゆるゲームを熟知されていますよね。診察室で子どもとゲーム対戦などもすることがあるそうです。

青木：そうなんだ。すごいな。

本田：何がどうなったみたいな会話がマニアックに通じるらしいんですよね。関先生は，「児童精神科医ならば子どもとゲームの話ができるようでなければ駄目だ」くらいのことをおっしゃっていますけど，僕は正直，どちらかというと青木先生側なので，そこまではいきません。でも子どもさんも「こいつはゲームを知らない昭和のおっさんだな」と思ったら，それなりの説明をしてくれたりすることがあるんですよね。

八木：はいはい，してくれます，本当に。

本田：「原神」というゲームがあるんですけど。「ゲンシンって何？」とか，「原という字に神と書くのか」などとまず漢字の書き方から教わって，手元のパソコンで調べて，「これかい？」「ああ，これ，これ」みたいな，そういうところで会話が深まったりするお子さんもいます。だから，知らなくても会話は深まることはあります。

　小児科の先生方については，私も八木先生とまったく一緒の印象を持っています。理解のある小児科の先生も少なくはないのですが，やはり小児科で「ゲームは何時間でやめさせ

ましょう」「夜は22時になったらゲーム機を奪って電源を切って，薬を飲ませて寝かしましょう」みたいな指導をされたという話はよく聞きますね。

　実際には，そのような指導をしても手に負えない子どもたちがどんどん児童精神科に来るのです。昼夜逆転していて学校には行かず，家でゲーム三昧で「できるものなら何とかしてみろ」といった状況のお子さんが多いです。でもそこで僕らが「時間がきたらゲームはやめましょう」などと杓子定規に言ってしまったら，子どもたちは行き場がなくなってしまう。でも，そういうお子さん方と長く付き合っていると，やはり昼間の活動でやりたいこととか，モチベーションが持てるようなものが出てくると，自然とゲームの時間が少なくなったりします。やりたいことがある前の日にはきちんと寝たりしますからね。

　先ほど「急がば回れ」という言葉も出ましたけれども，本当にゲームに直接対決するのではなく，ゲームにはまっているということ自体が，それ以外の活動の中での相当なつらさを感じていることの裏返しなのだと理解するのが，児童精神科医の共通の認識なのかなと思っております。今日はそういうご意見を聞けて，ちょっと私の中の胸のつかえが取れた感じがいたします。

子どもたちの縦軸の「先」

吉川：今のゲームの話とつながると思うんですけれど，最初の方に青木先生が，その子がそれまで生きてきた人生の積み重ねみたいな縦軸のお話をされていて，そこも本当にすごく臨床的に大事なところだなと思うんですけれども，もう一方で縦軸の先というのか，子どもたちが自分の将来はどうなるのかとか，自分が大人になったときにどういう世界で生きていくと想像しているのかとか，感じているのかとかが，そこが以前とは変わってきているのではないかなと思います。僕らの子ども

の頃といまの子どもたちに見えている未来の世界が，違う気がします。

　日本の景気の悪い時期が長く続いて，世界の中での経済的なポジションみたいなものも，なかなか回復しそうにもないということが，おそらく子どもの目にも見えていて。端的に思うのは，学校でお勉強することに対する親御さんのスタンスが，昔よりも二極分化していると感じます。昔は何だかんだ言いながら，多くの親御さんが学校で勉強することと，それが将来につながっていくことに，割と素朴でポジティブな期待みたいなものを持っていた。いまは逆に，焦燥感に突き動かされてとにかくもう勉強しないと未来がないと考える親御さんと，もう勉強には期待していないような親御さんと，以前は中間層も多かったと思うのですが，それがなくなって二極分化の時代になっているような気がします。

　それが子どもにも伝わっていて，未来図も変わってきた。そうすると，ある程度歳を取った精神科医は，大人がどのように子どもと向きあっていけばいいのか答えがなかなか見えないな，と思ったりすることがあります。

本田：先生は，子どもたちにどのようにおっしゃっているんですか。

吉川：結局，診察室の中で話題にするときは，君が学校に行って勉強をしたくなる理由は何だろうね，みたいなことだったりとか。もし，学校に行って勉強をしたくなるとしたら，何が理由になると思う？　みたいな話に，動機のところに注目するということになります。親御さんとお話しするときも，結局，この子がもし学校に行って勉強するとしたら，何がエネルギー源になるでしょうね，みたいな話をするし。その中で出てくる将来への期待みたいなものが，ちょっとずつでも言語化できると……というか，拾い上げられるといいかなというのは思ったりはします。

　このあたりは，それこそ PTSD の症状とかという話になりますけれど，何か未来が短

縮した感覚みたいなものともつながるところがあるのかなと思って。そういう見方をしながら育っている子どもの，大人の暮らしへのいくらかでも健康な期待を盛り上げていくにはどうしたらいいのか，と思ったりはしますね。あまりいい方法があるわけでもないのですけど。

本田：いまの吉川先生の話は，アタッチメントの問題やトラウマの問題などと関係しそうですか。

吉川：どうでしょうね。アタッチメントとの関係はどうかなと思いますけれど，トラウマとの関係はあるだろうな。特に，本人の学習だったり，継続的な努力だったりに関連するトラウマ的な体験というのとは関わるのか，それこそテクニカルタームでギャッと切ってしまえば，自己効力感の低下みたいな話になってしまうんですけれど。そういう部分との関係はあるような気はしますね。

本田：エリクソン的な言い方で言うと，勤勉性の発達段階で何か課題に向けて努力して，それが達成されることで自己肯定感が育っていく。その行く先に自分なりの未来が開けていくという考え方があると思うんですけれども，それがいまはうまくいきにくいということなんでしょうか。

吉川：何かいまの子が「努力」を見ると「昭和じゃん」と言いそうな感じが何となく（笑）。

不登校に見る子どもの多様性

本田：そうなんですよ。僕もいま不登校の人をいっぱい見ているのですが，親御さんの中に「不登校をしている場合ではない，もっと努力しないとお前の人生は真っ暗だぞ」といった説得をする人がどうしてもいるわけですよね。そういう説得は昔からあって，例えば昭和の時代の学園ドラマで，親が子どもに「ちゃんと勉強しろ」と言ったら，「こんな勉強をして将来何のためになるんだ！」と言って，「いや，そんなことはない，勉強しないとい

い会社に入れないぞ」みたいなセリフはありましたよね。

　昔は，親がそれを本気で思っていたけれど，いまの親御さんたちは自分でそれを言っていても，必ずしもそれが実体を伴ったものではなくて，逆に言うと「勉強すらしていないと本当にやばいぞ」といった焦燥感を伴ったような説得だったりするのかもしれないなと思います。

　親御さんたち自身が子どもの将来の見通しが持てていなくて，その焦りを子どもさんにぶつけて「何とかしなければ」から「子どもの努力で何とかさせなくては」といった，ちょっとネガティブな循環があるのかもしれないなと思いました。

青木：本当に難しいですねえ。いまもシンプルに楽しく生きている大人もいるんだけどね。大人の多様性みたいなものを，実は子どもはあまり見ることがない。要するに，世の中にいろいろな生き方があって，そのいろいろな生き方の中には結構楽しく生きている人もいて，だけど，現実に学校に行っている子どもやあるいは家にこもっている子どもたちが，直接会ったりできる大人というのは非常に限定的なのですね。その限定的というのも，要するに勉強して成功した人か，あるいはもう諦めていった人かという形になりやすくて。だから，人はいろいろな道を通って発達をしていくし，いろいろな楽しみ方があり，いろいろな人生があって，何か楽しく生きている人もいる。いろいろな大人のモデルみたいなものがやはり眼の前にないと，子どもも自分の生き方，自分らしい生き方みたいなものを見つけていくきっかけがないように思うんですよね。

　だけど，いまは非常にそれが狭い。学校というものがもう少し開かれていって，いろいろな人が学校の中に入っていったり，あるいは学校から外に出てもう少しいろいろな社会を見るような機会というのを増やしていかないと，単調なモデル，単純なモデルしか描けなくなってしまうのではないか，と思います。社会を見たり，いろいろな人に出会う経験とかがやはりすごく大事ですね。

本田：学校は，割とレパートリーが狭い未来しか示せない。けれど，義務教育で全員がいったんふるいにかけられて，ちょっと挫折した人にしかオルタナティブな生き方を示してもらえない。いまの日本の教育制度が想定しているエレベーターみたいなものがあって，それにうまく乗れない人たちは，本当はユニークな生き方や楽しい生き方があるはずなんだけど，それを見つけるためには必ず一回挫折しないといけない，そんなところがあるのではないかなと思うんですよね。

八木：外れなきゃいけない感じですよね。

本田：そうそう，外れなきゃいけない。初めからポジティブに，例えば夜の職業に就いていたって別に楽しく生きていればいいわけで，だけどそういう人たちが何か「あの人たちはちょっとねえ」みたいな感じで学校では扱われてしまったり，ヘンな価値観がすり込まれている。こういう生き方はまっとうな生き方で，そうではない人たちはみんな何かちょっと人としては少し格が低いといった先入観が，いまの学校では植え付けられかねないかなと。

八木：現行の学校の制度は，本当はもういまの時代に合わなくなってきているのではないかと思うのです。高度成長期には学校がみんなが育つプラットフォームだった。いまは，そこを経れば将来に繋がっていた時代とは明らかに違う。いまの子どもたちにとって，この世の中，経済やいろいろなことがシュリンクしていって，何か不穏な感じの世情のときに，数十年前と同じように学校に行きさえすればとりあえずなんとかなる，ということではなくなってきているのに，その制度だけを現行のまま，何か「死守しなければいけないもの」のようにみんなが思わされている。

　そういった中で多くの中間層の親御さんた

ちが不安にかられて「みんなみたいにしていてほしい」と願う。学校に行って何を得てほしいかではなくて，とりあえず学校に行ってほしい，とか，みんなみたいにやってほしいということを切実におっしゃる。これは頭が堅いとかそういうことでは全くなく，真剣にそう思っているというところが世の中の閉塞感の反映だったりするのかな，不安だからこそ「みんなみたいに」というところが強くなっているのかなと思います。

　さっき吉川先生がトラウマというお話をされたんですけど，これをエコロジカルモデルで考えると，個人，家庭，地域，社会と考えたときに，この社会が，特にこの「コロナ禍」は日本全体にとってまさにトラウマ体験だったと思うんですよね。だから，その中で一層経済のシュリンクと呼応してか，将来の夢として「公務員になりたい」という小学生が最近多い気がします，サッカー選手ではなくて（笑）。「そうなんだ，しっかりしているね」みたいなことになる。

　学校制度だけが昔のものを保とうとしていて，大人が保とうとしているところと，変わっていく社会の実情がかけ離れている気がします。社会全体がかなりマチュアになってきて多様化しているのに，何か子どもだけは学校に行って何とかさせられている感じ。その中で親御さんたちもどうしたらいいかわからないから，みんなみたいに，とにかくみんなみたいに，と言う……。

　例えば，給食とか，発達障害で偏食傾向の子どもに，みんなみたいに食べさせようとする先生とかがまだおられますが，そういうのも，古い信念だけではなく，やはり根底には不安があるからなのだと思います。それを指摘された親御さんも，「みんなみたいに」食べることが善であり正しいことなのだと思わされてしまう。

吉川：でも大人が不安になればなるほど，子どもに大人の不安を解消してほしいという大人

が，やはり増えちゃうんですよね。

八木：そうそう。そうですよね。

吉川：大人の安心のために子どもはこうするべきだみたいな，ちょっと本末転倒したことが起こりやすくなってる感じはしますね。

本田：児童精神科をやっていると，子どもたちのメンタルヘルスは社会のリトマス試験紙と言えるなと感じます。

八木：鏡ですよね。

本田：社会的な弱者が一番そういう世相の影響を受けるから。例えば発達障害がこれだけ大量に診断されなければいけないというのは，ICF モデルで言うところの個体と環境との相互作用がうまくいっていない人たちが多いということなのだろうと思います。

今後の可能性と伝えたいこと

本田：そろそろまとめに入りたいと思います。今後の可能性，先生方がいま児童・青年期の臨床で興味を持っておられること，今後こういうことをやってみるといいのではないか，自分でやらないにしても今後の世代の人たちにこんなことをやってもらえるとおもしろいのではないか。そういったこの先のことをお話いただければと思います。なるべく未来を示せるようなお話があればいいなと思いますが，いかがでしょうか。

青木：今後の可能性ですね。僕は児童，思春期だけではないですけど，精神医療という意味で言えば，診察室を中心としたものの見方というものは，もちろん大事なことだし，今後もその技術を磨いていったりすることが必要だと思うけれども，診察室だけで診る医者にならないように，あるいは臨床にならないようにすることですかね。今日も何回か言いましたけれど，生きている現場の情報を手に入れたり，あるいは自分が現場に行ってその生活を見たり，ということが非常に大事なことだと思います。

　そして，そういう意味で言えば，じっと診

察室で待っているのではなく，診察室から病院の中に，病院の中からさらに地域の中に，というふうに，ちょっと足を延ばしていくようなことが，当たり前の臨床になるといいなと思います。その一つとして診察室がある，という形になることが，子どもの困っていることや支援を見当違いなものにしないために，とても大事なことではないか。狭くなればなるほど見誤り，あるいは勘違いが出てきて，本当に困っていることに気づけないということが起こるのではないか，と思います。今後の可能性というか，自分の反省に近いけれど，そんなことを思っています。

それから，さきほど吉川先生が言われたことはすごく大事なことで，子どもにとっては先に何か光，希望がないと生きていけないですから。具体的に希望というのもあまり抽象的なものではなく，ちょっとしたものでいいんです。何かこういうことをしたいとか，こんな楽しみを作ってとか，子どもの趣味や興味を拾い上げて形にしたり，そういう小さなものを積み上げていくような臨床。僕はトラウマ的なものが癒えていくには，やはりそういうちょっとポジティブないい体験が，少しずつ積み重なっていくことが大切なように思います。それが，その人の安心や，それこそ安全ということにつながるのかもしれないし，あるいは，幸福感やそういうものにもつながるのかもしれない。

僕はそういったものを作る手伝いをしたり，一緒に積み重ねたり，という支援を続けていきたいと思います。

本田：ありがとうございます。吉川先生，お願いします。

吉川：青木先生がおっしゃったことと重なるところが大きいですが，自分も本当に病院とか診療所とかの診察室の中だけでやる時代というか，やらなければいけない時代がちょっと終わりつつあるのかなと思います。

特に児童，思春期の精神医療は，とにかく圧倒的な初診の依頼に応えるというのか，とにかく初診の待機をなくすことだけが課題みたいな時代がしばらく続いたと思うんですよね。地域差もものすごくあるのですが，少なくとも一部の地域はいくらか需給のバランスが改善してきていると思います。医者がとにかく初診の数をたくさん診ろというところだけに縛られなくてもいい場面というのが，一時期よりは出てきていると思うんです。そのときに，周辺領域で仕事をするとか，特に児童精神医学の素養を持って教育領域とか，福祉領域とかその他の領域で仕事をする方が，フルタイムでもパートタイムでもいいと思うんですけど，もっと増えてくださるといいのかなと思います。

逆に児童精神科の医療の中に，いわゆる医療領域の職種だけではなくいろいろな職種の方が関わってくださるようになってほしい。どんどん行き来ができるようになることが将来の希望でもあるし，一昔前に比べるとそういうことができるようにはなってきていると思うので，いい方向の変化であると感じています。

本田：ありがとうございます。八木先生，いかがでしょうか。

八木：この情報があふれた社会で，子どもたちはあまりにもいろいろなことを知りすぎているというか，頭の中だけでいろいろなことをわかってしまったようになっているから，いわば拡大自己みたいなものの中で生きている感じなのではないかと思うのです。自分の手触り感とか，素手で人生をつかむみたいな感じがちょっと少ないのかなと感じます。だから，さきほど青木先生がおっしゃったトラウマからの回復にしても，言葉で認知的に処理することがすべてではなくて，例えば温かいお茶をそっと出して，黙って一緒に飲んでくれる人がそばにいてくれるだけで癒やされる，なんていうこともあるわけで，そういったところを，もっと大事にするべきだと思ってい

ます。うまく言い表すことができないのですが，「小さく生きる」ということをないがしろにし過ぎている感じがするんですね。いまの世の中では仕方のないことなのかもしれないけれど，みんな拡大自己に振り回されすぎているのではと思います。情報として知ってはいるけど手に入らないものがほとんど，という世界にあって，現実の中に喜びが見いだせなくなっている子どもたちが多いのではと感じます。

だから，「答えはすべて自然界にある」というのでしょうか，私自身が野育ちの自然児だからそう思うのかもしれないですけど，そんなふうに一度振り返っていろいろなものや事象の構造とかをじっくり見る，観察することを大事にしてほしいです。

例えば，薪ストーブを焚く際，燠火が消えそうになっているところに慌てて太い立派な薪をくべても意味がないどころか，そんなことをしたら火種が消えてしまう。燠火が小さくなってしまったときには，ごく細い杉の木や小枝をちょっとずつ，ちょっとずつくべて，チロチロ，チロチロその燠が増えるのを待ってから，中くらいの太さの薪，次に楢のような重くて質の良い薪をくべると，炎が盛り返して安定してきます。そうなったら，あとはどんな薪をくべたって安心です。不登校の子どもへの援助も同じだと思うのです。

学校の先生方や親や周囲の大人は，わずかな燠火のようになって弱っている子どもに対して，太い薪をくべようと逸るようなことがしばしばあるように思います。自然現象や摂理を忘れて，結果を急ぎすぎてしまう。

だから若い先生方には，事象やそのものの性質をよくよく観察することと，自分なりに「素手でつかむ」経験をたくさん積んでいただきたいです。私自身の夢としてはいつか「半農半医」のような，子どもたちと一緒に生活するようなことをしてみたいと思っています。児童精神科医だからこそ，言語だけで

は解決できないもの，その素手で物をつかむという感じを大切にしたいと思っていますし，それを子どもたちに伝えていきたいです。

効果の実証されたトラウマ専門療法とされるものに懸命に取り組んできて，その効果を実感しているからこそ，なおのことそう思うといいますか，もっと泥臭い，自分の手触り感を大事にしていきたいという思いがあります。

青木：心理療法とか，精神療法というと，やはり言葉を大事にするじゃないですか。でも言葉以前の，ちょっと体を通した接触，例えばキャッチボールとか，例えば八木先生がおっしゃったような畑で一緒に何かを作るとか，言葉以前の人との実感のある関わりがもっと求められている。言葉はその後に出てくるかもしれないし，出てこないかもしれないけれども，そういう体験がとても大事な子どもたちが多いと僕は感じています。だから，病院の周りを一緒に散歩してもらったり，一緒に汗を流すような体験というのはすごく大事だなと思うのです。

八木：そうですね。よく精神科では「患者さんの手をむやみに握らない」とか，距離感というか，そういうことを素養として持っていることは精神科医の常識とされていると思うのですが，目の前で痛みを抱えている子どもの肩にそっと手を伸ばしたり握手を求められて返したくなるようなことは，人として当然あると思うのです。もちろんそれが不適切な場面だったり完全に巻き込まれたりしてはいけないけれど，私たちが子どもの精神科医である強みは，精神科としてわきまえた上でなお，やはりここはちゃんと手触りを伝えようということができることにあるかもしれない。

だから自然に，いわゆる手当てをしたくなる感覚というのを軽視しないで，その時に伝わるメタメッセージをもっと大事に考えたい。言葉以外のその人の佇まいから伝わるところをもっと学問的に大事に考えてみてもいいのではないかなと，思っています。

本田：ありがとうございます。いまの学校教育の中で，教科学習や言葉を使った学習よりもっと生活に根ざした学習ができるのは，実は特別支援教育なんですよね。特別支援学校には自立活動という時間があって，これを小さいときからちゃんと経験している知的障害の人たちは生活力が着実に身に付いています。それに対して，小学校，中学校であまりそういう経験をせずに，高校から合流してきた子ども，つまり知的障害としては軽度の子どものほうが，生活の中では困難が目立つようなことをよく経験します。

　いまの子どもたちに対して，重点的に教えよう，育てようとしていることのピントがちょっとずれてきているのかなと思います。もっと生物としての原点に戻り，本来土台として持つべきものをちゃんと身に付けてもらうことが必要だというような方向性を，児童精神科医から示せるといいなと思いました。今回はいろいろな立場の先生方にお集まりいただきましたが，根底に流れるものは同じだなと感じました。本当に有意義な時間だったと思います。

　本日はお集まりいただきありがとうございました。

編集室から

　児童期・青年期のメンタルヘルスには，さまざまな課題が含まれる。発達は十人十色で，それぞれに独自の世界がある。特に，思春期・青年期は大人への成長の過渡期として，慎重な関わりが必要だ。一方，わが国の児童相談所における児童虐待の相談件数は増加の一途をたどっており，逆境的小児期体験が子どもたちのメンタルヘルスに及ぼす影響も懸念される。急速なSNSの普及や，近年のコロナ禍による生活の変化なども子どもたちの生活に影響を与えていると思われる。

　この増刊号では，思春期・青年期のメンタルヘルスと心理社会的治療・支援について，第一線の先生方に執筆をお願いした。快くお引き受けくださった先生方に深く感謝申し上げる。座談会では，3人の先生方の豊かな経験に裏打ちされたお話をうかがうことができた。次々と刺激的な話題が出され，まだ話し足りないうちに時間切れ終了となった。バックグラウンドが異なっていても，現場で着実に臨床経験を重ねると，たどり着く視点には重なるところが大きいように感じた。

　子どものメンタルヘルスは，子ども個人に問題のすべてを帰するのではなく，生活環境との関係の中で相対化してとらえる視点をもつことが重要である。個々の職種にできることはごく限られるが，医療，保健，教育，福祉などの領域が連携することで広い視野が得られ，生活全体を見据えた治療や支援を行うことができる。この増刊号を通じて児童期・青年期のメンタルヘルス領域の魅力が読者に伝われば，望外の喜びである。

（本田秀夫）

精神療法 増刊第11号 2024

2024年6月5日発行

定価 3,300円（10%税込）
年間購読料 17,820円（10%税込／増刊含／送料不要）
購読ご希望の方は電話・葉書にてお申し込み下さい。
全国の書店からも注文できます。

発行所　株式会社 **金剛出版**
発行人 立石正信
〒112-0005　東京都文京区水道 1-5-16　升本ビル
Tel. 03-3815-6661　Fax. 03-3818-6848
振替口座　00120-6-34848
e-mail　eigyo@kongoshuppan.co.jp
URL　https://www.kongoshuppan.co.jp

表紙レイアウト　臼井新太郎装釘室／表紙装画　邦子／印刷・製本　太平印刷社